人民调解工作法律实务丛书

不同纠纷类型的调解案例与法律应用

第3版

《人民调解工作法律实务丛书》编写组 / 编

Mediation Cases and Legal Applications of Different Dispute Types

中国法治出版社
CHINA LEGAL PUBLISHING HOUSE

前　言

随着人们法律意识的提高，各种法律问题开始出现在大家的生活中。面对矛盾、纠纷、侵权、维权等，越来越多的人愿意尝试"人民调解"这一解决纠纷的方式。因为，对于百姓而言，相比于"对簿公堂"的诉讼程序，人民调解不仅"省时、省力、省钱"，还不伤面子，可以说，人民调解工作可以就地化解矛盾，极大地避免纠纷给社会稳定所带来的安全隐患，有利于促进社会和谐。

如今，人民调解已经成为解决各类社会矛盾的重要途径和有效方法之一。基层调解组织作为人民调解队伍中的中坚力量，在化解民事纠纷、维护社会和谐与稳定方面发挥的基础性作用越来越大。如何加强自身业务水平，如何更好地、更有效地做好人民调解工作，是每位人民调解员所面临的问题。

在长期的人民调解工作中，一些老一辈的人民调解员通过大量的实践，为我们积累了宝贵的调解经验。他们说，要做好人民调解工作，人民调解员起码要具备三个要素：公正、友善、耐心。公正，即断案公平公正，不偏不倚，合情合理；友善，即跟当事人做朋友、交心，为当事人着想，真心实意地去化解矛盾；耐心，即不厌其烦、千言万语、千方百计地去做群众工作。当前，他们很多人还在调解一线辛苦工作，影响并激励着一代又一代的调解工作者。而我们新一代的人民调解工作者也在努力探索、创新。不断总结有效的调解方法技巧，不仅能提高工作效率，还能作为一代一代人民调解员的"传家宝"。在此，我们特别组织资深人民调解员和法律专家编写了《不同纠纷类型的调解案例与法律应用》一书，旨在帮助广大人民调解员学习和掌握与人民调解工作相关的方法和法律知识。

本书列举了20类不同矛盾纠纷典型案例，通过描述案情经过、记录调解过程、解析调解方法、列出适用法条，帮助调解员充分掌握常见矛盾纠纷类型的调解技巧，并学习其中的调解法律知识。本书同时还对人民调解工作的规章制度进行了系统介绍，最后汇总了人民调解常用法律文件。

本书从内容上分为上中下三篇。

上篇为各类纠纷的调解与法律适用，此部分分别对一般矛盾纠纷（如婚姻家庭纠纷、损害赔偿纠纷、邻里纠纷、房屋宅基地纠纷、生产经营纠纷、合同纠纷、村务管理纠纷、山林土地纠纷、征地拆迁纠纷），以及行业和专业领域矛盾纠纷（如物业纠纷、劳动纠纷、道路交通事故纠纷、医疗纠纷、环境污染纠纷、消费纠纷、旅游纠纷、网络纠纷、金融纠纷、保险纠纷、知识产权纠纷）等不同纠纷类型的调解案例——展现调解过程，汇总调解方法，列出适用法条。

中篇围绕人民调解工作的相关法律法规规定，对人民调解委员会，人民调解员，人民调解协议，民间纠纷的受理、调解与预防，人民调解工作的指导、经费保障和奖励等相关知识进行了介绍，是人民调解工作必备的基础知识部分。

下篇为人民调解常用法律文件汇编。此部分不仅汇总了人民调解常用的法律法规及规范性文件，并对各类纠纷调解涉及的法律法规及规范性文件一一列出清单，便于读者依据不同纠纷类型进行检索，厘清法律依据，查找法律条文。

调解工作关乎百姓权益，关乎社会和谐与稳定。广大人民调解员作为一线的人民调解工作者，为我国人民调解事业作出了巨大的贡献。为了帮助调解员提高业务水平，我们精心编写出版了一套《人民调解工作法律实务丛书》，丛书分册包括《人民调解方法技巧与法律知识》《不同纠纷类型的调解案例与法律应用》《人民调解案例解析与法律指引》《人民调解典型案例填报示范与精解》《人民调解卷宗文书制作案例示范》《心理学在人民调解实务中的运用》《人民调解中的沟通艺术——用心理学引导当事人沟通》《人民调解员不可不知的100个心理学定律》等。这套丛书的编写旨在为人民调解员打造一套全面覆盖人民调解理论知识、实务技能、文书写作、案例报送等的工作培训读本。希望读者朋友们能够通过学习本书成长为优秀的人民调解员。

本书编委会
2025年4月

目　录

上篇　各类纠纷的调解与法律适用

第一章　一般矛盾纠纷的调解 …………………………… 3

一、婚姻家庭纠纷的调解 ……………………………………… 3
　1. 因丈夫实施家庭暴力引发的家庭纠纷 …………………… 4
　2. 因阻挠女儿升学引发的家庭纠纷 ………………………… 7
　3. 因分配遗产不均引发的家庭纠纷 ………………………… 10
　4. 因婆媳关系不和引发的虐待老人的家庭纠纷 ………… 13
　5. 因对子女的探望权争议引发的家庭纠纷 ……………… 17

二、损害赔偿纠纷的调解 …………………………………… 20
　1. 因饲养动物伤人引发的人身损害赔偿纠纷 …………… 20
　2. 因商场设施伤人引发的人身损害赔偿纠纷 …………… 23
　3. 因悬挂物坠落引发的人身损害赔偿纠纷 ……………… 26
　4. 因暴雨造成车库被淹引发的财产损害赔偿纠纷 ……… 29
　5. 因小孩打架导致家长争斗引发的损害赔偿纠纷 ……… 32

三、邻里纠纷的调解 ………………………………………… 35
　1. 因相邻用水、排水关系引发的邻里纠纷 ……………… 36
　2. 因相邻管线安设引发的邻里纠纷 ……………………… 39
　3. 因相邻采光、种植关系引发的邻里纠纷 ……………… 42
　4. 因噪声扰民引发的邻里纠纷 …………………………… 44

四、房屋宅基地纠纷的调解 …… 47
1. 因宅基地界线不清引发的纠纷 …… 48
2. 因继承引发的宅基地纠纷 …… 50
3. 因翻建引发的宅基地纠纷 …… 53
4. 因建新房危及邻家房屋安全引发的纠纷 …… 56

五、生产经营纠纷的调解 …… 58
1. 因销售不合格产品引发的买卖纠纷 …… 59
2. 因怀疑产品质量有问题引发的买卖纠纷 …… 62
3. 因聚众哄抢他人财物引发的纠纷 …… 64
4. 因合伙经营失败引发的经营纠纷 …… 67

六、合同纠纷的调解 …… 69
1. 因不可抗力导致一方无法守约引发的合同纠纷 …… 70
2. 因违约责任约定不明引发的合同纠纷 …… 73
3. 因借款合同利息约定不合法引发的合同纠纷 …… 75
4. 因赠与无法实现引发的赠与合同纠纷 …… 79

七、村务管理纠纷的调解 …… 82
1. 因不合理村规引发的村务管理纠纷 …… 82
2. 因不配合整治村容环境引发的村务管理纠纷 …… 84

八、山林土地纠纷的调解 …… 87
1. 因建坟不慎占用他人承包地引发的土地纠纷 …… 87
2. 因索要被他人种植的承包地引发的土地纠纷 …… 90

九、征地拆迁纠纷的调解 …… 92
1. 因侵害妇女土地承包权引发的纠纷 …… 92
2. 因征地补偿款分配问题引发的拆迁纠纷 …… 95
3. 因房屋被强行拆除引发的纠纷 …… 97

第二章 行业和专业领域矛盾纠纷的调解 …… 101

一、物业纠纷的调解 …… 101
1. 因小区垃圾无人处理引发的物业纠纷 …… 102
2. 因停车场收费问题引发的物业纠纷 …… 106
3. 因拖欠物业费引发的物业纠纷 …… 109
4. 因小区道路失修导致行人摔伤引发的纠纷 …… 113

二、劳动纠纷的调解 …… 115
1. 因索要工伤赔偿引发的劳动纠纷 …… 116
2. 因员工拒绝加班被辞退引发的劳动纠纷 …… 120
3. 因单位缩短女职工产假引发的劳动纠纷 …… 124
4. 因拖欠工资引发的劳动纠纷 …… 127

三、道路交通事故纠纷的调解 …… 131
1. 因交通肇事责任方逃避赔偿引发的纠纷 …… 131
2. 因违规驾驶他人农用车造成事故引发的纠纷 …… 135
3. 因搭便车发生交通事故引发的纠纷 …… 137

四、医疗纠纷的调解 …… 140
1. 因医疗事故赔偿引发的医疗纠纷 …… 141
2. 因医院误诊引发的医疗纠纷 …… 144

五、环境污染纠纷的调解 …… 146
1. 因夜间施工扰民引发的纠纷 …… 147
2. 因排污超标导致大气污染引发的纠纷 …… 150
3. 因遭受高压线塔电磁辐射引发的纠纷 …… 154

六、消费纠纷的调解 …… 157
1. 因美容失败消费者索赔引发的消费纠纷 …… 157
2. 因网络购物"仅退款"引发的消费纠纷 …… 161

七、旅游纠纷的调解 …………………………………… 164
　　1. 因在景区失足摔伤引发的旅游纠纷 ………………… 165
　　2. 因要求旅游团退费引发的旅游纠纷 ………………… 168
八、网络纠纷的调解 …………………………………… 172
　　1. 因未成年人直播打赏引发的网络纠纷 ……………… 172
　　2. 因侵害虚拟财产引发的网络纠纷 …………………… 176
九、其他纠纷的调解（金融、保险、知识产权）……… 180
　　1. 因对办理信用卡流程不满引发的金融纠纷 ………… 180
　　2. 因被保险人的继承人不满理赔金额引发的保险纠纷 … 184
　　3. 因未经授权使用他人创意引发的知识产权纠纷 …… 187

中篇　人民调解工作的基本知识

第一章　人民调解概论 ………………………………… 195
　　1. 人民调解委员会调解民间纠纷应遵循怎样的原则？…… 195
　　2. 人民调解委员会调解民间纠纷的范围是什么？………… 196
　　3. 人民调解与司法调解的区别是什么？…………………… 197
　　4. 人民调解与行政调解的区别是什么？…………………… 198
　　5. 人民调解与仲裁有什么不同？…………………………… 198
　　6. 人民调解和人民法院司法活动有什么区别？…………… 199

第二章　人民调解委员会相关知识 …………………… 201
　　1. 人民调解委员会的性质是什么？………………………… 201
　　2. 人民调解委员会的类型有哪些？调解免费吗？………… 201
　　3. 人民调解委员会的组成是怎样规定的？………………… 202

4. 村民委员会、居民委员会的人民调解委员会如何组建？ ……………………………………………… 202
5. 企业、事业单位的人民调解委员会如何组建？…… 203
6. 乡镇、街道如何设立人民调解委员会？…………… 203
7. 区域性、行业性的人民调解委员会如何组建？…… 204
8. 人民调解委员会应有哪些工作制度？……………… 204
9. 岗位责任制度的作用是什么？……………………… 205
10. 纠纷登记制度的作用是什么？…………………… 206
11. 回访工作的内容有哪些？………………………… 206
12. 如何做好人民调解的统计工作？………………… 207
13. 如何理解文书档案管理制度？…………………… 208
14. 如何处理获得的信息？…………………………… 208
15. 怎样做好矛盾纠纷排查工作？…………………… 209
16. 怎样落实纠纷信息传递与反馈制度？…………… 210
17. 人民调解委员会有哪三项任务？………………… 210
18. 做好反映社情民意工作的作用是什么？………… 211
19. 如何重视开展法治宣传、普及法治观念工作？… 211

第三章 人民调解员相关知识 …………………………… 212

1. 担任人民调解员有什么要求？……………………… 212
2. 人民调解员如何产生？……………………………… 213
3. 人民调解员要遵守哪些工作纪律？………………… 213
4. 人民调解员的工作任务有哪些？…………………… 214
5. 人民调解员应树立怎样的学习意识？……………… 215
6. 人民调解员怎样提升调解技能？…………………… 216
7. 如何对人民调解员进行等级评定？………………… 216
8. 在哪些情况下，会罢免或解聘人民调解员？……… 217

9. 人民调解员应当参加哪些教育培训？ 218
10. 人民调解员可以得到怎样的救助抚恤和人身保护？ 218
11. 当事人有权选择人民调解员调解纠纷吗？ 219

第四章 人民调解协议相关知识 220

1. 调解达成的协议有几种形式？ 220
2. 人民调解协议是否具有法律约束力？ 220
3. 人民调解协议书应载明哪些事项？ 221
4. 书面和口头调解协议的生效时间是怎样规定的？ 222
5. 人民调解协议部分无效，其他部分也同样无效吗？ 222
6. 当事人不履行调解协议怎么办？ 222
7. 人民调解协议在什么情况下可强制履行？ 223
8. 如何就调解协议申请司法确认？ 223
9. 对已达成的调解协议发生争议，可以直接起诉吗？ 223
10. 对调解协议的履行是否应当进行回访？ 224
11. 调解不成，没有达成调解协议怎么办？ 224

第五章 民间纠纷的受理、调解与预防相关知识 225

1. 民间纠纷的主体指哪些？ 225
2. 什么是民间纠纷的客体？ 225
3. 民间纠纷的内容是什么？ 226
4. 民间纠纷受理程序如何启动？ 226
5. 当事人申请调解应符合哪些条件？ 227
6. 仅一方当事人申请能直接进行调解吗？ 227
7. 人民调解委员会不能受理哪些纠纷？ 227
8. 如何处理超出范围的纠纷调解申请？ 228
9. 调解前应作哪些准备工作？ 228

10. 纠纷调查应包含哪些内容？ …………………………… 229
11. 纠纷调查中要注意什么？ …………………………… 230
12. 调解方案应包括哪些内容？ …………………………… 231
13. 实施调解通常包括哪些工作内容？ …………………… 231
14. 预测和控制民间纠纷的方法有哪些？ ………………… 233
15. 预防婚姻、家庭纠纷需注意什么？ …………………… 234
16. 预防房屋宅基地纠纷需注意什么？ …………………… 234
17. 预防邻里纠纷需注意什么？ …………………………… 235
18. 预防生产经营方面的纠纷需注意什么？ ……………… 236

第六章 人民调解工作的指导、经费保障、奖励相关知识 …… 237

一、对人民调解工作的指导 ………………………………… 237
1. 司法行政机关如何指导人民调解工作？ ……………… 237
2. 基层人民法院如何指导人民调解工作？ ……………… 238
3. 人民调解（员）协会如何指导人民调解工作？ ……… 239

二、对人民调解工作的经费保障 …………………………… 239
1. 人民调解工作经费包括哪些？ ………………………… 239
2. 法律对人民调解工作经费保障有哪些规定？ ………… 240
3. 人民调解工作经费保障办法有哪些？ ………………… 240
4. 人民调解经费怎样管理？怎样落实？ ………………… 241

三、对调委会、调解员的奖励 ……………………………… 242
1. 给予人民调解委员会奖励的条件是什么？ …………… 242
2. 给予人民调解员奖励的条件是什么？ ………………… 242

下篇 人民调解常用法律文件汇编

第一章 各类纠纷调解常用法律文件清单 …………………… 247

第二章　人民调解工作常用法律法规及规范性文件 ……… 258

中华人民共和国人民调解法 …………………………… 258
人民调解委员会组织条例 ……………………………… 263
人民调解工作若干规定 ………………………………… 266
人民调解委员会及调解员奖励办法 …………………… 273
最高人民法院关于人民调解协议司法确认程序的若干
　规定 …………………………………………………… 276
司法部关于贯彻实施《中华人民共和国人民调解法》
　的意见 ………………………………………………… 278
最高人民法院、司法部关于建立健全诉讼与非诉讼相
　衔接的矛盾纠纷解决机制的若干意见 ……………… 283
司法部、卫生部、保监会关于加强医疗纠纷人民调解
　工作的意见 …………………………………………… 290
中央政法委、最高人民法院、司法部、民政部、财政
　部、人力资源和社会保障部关于加强人民调解员队
　伍建设的意见 ………………………………………… 294
司法部、中央综治办、最高人民法院、民政部关于推
　进行业性专业性人民调解工作的指导意见 ………… 302
司法部关于进一步加强行业性、专业性人民调解工作
　的意见 ………………………………………………… 308
司法部关于加强行业性、专业性人民调解委员会建设
　的意见 ………………………………………………… 314
财政部、司法部关于进一步加强人民调解工作经费保
　障的意见 ……………………………………………… 317

上 篇

各类纠纷的调解与法律适用

第一章

一般矛盾纠纷的调解

一、婚姻家庭纠纷的调解

婚姻纠纷是指公民之间发生的与婚姻关系有关的民事纠纷。当今婚姻纠纷中绝大多数是离婚纠纷。离婚是因为夫妻感情破裂而导致的婚姻离异。感情是维系婚姻的重要纽带,如果感情破裂,一段婚姻一般也就走到了终点。但是对于感情是否破裂、婚姻能否维持、财产分割、子女抚养权以及一方受到伤害以后的婚姻赔偿请求权等,夫妻双方往往有很大的争议,因此就会形成一系列纠纷。

家庭纠纷是指家庭成员之间关于人身关系与财产关系产生的纠纷,如监护、抚养、赡养、继承等纠纷。家庭成员的关系一般分为血亲关系和姻亲关系。血亲关系包括自然血亲关系和法律拟制血亲关系。自然血亲关系,以血缘关系作为基础,如父母、子女、祖父母、外祖父母、兄弟姐妹之间的关系;法律拟制血亲关系,即依据法律的规定,使原本没有亲属关系的人成了亲属,包括继父母与继子女、养父母与养子女之间的亲属关系等。无论是血亲关系还是姻亲关系,家庭成员之间都具有互助扶养、帮助的义务。

1. 因丈夫实施家庭暴力引发的家庭纠纷

▍案情经过

一天，某调解委员会的调解员小周正在电脑旁整理一些调解案件的资料，只见陈女士抱着3岁大的儿子，哭哭啼啼地跑进来，向小周哭诉要与丈夫离婚。小周赶紧搬来椅子让陈女士坐下，看到陈女士的眼睛又青又肿，小周赶忙拿来了一杯温水和一些药膏，一边让陈女士冷静一下，一边帮她处理伤处，孩子似乎懂事地看着妈妈一声不吭。陈女士随后向小周叙述了具体情况。陈女士喜欢网上购物，在某购物网站举办促销活动时，在丈夫庞某不知情的情况下，陈女士便用庞某的银行卡消费2000多元为自己购买了打折的衣服和化妆品。庞某得知后便动手打了陈女士，而这样的殴打已经不是第一次了，这次更是因为陈女士花钱"大手大脚"而对她拳脚相加，她终于鼓起勇气逃出家门，来到居委会并打电话报了警。

▍调解过程

调解员小周听陈女士讲完事情经过后，先安抚了陈女士，并与陈女士一同去了她家，接到陈女士报警的民警恰好也在。丈夫庞某看见调解员和民警都来了，一言不发，眼神有所逃避。在了解情况后，民警对庞某进行了严厉批评，对其依法讲明，我国《反家庭暴力法》规定"国家禁止任何形式的家庭暴力"，并对其殴打妻子的行为后果进一步依法明示，"加害人实施家庭暴力，构成违反治安管理行为的，依法给予治安管理处罚；构成犯罪的，依法追究刑事责任"，不仅指出庞某作为丈夫对自己的妻子实施家庭暴力有损男人的责任与担当，是一种不道德、不负责的行为，而且实施家庭暴力更是一种违法行为，因此，可以依法对庞某进行处罚。庞某脸色发白，低头不语，显然被民警的教育震慑到了。这时调解员小周走到他跟前，友善、耐心地劝解道：你妻子在这件事情中虽然有不妥之处，花费2000元购物应该事先跟你说一声，但是你动手殴打妻子的做法更不对，如果你打伤妻子，会被公安机关依照治安管理处罚的法律规定进行行政处罚，后果再严重则构成了犯罪，还会追究你的刑事责任，那样，不仅对你个人甚至包括未来对孩子，都会产生不可挽回的后果。

陈女士听到这里，担心丈夫若受到法律处罚会影响孩子今后求学，便为丈夫求情，请求不要追究庞某的法律责任。小周又从情理上劝说两人：夫妻之间应当互谅互让，如果仅仅因为多花了点钱，就要动手打人，这样的做法不仅会严重影响夫妻感情，也会给孩子带来负面影响，不利于孩子的成长。庞某听了调解员的这番话，感受到调解员是为他们着想，真心实意为他们化解矛盾，又见到妻子为自己求情，因而主动向妻子道歉，并当着民警和小周的面写下保证书，以后绝不再动手打妻子。

这时，小周还热情地添加了陈女士的微信，说如果以后再有如此遭遇，可以马上联系调委会寻求帮助，庞某看着她们当着他的面操作手机，心领神会地苦笑了一下。

调解方法

法律和道德都是调节社会人际关系以及行为的规范。在法律有明文规定时，应严格适用法律的规定调解。而在法律没有规定时，应按照公共秩序和善良风俗调解。在这起婚姻纠纷中，调解员运用了法治与德治相结合的方法进行了调解。本案对于丈夫殴打妻子的行为，调解员向当事人讲述我国《反家庭暴力法》中对实施家庭暴力的法律规定及相应处罚，对防止施暴当事人再次实施家庭暴力起到了震慑作用。而后，调解员又从道德教化入手，仅仅因为妻子网上购物花了些钱，丈夫就动手殴打妻子，没考虑过3岁孩子在这样的家风中会成长为什么样子吗？法律震慑与道德教化双管齐下，使他们夫妻二人都产生愧疚之心，这场家庭纠纷才得以平息。

有些当事人认为调解组织的调解没有约束力，调解后依然我行我素。在这种情况下，有必要借助外力。在本案的调解中，引入了民警的力量，对家暴的实施者庞某更具有震慑力，弥补了调解组织在强制力方面的欠缺。

此案在进行调解后，即便施暴人已经悔过，受害人已经表示谅解，调解员也应在后续积极跟进和回访，以实际行动践行"预防和减少家庭暴力的发生"之义务。在上面的调解中，调解员小周添加了陈女士的微信，说如果以后再有如此遭遇，可以马上联系调委会寻求帮助，这样的做法值得肯定。

适用法律

《中华人民共和国反家庭暴力法》

第三条 家庭成员之间应当互相帮助，互相关爱，和睦相处，履行家庭义务。

反家庭暴力是国家、社会和每个家庭的共同责任。

国家禁止任何形式的家庭暴力。

第十条 人民调解组织应当依法调解家庭纠纷，预防和减少家庭暴力的发生。

第十六条 家庭暴力情节较轻，依法不给予治安管理处罚的，由公安机关对加害人给予批评教育或者出具告诫书。

告诫书应当包括加害人的身份信息、家庭暴力的事实陈述、禁止加害人实施家庭暴力等内容。

第三十三条 加害人实施家庭暴力，构成违反治安管理行为的，依法给予治安管理处罚；构成犯罪的，依法追究刑事责任。

2. 因阻挠女儿升学引发的家庭纠纷

案情经过

玲玲出生在农村，父母都是农民，家里共有三个孩子，玲玲是老大，下面还有两个弟弟，姐弟三人年龄都只各差一岁。由于家里孩子多，开支大，父母也没有太多的收入来源，所以，全家人的生活过得非常艰苦，还得依靠村里的救济。所幸的是三个孩子都很懂事，尤其是大女儿玲玲，从小就非常爱学习，立志要考上大学，走出农村，改变命运。终于，功夫不负有心人，就在今年，玲玲考上了一所她梦寐以求的名牌大学。亲朋好友眼里全是对这个家庭的羡慕，然而，对玲玲及其父母来说，全家人都为这所学校高昂的学费犯愁了。眼看大儿子明年也要参加高考了，父母经过再三考虑，觉得玲玲是女孩，迟早都要嫁到别人家，便决定让玲玲放弃上大学，出去打工供弟弟上学。玲玲知道家里困难，但上大学是自己人生的梦想，便哭求父母不要让自己出去打工，并说学费自己筹借。父母觉得玲玲的想法太天真，学费第一年可以借款，那第二年、第三年呢？更何况还有生活费怎么办？便无论如何都不答应，坚持要玲玲打工挣钱供弟弟上学。

玲玲心有不甘，便哭着找村委会主任帮忙，希望他能劝说父母让自己上学，在村委会主任的陪同下，两人来到调委会请求帮助。

调解过程

受理此案后，调解员小王走访了玲玲的父母，表达了上学对孩子的重要性以及玲玲对上大学的渴望，并表示愿意帮助玲玲筹集学费，但任凭小王苦口婆心地劝，玲玲父母就是坚持不让玲玲上大学。

从玲玲家回来后，小王认真地分析了他们之间的交流，发现玲玲父母并非只因为掏不起学费而不让玲玲上学，但又始终不说其他原因。小王认为只有找到玲玲父母不让孩子上学的最终原因才能真正地帮助玲玲圆了大学梦，便决定找玲玲父母的亲朋好友打探情况。

经过多方打听，小王得知孙某是玲玲父母的好朋友，而且两家祖辈还是亲戚，便决定找孙某了解情况。起初孙某不爱管闲事，便处处回避小王。谁料小王不厌其烦，天天到孙某家门口等候，孙某看着小王为了别人的事这么真心实意，最终被他的耐心打动，答应向小王说出实情。

原来玲玲父母重男轻女思想非常严重，不让玲玲上学而外出打工，不仅可以节省一大笔学费，还能挣不少钱，帮父母一起供养两个儿子上大学。了解真实原因后，小王又找到村委会主任，向村委会主任说明自己了解到的玲玲父母真正的思想问题，并请他帮忙去调解。村委会主任心直口快，到玲玲家后，先是对玲玲父母重男轻女的封建思想进行了一番批评，并说，咱农村里出个名牌大学生是多不容易的事情，玲玲考上大学不仅是你家里的荣耀，也是村里的光荣事；接着拿出4000元钱交给玲玲父母，说这是村里奖励玲玲考上大学的助学金，如果不够的话，村里还会想办法帮玲玲贷款。听完村委会主任的一番话，玲玲父母羞愧地低下了头。

小王作为一名调解员，深知做好法治宣传教育工作是自己的职责任务之一，这时，他趁势告诉玲玲父母："你们不让孩子上学不仅会毁了玲玲的大好前程，也是违法的行为。根据我国《宪法》和《教育法》规定，中华人民共和国公民有受教育的权利和义务。虽然玲玲是个女孩，但《教育法》《宪法》分别规定公民不分民族、种族、性别、职业、财产状况、宗教信仰等，依法享有平等的受教育机会，中华人民共和国妇女在政治的、经济的、文化的、社会的和家庭的生活等各方面享有同男子平等的权利。所以，咱做父母的，可不能干违法的事呀！再说了，女孩是父母的小棉袄、贴心人，以后玲玲有出息了，那不是能更好地孝敬你们嘛。孩子以后上学的经济问题我也和村委会主任商量了一下,大家帮忙解决,只要孩子能上大学,以后不怕没能力还这些借款。"听了小王的话,玲玲父母满怀歉意,表示自己目光短浅,只顾着儿子,没考虑到女儿的将来,其实平时在家玲玲是最懂事、最孝敬父母的,便同意大家一起想办法让玲玲上大学。

调解方法

这起家庭纠纷的解决主要是调解员动员他方力量协助调解的结果。本次调解的入手点在于找出玲玲父母坚持不让玲玲上学而让其外出打工的真实原因。从表面上看,家里经济困难是玲玲不能上大学的最大阻碍,但当小王提出为其解决经济困难时,玲玲父母的态度依然不改,可见阻碍玲玲上学是另有他因。此时,作为纠纷局外人的小王如果继续纠缠追问很可能会招致玲玲父母的反感,不利于调解的进行。于是调解员经过分析调查,从孙某那里得知了纠纷的真实原因,便请有威信、有群众基础的村委会主任出面劝说。然后,在时机适当时,调解员再对玲玲的父母进行普法教育和情理劝说,并从解决实际困难入手,不仅承诺会帮忙解决上学经费,还话里话外提示玲玲大学毕业后的丰厚回报,从而坚定了玲玲父母的信心,最终使他们心悦诚服地接受调解,化解了纠纷。

在调解的整个过程中,小王自始至终未提及玲玲父母的重男轻女思想,也未加以任何批判指责,而是正确地借助法律规定及他人的威严对当事人的行为进行了批评,这是对玲玲父母尊重的表现。

适用法律

《中华人民共和国教育法》

第九条 中华人民共和国公民有受教育的权利和义务。

公民不分民族、种族、性别、职业、财产状况、宗教信仰等,依法享有平等的受教育机会。

第三十七条 受教育者在入学、升学、就业等方面依法享有平等权利。

学校和有关行政部门应当按照国家有关规定,保障女子在入学、升学、就业、授予学位、派出留学等方面享有同男子平等的权利。

《中华人民共和国宪法》

第四十六条 中华人民共和国公民有受教育的权利和义务。

国家培养青年、少年、儿童在品德、智力、体质等方面全面发展。

第四十八条第一款 中华人民共和国妇女在政治的、经济的、文化的、社会的和家庭的生活等各方面享有同男子平等的权利。

3. 因分配遗产不均引发的家庭纠纷

案情经过

老王有两个儿子,前几年老伴因病去世时大儿子已经成家,老王就和小儿子相依为命。后来小儿子结婚娶了媳妇,由于儿媳妇嫌弃老王年老无力,只能吃饭不能干活,便以分家为由,把老王赶了出去,老王只好住在老宅里,独自生活。大儿子看到父亲可怜,便把他接到自己家里照顾。一晃几年过去了,老王身体大不如前,疾病缠身,精神状况也不好。在老王病重期间,大儿子夫妇一直照顾着老人,小儿子却从未看望过父亲。后老王知道自己快要走了时,决定把后事交代一下,遂立下遗嘱,把自己的老宅及3万元存款留给大儿子,剩余2万元存款给小儿子。老人去世后,哥哥依照父亲的遗嘱继承财产,弟弟却认为父亲和哥哥生活在一起,遗嘱有可能是哥哥自己写的,坚决不承认,要求平均分配遗产。兄弟俩为此产生纠纷,请求调解委员会进行调解。

调解过程

调解员杜某受理此案后,先到弟弟家进行走访,可是刚进门还未开口,便被他以家务事外人少掺和为由赶了出来。后调解员又多次上门,均被拒之门外。杜某只好找了村干部一同去做弟弟的工作,但无论两人好说歹说,弟弟都听不进去,坚持认为遗嘱是他哥哥伪造的,要求平分遗产。无奈之下,杜某又走访了几位街坊邻里,邻居们说,哥哥是个孝顺孩子,而弟弟是个白眼狼,关于老人立遗嘱的具体情况他们不清楚,但老人有个妹妹,也就是哥俩的姑姑可能知道此事,因为她也经常来照看自己的哥哥。

调解员杜某于是去走访了老人的妹妹,向她老人家说明来意后,把她请到了弟弟的家里。面对远道而来的姑姑,弟弟没有丝毫悔意,还是认为遗嘱无效,家产要平分。姑姑听后伤心地说:"孩子,你妈走时你年龄还小,你爸拿你当心头肉,既当爹又当娘地把你拉扯大,但在你爸老了、病了时,你都是咋回报他的?每次提到你,你爸那是眼泪往肚里流啊!你长大成家后和你媳妇把你爸赶出家,又从不看望他,要不是你哥照顾,你爸还能有好日子吗?且不说你爸是给你分的遗产少,我觉得他就不应该给你这个不孝子分,你还有脸和你哥去争家产,你还有没有良心啊……"听罢弟弟不禁低下了头。调解员趁机说:"无论是否有遗嘱,我国《民法典》都明确规定,对被继承人尽了主要扶养义务或者与被继承人共同生活的继承人,分配遗产时,可以多分。有扶养能力和有扶养条件的继承人,不尽扶养义务的,分配遗产时,应当不分或者少分。况且你们是亲兄弟,在你们父亲的心中,两个人都一样重要,立下这样的遗嘱,也是不得已,否则,他会觉得亏欠了大儿子。"

最后还是哥哥不想让姑姑如此伤心,他想到父亲临终要他们兄弟和睦相处的遗言,便内疚地说:"姑姑,是我不好,我不跟弟弟争家产了,我是哥哥,我却没有让着他,还让您大老远来为我们操心,这遗产随弟弟的意，平分就是了。"弟弟看见哥哥如此宽容，也很惭愧地认了错，表示自己不要哥哥那份，是自己有愧于父亲，没有好好尽孝。

看着兄弟两人和好，姑姑欣慰地笑了。杜某也笑着说："家和万事兴。"

▎调解方法

在这起继承纠纷中，调解员运用了抓住主要矛盾和动员多方力量等多种方法进行调解。

首先，这个案例表面上看是兄弟俩争执遗嘱是否真实有效，但实际上主要矛盾是有扶养能力和有扶养条件的子女不尽扶养义务时还有没有继承权。在整个调解过程中，调解员杜某抓住了主要矛盾并围绕它展开工作，避免了次要矛盾对调解工作的影响。

其次，调解员在依靠自己的力量无法和当事人沟通的情况下，选择了向邻居、村干部、当事人的亲戚寻找突破口的方法，让多方力量参与到调解中来。调解员深知，在调解这类家庭纠纷时应牢牢把握人是有感情的这一点，以情动人，争取让知根知底的家人、知心信任的朋友和有威望的长者参与调解，往往就能够切中要害，顺利解决纠纷。本案中，姑姑的一席话，使得弟弟认识到父亲的不易和自己的不孝，从内心认识到哥哥多分遗产是应该的。但这些话，从作为长辈的姑姑口中说出，哥俩都能接受，如果是调解员表达同样的意思，则会使当事人反感。

再次，调解员还使用了法律和道德相结合的方法，既宣传了《民法典》关于子女应该对父母尽赡养义务的规定，也宣传了家庭成员友爱和睦的社会主义道德。

最后，调解员使用了模糊处理的方法。在纠纷的调解过程中，并不是所有的问题都要弄得一清二楚。对于当事人不再深究、不影响纠纷的公正解决的问题，完全可以模糊处理。在这起纠纷中，哥哥对父亲尽了赡养义务，照顾有加，而弟弟则把父亲赶出家，不闻不问，这是尽人皆知的事实。所以父亲立遗嘱给哥哥多分家产在情理之中，更何况经过说法教育，弟弟也表示愿意尊重父亲的意思，让哥哥多分家产，此时，就没有必要再细究遗嘱到底是否真实，故调解员没有在这个问题上探究，而是进行模糊处理并顺利解决纠纷。

适用法律

《中华人民共和国民法典》

第一千一百二十三条　继承开始后，按照法定继承办理；有遗嘱的，按照遗嘱继承或者遗赠办理；有遗赠扶养协议的，按照协议办理。

第一千一百三十条第三款、第四款　对被继承人尽了主要扶养义务或者与被继承人共同生活的继承人，分配遗产时，可以多分。

有扶养能力和有扶养条件的继承人，不尽扶养义务的，分配遗产时，应当不分或者少分。

4. 因婆媳关系不和引发的虐待老人的家庭纠纷

案情经过

孙某在村里是出了名的能人，农活样样精通不说，还身怀高超的刺绣手艺，因此为人有点傲气，导致她与其他人相处得不太和睦。孙某的儿媳妇钱某非常敬佩婆婆的才华，对其毕恭毕敬。然而孙某作为婆婆却总是对儿媳恶言相讽，百般刁难，甚至故意制造事端，怂恿儿子对儿媳进行"教训"。为此，钱某与丈夫、婆婆的关系一直不和，但为了自己的孩子，她一直忍受着，没有提出和丈夫离婚。

时光匆匆，一晃多年过去了，婆婆年龄渐大，得了偏瘫，卧床不起，由于儿子外出打工，所以需要儿媳伺候。想到自己当初受过的苦，钱某心里满是愤恨，平时对婆婆说话时指桑骂槐，隔三岔五不给婆婆喂饭吃，甚至在婆婆因不能自理弄脏衣物、床单时更是拳脚相加。孙某不堪忍受儿媳的欺负，便在朋友探望自己时向朋友诉说了遭遇，请求朋友帮自己找调委会解决问题。

调解过程

调委会知道情况后，决定由牛主任亲自处理这件事。牛主任先走访、看望了孙某，陪孙某拉家常，并表示调委会一定会处理好这件事，让孙某只管好好养病，不要多想。随后，牛主任又找到孙某的儿媳，针对她对婆婆打骂和不给饭吃的行为进行了严肃的批评，称尊敬老人是我们国家的传统美德，大家都要遵守，更何况父母的今天就是我们的明天，我们现在如此对待父母，我们的儿女怎么看？俗话说，一个儿媳就是半个女儿，作为儿媳，也应该对老人多尽孝才是。

对牛主任的教育，钱某委屈地反驳说："我不是一个不通情理的人，我母亲去世早，我在做饭、针线活等方面没人教，什么也不会，所以刚嫁过来时，我非常敬仰婆婆，百般孝顺她，可是她从来都不待见我，更别说把我当女儿来教，总是刁难我，甚至还挑拨她儿子打我，要不是我也有儿子放不下，我早就一走了之了。我现在每天还伺候着婆婆，相比她对我所做的，我已经算是仁至义尽了。"牛主任非常认真地听着钱某的哭诉，还时不时地递纸巾过去，在钱某说完心中的委屈后，牛主任上前拉着钱某的手说："孩子，我知道你的苦。你现在看着你婆婆躺在床上要看你的脸色生活时，是不是觉得终于出了气？心里快乐了吗？"钱某摇摇头说："其实我每次骂她、训她，甚至有时出手打她，我的心都很难过，更是特别矛盾。"

听了钱某的话，牛主任便语重心长地说："孩子，我知道你本性善良，你现在做的那些事，只是心里一时放不下以前的恨，但是你要知道，恨别人是两败俱伤，你和被你伤害的人都痛苦，而爱别人则是两全其美，你和你爱的人都很温暖。你婆婆以前对你是不好，但你骂也骂了，打也打了，气也该出完了。更何况她现在一把年纪了，过一天少一天的，你要是还这样对她，你说等她不在了，你想悔改都没机会了，那你能安心过下半辈子吗？再说了，你现在对婆婆的这种行为属于虐待老人的违法行为，情节严重的还可能构成犯罪，要依法承担刑事责任呢。我国《宪法》《老年人权益保障法》《反家庭暴力法》都有禁止虐待老人的规定，《治安管理处罚法》和《刑法》也对虐待家庭成员有处罚条款。中肯的批评和语重心长的劝导，再加法律条文的告知，钱某最终同意向婆婆当面道歉，并表示以后会善待婆婆。婆婆也为当初的做法向儿媳真诚地道了歉。

调解方法

本案中，钱某以婆婆曾经对自己不好为由经常对卧病在床的婆婆进行打骂，甚至不给饭吃，最终导致调委会介入调解。钱某的所作所为，并不是出于其自身的"恶"，而是一种"报复"。所以当调解员在调解之初对钱某进行严肃的批评的时候，她的委屈如"山洪暴发"一般倾泻而出。面对钱某哭诉委屈，调解员耐心、认真地聆听，这在一定程度上给予了钱某信任感，为下面调解工作的进一步展开做了良好铺垫。当钱某诉说完毕后，调解员对钱某提出了直击心灵的提问，"你现在看着你婆婆躺在床上要看你的脸色生活时，是不是觉得终于出了气？心里高兴了吗？"问她是否高兴，从心理上撼动了钱某对其虐待老人行为的认识，使其产生自我怀疑和否定。而后，调解员适时地搬出法律告诫她，虐待老人是违法的，言明利害后当事人一般会选择依法行事。

俗话说"清官难断家务事"，本案中对于婆媳关系的处理，调解员还运用了模糊处理法。如果调解员把焦点集中在婆婆和儿媳谁对谁错的话，不仅不能解决婆媳之间的纠纷，反而会把前些年婆媳的积怨矛盾扩大化。所以调解员聪明地模糊了以前的是与非，加之心理剖析、道德与法治教育的运用，最终使婆媳尽释前嫌。

适用法律

《中华人民共和国宪法》

第四十九条第四款 禁止破坏婚姻自由，禁止虐待老人、妇女和儿童。

《中华人民共和国老年人权益保障法》

第三条第三款 禁止歧视、侮辱、虐待或者遗弃老年人。

《中华人民共和国反家庭暴力法》

第二条 本法所称家庭暴力，是指家庭成员之间以殴打、捆绑、残害、限制人身自由以及经常性谩骂、恐吓等方式实施的身体、精神等侵害行为。

第三条 家庭成员之间应当互相帮助，互相关爱，和睦相处，履行家庭义务。

反家庭暴力是国家、社会和每个家庭的共同责任。

国家禁止任何形式的家庭暴力。

第三十三条 加害人实施家庭暴力，构成违反治安管理行为的，依法给予治安管理处罚；构成犯罪的，依法追究刑事责任。

《中华人民共和国刑法》

第二百六十条 虐待家庭成员，情节恶劣的，处二年以下有期徒刑、拘役或者管制。

犯前款罪，致使被害人重伤、死亡的，处二年以上七年以下有期徒刑。

第一款罪，告诉的才处理，但被害人没有能力告诉，或者因受到强制、威吓无法告诉的除外。

5. 因对子女的探望权争议引发的家庭纠纷

案情经过

段某与赵某原本是一对夫妻，在婚后育有一个儿子亮亮。亮亮出生后，赵某一直在家做全职妈妈。时间一长，赵某与段某之间的矛盾越来越多，两人经常爆发争吵。段某认为赵某不懂得持家，花钱大手大脚；赵某觉得段某只知道发泄情绪，不懂得体谅她为家庭的付出。最终，两人多次动手，互生厌烦，决定离婚。由于赵某暂时没有工作，两人便决定由段某直接抚养亮亮，并约好每周赵某可以去探望亮亮两次。一开始，段某对于赵某的探望比较配合。但每次亮亮回家后，都会因为与母亲分开而闷闷不乐。段某误将儿子的低落认为是见面时赵某说了他的坏话，长此以往，便不愿意让亮亮再见赵某。亮亮开始上小学后，他更是以孩子上学没时间为由，拒绝让赵某和亮亮见面。赵某试着偷偷去见孩子，但亮亮被段某看得很紧，根本没有见面的机会，而亮亮的性格也逐渐变得内向。在一连一年多都没有见到孩子后，赵某来到调委会寻求帮助。

调解过程

调委会在接受当事人赵某的调解申请后，很快便安排了经验丰富的调解员朱某来进行调解工作。调解员同为女性，年龄比赵某又大几岁，看起来十分温柔有亲和力。一见到调解员，赵某便泪如雨下，哭诉道："我都已经一年多没见到儿子了，这段时间我每天做梦都是能和儿子见一面，实在是没办法了，这才来找你们帮忙……"见赵某情绪激动，调解员先对她进行了一番安抚。待赵某情绪冷静下来后，调解员就初步的调解工作与她进行了沟通。在得知段某已经将赵某的联系方式拉黑后，调解员出面与段某取得了联系，并通知他第二天到某调委会的调解室接受调解。

第二天，赵某早就到了调解室，伸着脖子等待着段某的到来，期待着能够在段某身后发现亮亮的身影。但让她失望的是，段某是一个人前来的。见到赵某，段某的语气很不好："是亮亮自己说不想见你，你还到这儿来，你咋不上法院告去？"听段某这么说，赵某也不客气起来："如果你再让我见不到孩子，我就去告你，看法院怎么判！亮亮才多大？要不是你跟孩子挑拨，孩子怎么可能不想见我呢？"双方剑拔弩张，一言不合就吵了起来。调解员出言制止："你们这样吵下去什么时候能解决问题？既然来到这里，咱们都和和气气的，难道你们真的要去法院解决吗？"听了调解员的话，赵某偃旗息鼓，但段某还是有些不服气。

调解员见状，语重心长地劝说道："你们两个虽然已经离婚了，但孩子还这么小，正是需要爸爸妈妈关爱的时候，你们这样对立能给孩子带来好的影响吗？你是一个爱孩子的父亲，肯定也不希望孩子因为你们的关系，出现心理问题吧？"段某听了调解员的劝导后，也开始默不作声，有了反省的意思。调解员趁热打铁，用法律规定对段某进行震慑，说道，我国《民法典》及其司法解释对于离婚后父母的探望权有法律规定：离婚后，不直接抚养子女的父或者母，有探望子女的权利，另一方有协助的义务。行使探望权利的方式、时间由当事人协议；协议不成的，由人民法院判决。对于拒不协助另一方行使探望权的有关个人或者组织，可以由人民法院依法采取拘留、罚款等强制措施。段某一听自己的行为要负法律责任，表示愿意在下次调解时带着亮亮一起来，但依然心有不甘，说以后是否让赵某见孩子，还得看孩子自己的意见。

几天后，段某按照约定将亮亮带到了调解室。赵某终于见到了儿子，喜极而泣，抱着亮亮不撒手。而亮亮却显得有些怯生生的，甚至对赵某的亲近表现得有些抗拒。调解员见状，先平复了一下赵某激动的情绪，引导她慢慢与孩子交流。赵某擦干眼泪，柔声和亮亮回忆起从前的趣事。亮亮毕竟还是个孩子，心里是思念母亲的，很快便抱着妈妈不撒手。见到儿子这样亲近母亲，段某也终于放下了自己心中的执念，毕竟不能让孩子的未来成为夫妻矛盾的牺牲品，因此他为自己从前拦着赵某探望儿子的行为道了歉。而赵某也愿意为了儿子与段某和解，双方最终握手言和。

调解方法

这起纠纷本质上虽然是探望权纠纷，但实际上引发纠纷的关键却在于赵某与段某之间的矛盾。调解员凭借自己丰富的经验，抓住了解决纠纷的关键，引导赵某与段某先将二人之间的争议搁置在一边，要以孩子的利益为先。在调解员的劝说下，赵某与段某意识到他们作为父母，一味地争吵只会给孩子带来伤害，不仅无法解决问题，还会使矛盾愈演愈烈。这种"搁置争议法"在解决错综复杂的家庭矛盾中适用广泛，要求调解员善于抓住主要矛盾和关键人物，或者抓住纠纷双方所共同关切的利益，才有可能奏效。案例中孩子的利益就是该纠纷双方所共同关切的利益。

同时，在此次纠纷中，亮亮可以说是纠纷的焦点。调解员在进行调解时，同样顾及了亮亮的心情。通过让亮亮与赵某见面、共同回忆过往的方式，重新唤起了亮亮与赵某之间的母子亲情。这样一来，不仅可以保障赵某的探望权，还可以抚平亮亮心中的创伤，减少对亮亮的伤害。

适用法律

《中华人民共和国民法典》

第一千零八十六条第一款、第二款 离婚后，不直接抚养子女的父或者母，有探望子女的权利，另一方有协助的义务。

行使探望权利的方式、时间由当事人协议；协议不成的，由人民法院判决。

《最高人民法院关于适用〈中华人民共和国民法典〉婚姻家庭编的解释（一）》

第六十八条 对于拒不协助另一方行使探望权的有关个人或者组织，可以由人民法院依法采取拘留、罚款等强制措施，但是不能对子女的人身、探望行为进行强制执行。

二、损害赔偿纠纷的调解

一方因侵权或违约等行为使他人财产、人身或精神遭受损害，需承担赔偿责任，由此而产生的纠纷称为损害赔偿纠纷。本章主要涉及人身损害赔偿和财产损害赔偿两个方面的内容。

人身损害赔偿是因行为人造成他人人身伤害而引起的损害赔偿，如因轻微伤害而引起的医疗费用、营养补助、误工收入等财产赔偿。

财产损害赔偿是因行为人侵犯他人财产而引起的损害赔偿，如损坏、侵占他人财产的赔偿等。

1. 因饲养动物伤人引发的人身损害赔偿纠纷

|案情经过

一个夏日，黄某在小区遛狗时，突然从旁边的小花园里蹿出一只大花猫。猫狗相遇分外眼红，这只猫很凶，蹿到小狗身上，对小狗连抓带咬。黄某见此情景，急忙跑过去将小狗抱起。这只猫此时像打红了眼，见状一下便又蹿到了黄某的大腿上，把黄某的大腿深深抓出两道血痕。眼见血从黄某的腿上流了下来，大花猫却不见了踪影。黄某事后打听到这只大花猫是18号楼的韩某家养的，于是黄某抱着小狗找到韩某家，要求赔偿。可韩某却事不关己地说："猫狗打架，也不是多新鲜的事，你把猫轰走就是了。换句话说，你如果不把狗抱走，猫也不会把你咬伤，再说，我家猫是自己跑出去的，这个责任我不负。"黄某一看对方要赖的架势，就打电话叫来了自己的老伴和儿子，双方对峙起来。眼看着就要动手打起来了，好心的居民急忙给社区居委会打电话，人民调解委员会介入调解。

调解过程

接到电话后，调委会的调解员迅速赶到现场。这时，双方正在激烈地争吵，围观的居民有二三十人。调解员一看急忙上前劝说，并拉开了双方当事人，向他们询问纠纷发生的原因，同时劝说围观的群众离开。然而，双方依然互不相让，相持不下。受伤的黄某态度很是强硬，坚持要求猫主人赔偿自己医药费及打疫苗的损失费共计1200余元，并放出狠话：如果不给，你们一家都别想好过。韩某也不甘示弱，始终抱着与他无关的态度，对调解员的劝说不理不睬，就是不赔钱。最后，韩某竟自顾自地关上了门，将调解员也关在了门外。

调解工作陷入了僵局。调解员及时转变工作思路，打算将双方当事人分开调解。调解员先添加了黄某的微信，让黄某和家人回家休息，他一会再去登门拜访。见众人散去，调解员边敲门边耐心劝说韩某，让他开门好好谈谈，并告诉他大家都走了。

韩某开门后，调解员发现他家设施简陋，细问之下，得知其孤身一人，下岗多年，没有稳定收入，经济条件不好。调解员看在眼里，记在心里，决心帮助两家充分化解纠纷。他耐心细致地做起韩某的思想工作，给他讲《民法典》的规定：饲养的动物给他人造成人身伤害，不论动物的主人主观上是否有过错，均应承担赔偿责任，除非能够证明这种损害是由受害人自身或者第三人的过错造成的。韩先生听调解员这么说,态度开始有了转变。调解员抓住这个机会,继续从情理角度做他的工作,让他站在黄某的角度想一想。韩某沉默了一会儿,表示自己对此事应当负一些责任,愿意给黄某一些赔偿,毕竟对于违法的后果,普通老百姓还是抱有一定的心理忌惮。

随后,调解员又来到黄某家对其进行劝导,特别提到了养猫的韩某家的困难。黄某听了调解员的话,认识到自己叫来家人上门吵架也有过激之处。考虑到韩某家庭经济条件确实不好,调解员请黄某将赔偿金降低一些。黄某表示可以考虑。

第二天,黄某通过微信联系了调解员,称愿意将赔偿数额降低到 700 元。随后,调解员将黄某的意思又通过微信转发给韩某。韩某表示同意。最终,韩某赔偿黄某人民币 700 元。此事就此了结。

调解方法

本案中,调解员主要采取了"背靠背"的调解方法。在调解工作出现僵局后,调解员让黄某先回家,众人离去后,给其单独向韩某展开调解工作提供了可行性。当他对韩某劝说完毕后,又转向黄某家劝说,这种将当事人分开调解的方式,有助于气氛的缓和与当事人心情的逐渐平和,从而有利于纠纷的化解。

任何时候,依法调解都是调解工作的根本所在。本案中,调解员也将"依法调解"落到了实处。他通过《民法典》中饲养动物损害责任的规定,向韩某普法,使其认识到这件事从法律上应该怎么办,从而使其拒不赔偿的思想有了转变,最终同意赔偿。

此外,值得一提的是,本案中的调解员在发现韩某家经济条件不好之后,能真心地为当事人考虑,千方百计去做对方工作,真心诚意为双方化解矛盾。试想,如果此案没有调解成功,受伤的黄某心头气难消,势必会提起诉讼。届时,不仅会占用司法资源,还会增加当事人的诉累和精神负担。而调解员实事求是地摆出韩某的困难,又让黄某认识到自己的过激之处,从而使其同意降低赔偿数额,最终使矛盾彻底解决。

适用法律

《中华人民共和国民法典》

第一千二百四十五条 饲养的动物造成他人损害的,动物饲养人或者管理人应当承担侵权责任;但是,能够证明损害是因被侵权人故意或者重大过失造成的,可以不承担或者减轻责任。

2. 因商场设施伤人引发的人身损害赔偿纠纷

案情经过

某日一大早,家住江苏南京的孙女士就带4岁的儿子去市区某商场买玩具,不知不觉逛到了将近中午,孙女士已疲惫不堪,但儿子看到商场休息区有几个秋千椅,拉着妈妈要去玩。孙女士拗不过儿子,便答应他只玩十分钟。孙女士于是在一旁看护着,意外的是还没荡几下,她就听见秋千绳摩擦的声音不太对,刚想抱下孩子,只听咔嚓一声,秋千坠地,儿子被甩了出去。孙女士吓得尖叫,所幸孩子是以跪姿落地,没摔到头部。只见孩子双膝、双手都受了伤,孩子直到看到自己腿上流了血才哭出了声。孙女士急忙喊来商场工作人员帮忙将孩子送往医院。经查,孩子双膝皮肤破损,膝盖附近有小面积软组织挫伤,腕关节因受冲击而肿胀。事后,孙女士拿着儿子的诊断书及相关缴费单,要求商场赔偿医疗费1849元,自己为此支出的交通费208元以及儿子的精神损害赔偿5000元。商场认为孙女士的孩子伤势很轻,要这么多赔偿是讹诈,因此只同意最多拿出1500元,但遭到孙女士的拒绝。双方多日僵持不下,最后协商同意申请人民调解。

调解过程

调解员首先听双方讲述了事情的发生过程、后续的处理以及各方的诉求及理由，认真做了记录，然后告知双方，调委会将据此进行调查，三天后正式调解，到时会依据事实和法律，维护双方的合法权益，给双方一个满意的答复。缓解好双方的情绪，建立了双方当事人微信联系方式后，调解员开始调查。

首先，调解员查看了事发地——该商场二层休息区的秋千椅。孙女士儿子出事的那架秋千已经被撤走，剩余三架秋千还挂在那儿，但商场已派专人负责看管，不让顾客使用。调解员仔细查看秋千绳，发现商场为了美观，已将秋千绳用装饰纸包裹，看不出里面的样子。调解员要求查看断了的秋千。在商场经理的带领下，他在商场储物间看到了那架事故秋千，拨开外面的装饰，可以明显地看到断裂处老化的金属。调解员将其指给经理看，经理表示该秋千确实有些年头，并主动带其查看商场装修的相关资料，资料显示，该秋千安装于十年前。调解员进一步追问，是否会定期对秋千等设施进行检查，经理表示，商场每个月都会进行安全检查，但确实没有检查秋千椅的记录。

了解完商场方面的情况后，调解员又赶到孙女士家，只见小孩子伤情已经恢复得差不多，忍不住想要出去玩。调解员通过孙女士了解到，孩子一开始确实吓坏了，看到玩具上有摇晃的东西都惊恐不已。但也许小孩就是恢复得快，随着身上的伤渐渐好了，他好像把受伤的事也忘得差不多了。

到了正式调解的时间，首先，调解员告知商场方面的代表杨经理，关于侵权责任，我国《民法典》对安全保障义务人有明确规定："宾馆、商场、银行、车站、机场、体育场馆、娱乐场所等经营场所、公共场所的经营者、管理者或者群众性活动的组织者，未尽到安全保障义务，造成他人损害的，应当承担侵权责任。"其次，调解员把他调查了解到的情况一一向双方做了说明，种种情况表明，商场并没有定期对秋千椅进行检查维修，也就是没有尽到安全保障义务，那么根据《民法典》的规定，商场赔偿孩子的医疗费和为此支出的交通费是法律支持的。对此，商场经理在听调解员讲解法律规定后，表示认同。最后，关于孙女士提出的孩子的精神损失费，调解员认为孩子确因此事受到了一定的惊吓，可从调解员见到孩子后，看到孩子情绪恢复状况良好，因此建议孙女士放弃这个诉求。在调解员入情入理的解说和中肯的建议下，双方都同意了调解员的建议，当场签订了有关赔偿的协议。商场经理表示一周内一次性付清所有款项。临走时，调解员嘱咐商场经理，一定要重视商场的安全保障事宜，否则因此造成人身或财产损失，都是大家不愿意看到的。

调解方法

本案中的调解员主要运用了抓住主要矛盾的方法调解此案。在听取双方当事人讲述后，他立即抓住了案件的关键，即商场是否尽到了安全保障义务，并且，在正式调解前所做的一切调查，均是围绕此主要矛盾进行的。在经过耐心调查和确认后，他明确了商场确实没有对秋千椅尽到安全保障义务。只要抓住了商场没有尽到安全保障义务，因此必须依法承担赔偿责任这一主要矛盾，则其他次要矛盾，如赔偿数额等问题就迎刃而解了。

调解员调查得非常仔细，不仅针对主要矛盾进行调查，而且注意到了当事人的每项诉求，并专程到孙女士家中了解情况，确认孩子的病情及恢复情况，并就"精神损害赔偿"一项提出了中肯的建议，得到了孙女士的认同。至此，双方各有让步，矛盾缓和并最终化解。

适用法律

《中华人民共和国民法典》

第一千一百七十九条 侵害他人造成人身损害的，应当赔偿医疗费、护理费、交通费、营养费、住院伙食补助费等为治疗和康复支出的合理费用,以及因误工减少的收入。造成残疾的,还应当赔偿辅助器具费和残疾赔偿金;造成死亡的,还应当赔偿丧葬费和死亡赔偿金。

第一千一百九十八条 宾馆、商场、银行、车站、机场、体育场馆、娱乐场所等经营场所、公共场所的经营者、管理者或者群众性活动的组织者,未尽到安全保障义务,造成他人损害的,应当承担侵权责任。

因第三人的行为造成他人损害的,由第三人承担侵权责任;经营者、管理者或者组织者未尽到安全保障义务的,承担相应的补充责任。经营者、管理者或者组织者承担补充责任后,可以向第三人追偿。

3. 因悬挂物坠落引发的人身损害赔偿纠纷

案情经过

一个周末,王女士5岁的儿子吵着要妈妈带着出去。于是,王女士开车带儿子来到市中心的大商圈,这里几条街都是店铺,有各种品牌专营店以及私营店铺。儿子忽然看到自己去过的玩具店,就兴奋地跑过去,王女士则示意儿子赶紧回来,她刚想跟过去,只听"砰"一声,王女士感到一个重物重重地砸在她的肩上,顿时感觉一阵剧痛,原来是身边这家新装修的店铺的广告牌掉了下来,正巧砸到了自己。好心的路人帮她拨打了120。王女士被送往医院救治。而后,王女士被诊断为左肩严重挫伤、锁骨骨折。王女士的丈夫杨先生曾在事发第二天就找到那家掉落广告牌的店铺老板讨要说法,但吃了闭门羹。王女士出院后,丈夫杨先生再次找到店铺老板,要求赔偿医疗费、护理费及因此导致的交通费、误工费、精神损失费共计约 32000 元。店铺老板韩某承认是自家的广告牌砸伤了王女士，但认为那是风吹的，自己没有责任，出于道义，可以拿出 2000 元钱作为慰问金。杨先生对韩某的态度非常不满，而且他怀疑韩某店铺新装修的广告牌根本就没有固定，否则广告牌不可能被风一刮就轻易掉下。双方交涉几次均不肯让步，且僵持不下，最后决定去市场人民调解委员会寻求调解。

调解过程

人民调解委员会安排调解员老段和小程负责这起人身损害赔偿纠纷的调解，两位调解员兵分两路对案件展开了调查。调解员老段首先来到王女士家看望了出院后的王女士，听她讲述了案情，了解了她的伤情以及花费费用问题，确认其治疗费用约为 13000 元、需要请假休养三个月。调解员小程则负责到事发地了解情况，对出事店铺的相邻店铺经营人员进行走访，查看了对面店铺门口的监控录像，并询问了当天负责店铺门脸安装的工作人员，确认了三件事：一是出事店铺当天正在装修，上午刚安装的广告牌，下午就出事了；二是事发当天并没有刮大风；三是广告牌因印刷有误而只固定了上面，等待下午修正后再完全固定。小程向店铺老板韩某核实相关情况，在证据面前，韩某只得承认事实确实如此。他同时表示，自己也不是不愿意赔偿，只是他把所有钱都投在了新店铺上，拿不出什么钱了。该情况得到了韩某邻居及亲朋好友的证实。

在调查后，两位调解员相互交换了情况，确认了事故发生的原因是由于新装的广告牌未固定好。关于具体赔偿，两位调解员统一了意见，为双方当事人初步拟定了赔偿方案：王女士因受伤支出的医疗费、护理费以及交通费共 15230 元，而关于误工费，调解员经与王女士公司联系，得知公司在其休养期间将向其发放每月保障性工资 2000 元，那么，按照王女士每月 4000 元的工资计算，实际每月少发数额为 2000 元，三个月即为 6000 元。综合上述费用，王女士的实际损失共计 21230 元。考虑到韩某之前逃避责任的态度，调解员建议店铺老板韩某赔偿王女士 22000 元，并向王女士赔礼道歉。韩某自知理亏，同意了调解员的建议。

调解员老段赶到王女士家，先向他们说明了两人调查的有关情况，并表达了韩某想要赔偿的意思，但出于资金周转紧张，又想逃避责任，导致之前态度不好。老段见王女士及杨先生对调查情况并无异议，继而提出他们拟定的调解方案。夫妻俩看着跟自己要求的 32000 元相差 10000 元的赔偿数额，都摇头拒绝。于是，老段摆出王女士公司实际会每月发放一半工资的事实。见调解员已知此事，王女士有些尴尬，沉默片刻后，在误工费上松了口。老段见此情景，立刻又就精神损害赔偿一事展开话题。王女士所要求的精神损失费用近 5000 元，老段表示，店铺老板确实因为刚盘下店铺又装修，手头很紧，再加上王女士并没有因此事造成什么精神伤害，因此建议她放弃精神损害赔偿；同时，韩某出于歉意，愿意在王女士实际损失 21230 元的基础上，赔偿 22000 元且赔礼道歉，这也表明了韩某的诚意。王女士和丈夫听完老段的介绍，自行商讨片刻后，表示同意。

第二天，王女士和店铺老板在调解员的见证下，签署了调解协议。在此期间，调解员小程还向当事人讲解了我国《民法典》关于悬挂物坠落致人损害的规定，表示在韩某不能证明自己没有过错的情况下，应当承担侵权责任。但事实是韩某有明显的过错，对此，韩某自己也是明知的。韩某羞愧难当，向王女士一方作出诚意道歉的同时，表示会在一周内给付完赔偿款。

后来，调解员经过回访，得知韩某已悉数赔偿，双方纠纷彻底解决。

调解方法

此起纠纷能够得以妥善解决，原因在于调解员做到了以下两点：

第一,深入调查,全面掌握纠纷情况。调解员老段和小程在调查中,首先兵分两路了解双方当事人各个方面的情况,可见调查工作之全面、细致;其次又抓住关键问题,即关于韩某是否对广告牌的坠落存在过错,进行了深入的调查取证,获得了相关监控录像、证人证言等,这为下一步的调解工作打下了充分的基础。第二,对双方当事人分别开展思想工作。本案中,两位调解员根据了解到的情况,制定了恰当的调解方案以及赔偿建议。他们先分别对当事人进行谈话,做通各方的思想工作后,再进行最后的调解工作——签署协议,可谓水到渠成。

此外,值得一提的是,调解员在调解过程中,将摆事实、讲道理以及普法宣传运用得游刃有余、恰到好处,从情理、法理的角度让当事人心服口服,有效缓解了双方的冲突,最终使他们心平气和地接受了调解建议,并兑现了协议内容。

适用法律

《中华人民共和国民法典》

第一千二百五十三条 建筑物、构筑物或者其他设施及其搁置物、悬挂物发生脱落、坠落造成他人损害,所有人、管理人或者使用人不能证明自己没有过错的,应当承担侵权责任。所有人、管理人或者使用人赔偿后,有其他责任人的,有权向其他责任人追偿。

4. 因暴雨造成车库被淹引发的财产损害赔偿纠纷

案情经过

7月正值南方的雨季,赵先生一家前不久刚搬入现在的新居,便经历了一场暴雨。突如其来的大雨从下午五点持续下到了晚间九点,依然没停下来。赵先生因为手机充电线忘在了车里，于是冒雨去地下车库的车里取充电线，但当他来到地下车库后，吃惊地发现，自己的车和周围的好几辆车已经被雨水淹没过大半个车身。赵先生急忙返回家中打算给物业打电话，妻子却告诉他，小区业主群已经炸开了锅。地下停车场被雨水倒灌，低洼处不少车辆被淹，包括他家的车。赵先生等有受损车辆的业主们找到物业公司，要求处理此事。物业公司工作人员查看后表示，小区地下停车场投入使用不久，雨水未排出的原因是停车场的排水系统有问题，与他们无关，建议住户找开发商处理，他们可以安排先将水排掉。赵先生等住户无奈，留存物证后让物业公司帮忙排水。业主们商议之后，觉得以他们的力量难以平等地跟开发商和物业公司协商此事，因此决定委托街道人民调解委员会调解。

调解过程

人民调解委员会接到赵先生等人的调解申请，立刻意识到这是一项艰巨的任务，仅凭调解员的力量难以顺利解决。于是，街道调解委员会第一时间向市司法局汇报了有关情况。司法局立即指导社区居委会主任和调解员分别按户进行调查登记，稳定群众情绪，做好安抚工作。同时又与物业公司、保险公司、车辆维修公司等单位联系，寻求解决问题的办法，并将群众受损的情况积极向政府反映。

第二天，司法局工作人员联系到该市负责车辆损毁鉴定以及房屋质量检测的技术人员到现场进行鉴定分析，以最快的速度作出鉴定分析结果。同时政府有关部门联系司法局负责同志、住房和城乡建设局领导、开发商代表、物业公司代表、住户代表、律师以及相关媒体于两日后在街道调解室参与调解。根据检测分析报告，位于地下停车场的排水系统不完善是造成车辆被雨水浸泡的主要原因。根据《民法典》的规定，"行为人因过错侵害他人民事权益造成损害的，应当承担侵权责任"。开发商由于存在工程建设缺陷，应承担主要的赔偿责任。此外小区物业公司因没有及时发现地下车库的异常并通知住户,也没有在暴雨来临之前对地下车库防水采取防范措施,应负一部分责任。开发商和物业公司均对此鉴定表示认可,两家都说,这次暴雨之大,虽然不常见,但自身工作确实存在问题,虚心接受住户及社会各界的批评,一定配合政府做好工作,积极落实赔偿问题。之后,在律师的协调下,多方人员很快协商好了赔偿方案,签订了有关协议。

不久,开发商和物业公司工作人员便展开了具体赔偿事宜,对可以维修的汽车,送去专业维修店进行维修,并支付此期间住户因此支出的额外交通费;对无法维修的汽车,根据使用及损毁情况折价赔偿;另外,于十日内完成地下车库排水系统的改进工作。

调解方法

这是一起比较少见的因暴雨造成停车场汽车被淹的损害赔偿纠纷,它的复杂性在于受害者具有群体性、损失比较严重、责任者难以确定。这起复杂纠纷能够调处成功的关键在于:调解人员善于协调各方力量共同参与调解工作。由于这起纠纷的责任者包括开发商、物业公司等多家单位,纠纷调处的难度较大,因此,对调解人员的协调能力要求较高。本案的调解人员在纠纷调处过程中,积极向政府反映群众受损的情况,并调动了司法局、住房和城乡建设局、律师、相关媒体等多方力量予以协助,还请专业技术检测人员到现场进行鉴定分析,不仅有效防止了群体事件的发生,而且为纠纷的调处提供了必要的事实根据。

在检测结果证明地下车库排水系统不完善是造成事故的主要原因的前提下,本案的责任主体也就非常清楚。关键在于如何让开发商及物业公司承认自己的过错,积极落实赔偿事宜。住房和城乡建设局是主管房屋开发的政府部门,因此相关领导的在场能有效地震慑开发商一方,使其拿出最好的态度处理此事。媒体人员的到位,则通过舆论的压力令责任方不得不考虑自身的名誉及大众评价,力求作出最好的姿态，以维护自己在公众中的形象。专业检测人员的在场强调了调解的事实依据，突出了其专业性和可信度，令各方信服。律师的工作则是加强了调解的法律性，保证了调解协议的落实。多方力量协助参与调解，使得本来涉及面广、情况复杂的案件化繁为简，顺利结束。

适用法律

《中华人民共和国民法典》

第九百四十二条第一款 物业服务人应当按照约定和物业的使用性质，妥善维修、养护、清洁、绿化和经营管理物业服务区域内的业主共有部分，维护物业服务区域内的基本秩序，采取合理措施保护业主的人身、财产安全。

第一千一百六十五条第一款 行为人因过错侵害他人民事权益造成损害的，应当承担侵权责任。

5. 因小孩打架导致家长争斗引发的损害赔偿纠纷

案情经过

小婷和小豪是家住在同一个小区的小伙伴，经常和其他孩子一起在小区中心广场玩耍。这天大家在小广场做游戏的时候，小婷和小豪发生了口角。小豪骂小婷"是个没有爸爸的野孩子"，还打了小婷一巴掌。小婷哭着回家，把事情告诉了妈妈。小婷的妈妈姜某没有结婚就生了小婷，一个人养孩子，因此经常有一些流言蜚语。听了孩子的哭诉，姜某一方面觉得很对不住孩子，另一方面也很生气，觉得不能让孩子受委屈，决定为女儿讨回公道。姜某找到小豪的妈妈宋某，说明来由后要求小豪在小广场当着其他孩子的面向小婷赔礼道歉，以挽回颜面。宋某则认为这只是小孩子间的打闹，没什么大不了的，不同意当众道歉。双方越说越急，谁也不肯让步，话也越说越难听，最后动起了手，惊动了居委会才将两人分开。姜某和宋某都受了伤，得去医院治疗。居委会则委托人民调解委员会对姜某与宋某的纠纷进行调解。

调解过程

调委会安排调解员小邹负责这个案件。小邹接到任务后，先到双方家里了解了姜、宋二人的伤情，也仔细询问了两个孩子争吵的经过。小邹发现两个孩子只因对玩什么产生分歧闹不愉快，较为强势的小豪把从妈妈那儿听说的"小婷是个没有爸爸的野孩子"拿出来作为武器，但并不知道这句话的含义和给小婷带来的伤害。后来见小婷妈妈前来要说法，宋某与其争吵起来，才有点明白自己做得过分，心里很愧疚。至于两位妈妈的伤情，都不严重，花费的治疗费几乎相同，因此也不存在赔偿的问题。了解完案情后，调解员小邹觉得此案并不复杂，不涉及损害赔偿，见双方当事人对调解工作也算配合，因此对成功调解很有信心。

带着这份信心，她选择在居委会会议室开始调解工作。但事情一开始却不像小邹想象得那么顺利。姜某一见到宋某，仍然非常生气，表示自己受伤可以不计较，但必须弥补女儿心里受的伤，要求1万元的精神损害赔偿。宋某一见到姜某气势汹汹的样子，也不甘示弱，表示一分钱都不会出。眼看火药味越来越大，小邹劝双方都平复情绪才能进行调解。但姜某不但不听劝，反而将矛头指向小邹，说她不为人母，自然不能体会到她作为母亲的心情，还说她肯定是收了宋某的好处才帮她说话。小邹听了姜某的话，非常委屈，直接想到了放弃。但想到自己身为调解员的职责，想到姜某作为未婚单亲妈妈，自己可以忍受流言蜚语却不想让女儿经历这样的痛苦，只想给孩子最好的保护。想到这儿，小邹觉得姜某很不容易。于是，马上调整好了心态，非常平和又严肃地对姜某说："姜姐，首先，我并没有收宋姐的任何好处，跟她也不认识。其次，我虽然还没有孩子，但作为一名女性，我完全理解你的心情，理解你对小婷的爱，理解你不想让孩子受委屈。哭闹不能解决问题，咱们平静下来，心平气和地解决这事可以吗？"姜某听到调解员这么说，有些不好意思，也渐渐平静了下来。

小邹向两位当事人详细复述了自己向孩子了解的事情经过，指出其中有宋某的失误。她建议不要把大人世界的一些看法和说法灌输给孩子，以免污染孩子的心灵。得知真相的小豪其实很愧疚。小邹还让宋某想想一个女人独自带娃的不易。宋某不好意思地低下了头。在征得姜某的同意后，小邹叫来了小婷，问她："小豪不是有意要说那句话伤害你的，他其实并不明白其中的意思，你可以原谅他吗？"小婷害羞地点点头。

孩子出去后，小邹又向姜某普及了法律知识，《民法典》规定"侵害自然人人身权益造成严重精神损害的，被侵权人有权请求精神损害赔偿"。这件事小豪确实有错，但够不上法律上的"严重精神损害"程度，所以1万元的赔偿没有依据。姜某同意，并表示自己并不为钱。之后，小邹就她们两位家长打架的事情表示，她们的行为属于互殴，都有过错，因为伤势都很轻微，治疗费用也相差无几，也就不存在赔偿的事情。双方都认可小邹的说法。这时，小邹建议宋某给姜某道个歉，此事就此翻篇。宋某承认自己不谨慎的言论影响了孩子，向姜某真诚地道歉。姜某接受，也说了自己的不妥。

▎调解方法

对于这起纠纷，由于案情简单，调解员小邹本来对案件调解非常有信心，但调解一开始便无辜被姜某痛骂诬陷，信心被打击的同时，自然也非常委屈和气愤。但是，她毕竟是一名人民调解员，应当具备较高的心理素质和更理性的思维习惯。小邹很快换位思考，站在姜某的角度上，设身处地地考虑姜某爱护女儿的心情和单亲妈妈的不易，不但及时调整了自己的心态，也从一个理性的角度对事情进行了分析，既稳住了自己的思绪，也缓和了当事人的情绪，以至于最后自然化解了当事人的纠纷，出色地完成了工作。

此外，本案出色地运用了法治与德治相结合的方法。姜某提出的1万元精神损害赔偿虽无理，但调解员仍然仔细分析，向姜某耐心讲解法律的规定，告知她提出此要求于法无据，建议其放弃。同时，调解员还指出了宋某在教育孩子上的错误，以孩子身心健康发展为出发点给出了自己的建议，让宋某真切地认识到自己教育存在的问题，真心实意地接受调解，化解与对方的矛盾。案情虽小，但通过此案，我们看到了人民调解员认真细心的工作态度和高超的职业素养。

适用法律

《中华人民共和国民法典》

第一千一百七十三条 被侵权人对同一损害的发生或者扩大有过错的，可以减轻侵权人的责任。

第一千一百八十三条 侵害自然人人身权益造成严重精神损害的，被侵权人有权请求精神损害赔偿。

因故意或者重大过失侵害自然人具有人身意义的特定物造成严重精神损害的，被侵权人有权请求精神损害赔偿。

三、邻里纠纷的调解

邻里纠纷是指公民之间发生的与邻里关系有关的民事纠纷。邻里关系顾名思义就是邻居之间的关系，是一种十分重要的人际关系。俗话说："行要好伴，住要好邻。""远亲不如近邻。""隔邻居，不隔心。"邻里之间，抬头不见低头见，接触十分频繁，处理好邻里关系，做到互敬、互信、互助、互让，和睦相处，不仅有利于各自的工作、学习和生活，而且有利于社会的安定团结。在各类农村和社区纠纷中，邻里纠纷是最主要的纠纷类型之一，也是最容易激化，导致民事转刑事案件的纠纷。此外，邻里纠纷还会引发其他纠纷，如损害赔偿纠纷。

1. 因相邻用水、排水关系引发的邻里纠纷

案情经过

一天，驻某社区的人民调解员老韩外出办事归来时，发现不远处的小花园里有许多人在围观看热闹，并听到高一声、低一声的叫骂声，凭着调解员特有的职业敏感和高度的责任感，他不由自主地加快脚步奔向出事地点。当他赶到现场时，看见两个妇女正在大声叫骂。尽管有人在一边极力劝说，但是那会儿两人都在气头上，谁也不让谁，还是不停地骂街。老韩赶忙分开群众，大喝一声："你们俩还不住口，有什么事我来帮你们解决！"两人听到喊声，看见是社区的调解员老韩，都停止了叫骂，但仍然一副剑拔弩张的架势。

调解过程

原来，这二人丁某和林某是楼上楼下的邻居，之前因为琐事发生过摩擦，互不往来。自从今年 4 月以来，住在四楼的丁某家经常断水，她猜测是三楼林某家搞的破坏，于是故意在四楼制造噪声，搞得林某家不得安宁。这天，林某又发现厨房的天花板滴水，搬来凳子一看，发现是四楼漏下的水，楼顶已经湿了一大片。林某立刻上楼质问并索要赔偿，三言两语就吵了起来。两人拽着、扯着要到

社区居委会解决，但在路上又大吵起来。这一幕正被社区调委会调解员老韩制止，于是调委会主动进行了调解。

为了防止纠纷愈演愈烈，老韩亲自去丁家、林家查看现场，仔细地了解了情况。为了从根本上解决问题，他打电话找来了社区的施工师傅，查清了四楼经常断水的主要原因是供水设备老化、压力不足，并且查看了三楼，确认林某并没有偷偷安装止水阀等设施。施工师傅说，该小区比较老，也有其他住户存在经常断水或水流较小的现象，据说不久就会更换新供水设备，以确保大家的用水需求。

"既然不是三楼林某搞破坏，那就好办了，这两家是因为旧有嫌隙而导致新的怀疑和误会……"老韩心里边盘算着边转向丁某，对她说："你看看，这就是个误会，你家经常断水，与三楼没有关系，主要是水的压力不足导致的。这位师傅也说了，不久就给大家换新设备。你有问题应该及时与社区或物业沟通，可不能自己瞎想，怀疑这怀疑那！"老韩又看了看林某，继续语重心长地对二人说："大家楼上楼下住着，时间长了，有时候难免会因一些小事产生摩擦，有些事过去了就过去了，别总埋在心里。要不然，你总记着对方的不好，一旦发生什么不好的事情，就会往对方身上安，就像用水这件事，发生误会，以至于产生后面一系列荒唐事！"

丁某看到确实是自己疑心错怪了林某，还心存报复，甚至对漏水故意置之不理，给林某造成了实质损失，这事真是"不地道"，她表示自己错了，愿意向林某道歉。林某看丁某态度软下来，表示自己也有不对的地方。调解员此时对三楼天花板漏水的原因猜到了原委，他越发感受到了百姓法律意识的欠缺，越是懂法、通情理的人在遇到挫折或是外部挑衅时，越能自觉地接受法律与社会规范的约束。到此，调解员为了预防以后再发生此类问题，对修复三楼天花板给出了法律依据。他向二人郑重讲解了相关法律规定，根据《民法典》对相邻关系的规定，不动产的相邻权利人应当按照有利生产、方便生活、团结互助、公平合理的原则，正确处理相邻关系。法律也规定，如果因一方的原因给另一方造成妨碍的，应当停止侵害，排除妨碍，甚至赔偿损失。通过老韩的努力，两家都提高了法律认识。丁某表示愿意赔偿林某的损失，林某也表示谅解。

调解方法

本案中，调解员经过调查和分析，在纷乱的事实中厘清了冲突的来龙去脉，发现并抓住了四楼经常断水实际上是纠纷产生的关键。只有查清这个关键问题，才能更好地进行调解。因此，他请来专业的施工师傅，查清了四楼经常断水的原因，消除了当事人的疑心。紧接着，调解员趁热打铁，对主要责任方丁某进行了批评教育，并从心理上对双方进行了劝说，使二人彻底地"走心"，以至于自然而然地化解了纠纷。

可以说，调解员主要运用了解决实际问题与解决思想问题相结合的调解方法。查明断水原因属于解决实际问题；从心理、邻里关系方面进行劝说属于解决思想问题。此外，调解员在纠纷解决后，还不忘普及法律知识，使双方领会到相邻关系的重要性，认识到如何正确处理相邻关系，从而有利于调解结果的巩固。

适用法律

《中华人民共和国民法典》

第二百八十八条　不动产的相邻权利人应当按照有利生产、方便生活、团结互助、公平合理的原则，正确处理相邻关系。

第二百九十条第一款　不动产权利人应当为相邻权利人用水、排水提供必要的便利。

第二百九十六条　不动产权利人因用水、排水、通行、铺设管线等利用相邻不动产的，应当尽量避免对相邻的不动产权利人造成损害。

2. 因相邻管线安设引发的邻里纠纷

案情经过

一天上午，某小区的几户居民气势汹汹地找到调委会的办公室，要求调委会出面调解他们安装燃气管道的事情。大家七嘴八舌地诉说着情况，有的人甚至大喊："我们已经找老纪家很多次了，他就是不行方便，你们要是不管，我们可就对他不客气了！"调委会董主任把大家安顿下来，让他们慢慢说。原来，这些居民是楼上楼下的邻居，在安装燃气管道的过程中，住在321室的纪先生一家死活不让从他家打眼穿管，但不从他家走其他住户就无法施工。纪先生说他家白天没人，把钥匙给施工队怕丢东西。再说，他家刚刚装修完房子，怕破坏了自家房子的结构和装修。听了居民们的叙述，董主任决定亲自出面调解，因为他跟纪先生还算熟悉，由他调解可能效果会更好。

调解过程

一进纪家的门，董主任就半开玩笑地说："纪大哥，大家都盼着安装燃气管道呢，你这一家不同意装，这么多家都安不了，大家一生气可都上你家吃饭来了。"听了董主任的话，纪先生说起了自己的苦衷。董主任打断了他的话："东西丢了我赔你，装修弄坏我也负责赔偿。"董主任动之以情，晓之以理，使纪先生勉强同意了。但不巧的是，由于施工单位失误，施工方和燃气站工作交接有问题，致使暖气管阀门漏水没及时发现，部分地板和墙体发生浸泡。听说此事后，董主任没等纪先生找上门，便立即主动来到纪家道歉，商量赔偿事宜。纪先生怒不可遏，说："这回谁说也没用了，燃气管道休想从我这儿经过！"面对这突如其来的变化，董主任一时犯了难。但想到还有十几户居民等着用上燃气，于是，第二天，他硬着头皮又去找纪先生。这一次，他没有直接说安装管道的事情，而是跟他一起叙旧。他谈起了多年前他们一起做社会活动的往事，双方越谈越高兴。在聊天时董主任诚恳地夸奖纪先生说："我记得，你那时还被评为学雷锋的标兵呢。咱们这个小区，谁不说你是个热心人啊！这一次，纪大哥你就再发扬一次风格吧！咱这的居民住房条件差，收入又低，好不容易盼来了燃气，如果因为你这一家影响全楼居民的生活，那不影响邻里的团结吗？纪大哥，你可能有所不知，其实，按照法律规定，你得同意这管线从你家过。因为，我国《民法典》明确规定'不动产权利人因建造、修缮建筑物以及铺设电线、电缆、水管、暖气和燃气管线等必须利用相邻土地、建筑物的，该土地、建筑物的权利人应当提供必要的便利'。当然，如果对你造成损失的话，也是要赔偿的，《民法典》明确规定'不动产权利人因用水、排水、通行、铺设管线等利用相邻不动产的，应当尽量避免对相邻的不动产权利人造成损害'。所以，地板和墙的事请你相信我，保证修得让你满意，你就放心吧！"

纪先生听完后，笑了起来："原来绕了半天你还是为了这事啊！我还纳闷你今天来为啥没提燃气管道的事呢！算了，我就再发扬一次风格，但是你得说到做到啊！"听到纪先生这话，董主任心中一块石头落了地，他连忙做了保证。紧接着，他一面通知施工队抓紧施工，一面分别找施工单位与燃气站两家的负责人以及当时的施工责任人，协商为纪先生修理地板和墙体事宜。经过商议，最后达成一致，由施工单位和燃气站两家共同出资，并派专业人员负责修理。对这一结果当事人均表示接受，纠纷得到圆满解决。

调解方法

这起一波三折的纠纷之所以能顺利解决，有赖于调解员董主任成功运用了褒扬激励、解决思想问题与解决实际问题相结合的调解方法。

一方面，调解员董主任明白要使纪先生原谅因施工人员大意造成的跑水事故，只能通过安抚的方法。董主任通过与纪先生一起回忆往事，提到纪先生被评为学雷锋的标兵，然后再通过转达大家的评价"谁不说你是个热心人啊！"使纪先生的怨气全消。这些评价中肯实在，极大地调动了纪先生的积极性。当董主任提出"你就再发扬一次风格吧！"的请求时，纪先生没有再拒绝而是有条件地答应了。

另一方面，褒扬激励的方法只是解决了纪先生的思想问题，要给这次纠纷画上一个圆满的句号，必须注意实际问题的解决。修理受损地板和墙体并不是一件简单的事，涉及各方利益的平衡，因此董主任动员燃气站和施工单位协商，提出调解方案，使纠纷得到圆满解决。

此外，董主任在谈话的过程中特别提出法律的相关规定，在一定程度上也对解决纪先生的思想问题起到了重要作用。因此，在调解的过程中，不失时机地提出具体的法律规定，是很有震慑作用的。

适用法律

《中华人民共和国民法典》

第二百九十二条 不动产权利人因建造、修缮建筑物以及铺设电线、电缆、水管、暖气和燃气管线等必须利用相邻土地、建筑物的，该土地、建筑物的权利人应当提供必要的便利。

第二百九十五条 不动产权利人挖掘土地、建造建筑物、铺设管线以及安装设备等，不得危及相邻不动产的安全。

第二百九十六条 不动产权利人因用水、排水、通行、铺设管线等利用相邻不动产的，应当尽量避免对相邻的不动产权利人造成损害。

3. 因相邻采光、种植关系引发的邻里纠纷

案情经过

一天下午，前进村的人民调解员小谭在上班的路上看到许多人围在一起看热闹，他赶紧分开群众看看发生了什么事。只见地上放着一把斧头，老王家的儿子王亮跟他邻居孟家的儿子孟军正拳来脚往。孟军身材魁梧占优势，王亮虽然只有招架的份没有还手的力，但是嘴上毫不示弱，骂道："孙子，想砍老子家的树没那么容易。"小谭见状上前大喊一声："别打了！"两个打架的年轻人一愣，停了下来。王亮说："谭调解员，你看，他把我的衣服都撕破了，还想用斧头砍我。"孟军也急着跟他说为啥打架的事情。眼看着两人又要吵起来了，小谭打断了他们，说："二位都别动手了，跟我来，我给你们评评理。"

调解过程

他们一行三人来到村委会调解中心。办公室里有两个沙发面对面放着。小谭坐在他们对面的沙发上，问他们为什么当众打架。原来，王亮家门前种了几棵桦树，这些树慢慢地长高了、长大了，枝繁叶茂，孟军家堂屋的光线就被遮去了不少，因此白天也要开着灯，多花了不少电费。两家为此商量了好多次，都没有结果。今天早上交完电费后，孟军非常恼火，拿起斧头就去王家砍树，被王亮拦住了，两人话不投机就打起来了。小谭听完，说："就为了这事你们俩就大打出手啊！伤了和气不说，万一出什么事，值得吗？"王亮满不在乎地说："谁要敢动我家的东西，我就敢打他。"

小谭听见王亮这样说，郑重地问道："你觉得打架能解决问题

吗？我国《刑法》中规定了故意伤害罪，对故意伤害他人的人会按照被害人的伤害情况或者其他严重后果作出相应的惩罚，难道你想因为这点小事而坐牢吗？"

反过来他也对孟军未经他人同意擅自砍伐树木的鲁莽行为进行了普法教育，即未经所有权人的许可，是不能随便处置其财物的，桦树属于王亮家的财物，王亮家享有所有权，随便砍了人家的树是要赔偿的。

孟军见调解员毫无偏袒，就承认了错误。但他说："可我家的光线问题怎么办呢？"于是，小谭向两人介绍了我国《民法典》关于相邻关系的规定："不动产的相邻权利人应当按照有利生产、方便生活、团结互助、公平合理的原则，正确处理相邻关系。"指出公民行使自己的民事权利时，应当以不损害他方合法权益为限，相邻关系各方在处理采光关系时应当本着方便生活、公平合理的原则，给相邻方造成妨碍或者损失的，应当停止侵害，排除妨碍，赔偿损失。

在听完调解员的法律教育后，两位年轻人认识到了自己的错误，都低着头不说话。看到这种情形，小谭又从道德方面给他们讲了邻里和睦的重要性，要他们不要为了小事伤了感情。孟军首先对王亮说，你脸上的伤药费我出，王亮则说我皮糙肉厚青一块不算啥。两位年轻人都想通了，愿意听从谭调解员的安排，王亮请小谭帮助他做自己父母的工作。小谭于是又到王家给王亮父母讲道理、讲法律、摆事实，经过两个多小时的说服教育，王家人终于答应把树砍了。

调解方法

调解员小谭运用法治与道德相结合的调解方法成功地解决了王、孟两家的纠纷。本案中王家的桦树越来越茂密，挡住了孟家堂屋的光线，侵犯了孟家的采光权，但是由于他们不懂法律知识，于是就用武力解决问题。调解员小谭在了解情况后，耐心地给双方讲解了我国《民法典》中关于相邻权的规定，并告诉他们武力解决的危害，甚至可能触犯《刑法》而承担刑事责任。通过法律宣传，双方认识到了自己的错误。然后小谭又从道德的角度出发，对他们进行教育，从而使二人矛盾化解，一方主动说承担对方的药费，对方则说完全不用，淳朴的民风得到了展现。进而调解员又说服王亮父母，首先，讲明两个年轻人动手打架，不管哪一方受伤对方都要受到处罚；其次，《民法典》有关于相邻通风、采光和日照不得妨碍他人的规定，王亮父母见自己不占理，又怕俩孩子因这事结怨，干出违法犯罪的事，于是点头同意把树砍了。随着这起纠纷的化解，调解员感悟到，老百姓要是能多些法律意识，道德建设会更上一层楼，顿时觉得自己肩上的责任更大了。

适用法律

《中华人民共和国民法典》

第一百二十条 民事权益受到侵害的，被侵权人有权请求侵权人承担侵权责任。

第二百八十八条 不动产的相邻权利人应当按照有利生产、方便生活、团结互助、公平合理的原则，正确处理相邻关系。

4. 因噪声扰民引发的邻里纠纷

案情经过

周某一家居住在某小区 2 号楼 602 室。从一个月前的某天开始，每到晚上 10 点后，他家楼上的邻居就发出喧闹声。周某的女儿刚满 2 周岁，晚上睡着后经常被噪声吵醒，然后哭闹不止。周某到楼上找邻居协商，邻居李某口头上说以后会注意，但接下来每晚依然我行我素。见李某对此事无动于衷，周某就在 2 号楼业主群里公开说了此事，希望李某可以顾忌大多数人的意见，没想到李某依然视而不见。周某忍无可忍，便报了警。警察调解后不久，李某好像在刻意报复周某，又开始制造噪声，并且持续的时间比原来更长。无奈之下，周某只得找社区居委会寻求帮助。

调解过程

居委会人民调解委员会接到调解申请后，派调解员小赵负责本案的调解工作。调解员首先向周某询问了情况，又来到了李某家中，了解为何李某会如此不顾大家感受而执意坚持。询问中调解员得知，原来李某和朋友参与了一个近期比较火的"歌舞"节目，他们白天上班，下班很晚，只有晚上有时间排练。而且节目快到尾声了，他们的节目进入了决赛，就快结束了。而正当李某等人紧张地准备比赛的时候，周某通过各种方式阻挠他们，更让他气愤的是，周某居然将这件事发布到业主群里，还请来了警察，让他成为众矢之的。

调解员听后，先是肯定李某等人为比赛而努力彩排的劲头，同时又告诫李某等人不能以牺牲邻居的正常作息作为代价，何况邻居的孩子仅2周岁，他们每晚深夜如此喧嚣已经严重影响到了邻里关系。大家要正确处理相邻关系，而不是继续相互置气，完全不顾及自己作为邻居应尽的义务。调解员告诉李某，相邻关系的相邻各方应当给予彼此便利和接受限制，相互有权利和义务关系。《民法典》规定，不动产的相邻权利人应当按照有利生产、方便生活、团结互助、公平合理的原则，正确处理相邻关系。李某作为周某的邻居理应与周某团结互助，和睦相处，维系良好的邻里关系。李某在家制造噪声，对邻居协商的请求不但不听，反而变本加厉，实为有错在先。并且，制造噪声，本身就有可能是一种违法行为，《噪声污染防治法》第65条第2款有明确规定："使用家用电器、乐器或者进行其他家庭场所活动，应当控制音量或者采取其他有效措施，防止噪声污染。"经过调解员耐心地讲解和分析，李某最终认识到自己的错误,同意了调解员的建议,通过调解解决纠纷。

接着调解员与两家约定了时间一同到调委会进行调解。李某主动向周某认错,周某见李某态度诚恳,表示自己不该在业主群鼓动大家来"攻击"李某,也向李某表示了歉意。后来,调解员热心地联系了小区不远处的一家对外出租排练厅,并诚心诚意为李某着想,让商家给李某进行了优惠。李某非常感激,于是在调委会的建议与推荐下,另租了这个场地进行排练。在最后的总决赛中,他们如愿拿到了好成绩,特意给调解员报喜。

调解方法

邻里纠纷中因噪声引发的矛盾屡见不鲜,比如业主装修房屋发出的噪声、邻居的孩子练琴发出的声音等情况。处理类似纠纷应主要以维护和谐的邻里关系为落脚点,多采用法治与道德、情理与法理相结合的方式来进行调解。本案的调解员在确定李某是引起纠纷的主要责任人后,找到李某,对其动之以情,晓之以理,先指出因他发出喧闹声导致周某一家不能正常作息,随后分析李某的行为违反了《民法典》和《噪声污染防治法》的相关规定,让他意识到自身行为的错误。在李某认识到错误后,调解员趁热打铁,建议他与周某通过调解解决此事,化解双方的矛盾,重新建立彼此和谐相处的邻里关系。最终,调解员见做通了李某的思想工作,还不忘替他解决实际问题,亲自出面联系排练厅,落实了排练场地。最后两家握手言和。由本案可知,解决一起纠纷,调解员对待当事人要做到耐心、细致,展开既合乎情理又合乎法理的分析,从而真正"打动"当事人,使其心悦诚服,以求彻底化解矛盾。

适用法律

《中华人民共和国民法典》

第二百八十八条 不动产的相邻权利人应当按照有利生产、方便生活、团结互助、公平合理的原则,正确处理相邻关系。

第二百九十四条 不动产权利人不得违反国家规定弃置固体废物,排放大气污染物、水污染物、土壤污染物、噪声、光辐射、电磁辐射等有害物质。

《中华人民共和国噪声污染防治法》

第六十五条 家庭及其成员应当培养形成减少噪声产生的良好习惯,乘坐公共交通工具、饲养宠物和其他日常活动尽量避免产生噪声对周围人员造成干扰,互谅互让解决噪声纠纷,共同维护声环境质量。

使用家用电器、乐器或者进行其他家庭场所活动,应当控制音量或者采取其他有效措施,防止噪声污染。

四、房屋宅基地纠纷的调解

房屋宅基地纠纷是指在房屋、宅基地的确权、占有、使用、流转过程中所发生的纠纷。它包括房屋及宅基地的所有者之间、使用者之间、所有者与使用者之间以及宅基地所有者、使用者与土地管理部门之间,因宅基地所有权、使用权的取得、变更、消灭以及侵权而发生的纠纷。

房屋宅基地纠纷情况复杂、成因多种多样。有的是因乡村干部责任心不强,办理审批手续时测量不够准确,为日后纠纷留下隐患;有的是因管理混乱,群众乱占乱抢,不依法办理审批手续,引发纠纷;有的是因封建思想作祟,看风水、定走向、争高低,酿成纠纷;有的是因房屋买卖发生纠纷;有的是因离婚、继承以及分家析产发生纠纷;等等。

1. 因宅基地界线不清引发的纠纷

案情经过

石塔镇的周某家和郭某家宅基地相邻，但是由于始终没有划清宅基地的界线，两家从他们的父辈开始就一直为此事闹矛盾，两家谁也不理谁，见面不是视而不见就是冷嘲热讽。在城镇改造过程中，这几平方米的宅基地又重新成为两家争夺的焦点。周家说这地是周家的，郭家说这地是郭家的，双方始终僵持不下，争议不断，无奈之下两家人找到了调解委员会申请调解。

调解过程

石塔镇调解委员会的调解人员听取了两家人的请求后，开始对纠纷进行调查，就两家产生纠纷的具体情况询问了群众，并对双方提供的证据进行了认真的研究。调委会苏主任和他的同事们还专门去县自然资源局对两户过去办证的原始材料进行了调阅，经过对材料上的图纸、地界、标识等进行详细研究后发现：原来周某和郭某对纠纷所指的宅基地都没有土地使用证，这两家人所争夺的几平方米宅基地历史上曾是共用通道，后来经过几次改建这一通道渐渐没人使用了，周某的父亲便一直用这通道堆放杂物。郭某的父亲见此通道没人使用就在这种了点小菜，后来两家就为了这几平方米的宅基地争吵不休。

苏主任和其他调解人员给二人讲解了我国法律中关于宅基地的相关规定。拥有宅基地使用权是村集体村民的权利，但是此项权利的取得应履行一定的手续，那就是登记。经登记取得宅基地使用权后，宅基地使用权人依法对集体所有的土地享有占有和使用的权利，有权依法利用该土地建造住宅及其附属设施。宅基地使用权的取得、行使和转让，适用《土地管理法》等法律和国家有关规定。接着，苏主任又说："你们两家虽然没有就这块争议的土地进行登记，但是被你们共同使用很久了，因此我会向村集体建议将它划分给你们两家。"

后来，苏主任还根据实际情况，制定了详细的调解方案，按照该通道原就为两家共同使用的事实，建议双方就该通道的土地使用权划分采取一人一半的原则，并邀请双方亲戚朋友共同参加调解，把这几平方米的土地重新进行了划分。经过多次调解，最终双方达成了协议。周家和郭家延续多年的纠纷终于得到了妥善的解决。

调解方法

这是一起非常典型的"宅基地纠纷"，两家因几平方米的宅基地发生纠纷，矛盾不断。本起纠纷调解的关键是摸清两家的产权证据，但双方均无有效证据证明产权。于是苏主任在调解中首先按照法律规定，调阅双方曾经办理《宅基地使用证》的原始资料，从而认定这块宅基地归谁家使用。随后，苏主任向当事人双方充分讲解了我国法律关于宅基地使用权的一些相关规定，并着重强调宅基地使用权的取得应该经过登记。苏主任又指出，双方虽然没有就争议的通道进行登记，但是共同使用已经成为事实，因此向村集体建议将此土地平分给两家，使其分别成为两家合法拥有的宅基地。但是，由于两家积怨已久，苏主任意识到仅从产权方面调解两家的纠纷是极不可取的，就算划清了争议宅基地的界线，双方的矛盾也无法消除，甚至有复发的可能。基于此，在随后的调解中，苏主任还使用了动用多方力量参与调解的方法，邀请双方的亲戚朋友共同参与调解，当事人与自己的亲戚朋友有一定的信任基础，请他们帮助做工作，从而取得了很好的调解效果。

适用法律

《中华人民共和国民法典》

第三百六十二条 宅基地使用权人依法对集体所有的土地享有占有和使用的权利，有权依法利用该土地建造住宅及其附属设施。

第三百六十三条 宅基地使用权的取得、行使和转让，适用土地管理的法律和国家有关规定。

第三百六十五条 已经登记的宅基地使用权转让或者消灭的，应当及时办理变更登记或者注销登记。

《中华人民共和国土地管理法》

第九条第二款 农村和城市郊区的土地，除由法律规定属于国家所有的以外，属于农民集体所有；宅基地和自留地、自留山，属于农民集体所有。

第六十二条第一款、第三款 农村村民一户只能拥有一处宅基地，其宅基地的面积不得超过省、自治区、直辖市规定的标准。

农村村民建住宅，应当符合乡（镇）土地利用总体规划、村庄规划，不得占用永久基本农田，并尽量使用原有的宅基地和村内空闲地。编制乡（镇）土地利用总体规划、村庄规划应当统筹并合理安排宅基地用地，改善农村村民居住环境和条件。

2. 因继承引发的宅基地纠纷

案情经过

洪大、洪二、洪三是同胞兄弟。三兄弟的父母在多年前去世，遗留老宅北屋三间，房屋一直由洪三居住使用。现洪三想翻建房屋，其他两兄弟认为房屋是父母遗产，为三兄弟共有，不同意他翻建，从而引发了兄弟之间的纠纷。洪三向人民调解委员会申请调解。

调解过程

调委会先后进行了多次调查后得知，洪三的智力轻微低下（村内公认），且有犯罪前科，曾在监狱服刑 5 年。服刑期间，生活方面全靠哥哥们接济。后来，父母去世，老宅一直空置。刑满后，哥哥们出钱接他回家，并收拾老宅给洪三居住。后洪三与崔某相识并欲结婚。哥哥们对崔某人品不满意，但考虑到洪三本身条件，只好同意，并出钱帮洪三完婚。现二人结婚已近 10 年。但崔某比较吝啬，对洪三也十分苛刻，招致洪氏兄弟的不满。最近，村里因修路拆迁数十户，土地急剧升值。洪三想翻建住房，两位哥哥并不真正反对他建房，而是担心一旦日后占地拆迁，崔某会与洪三离婚以分家产，甚至暗中转移财产。于是，洪大、洪二以分遗产为名，要求确认他们的份额，或者要求洪三和崔某答应，一旦占地拆迁，洪三的拆迁款也由他们保存，以便洪三以后养老无后顾之忧。

掌握了这些情况后，调解员认为矛盾的关键在于，洪大、洪二兄弟俩对崔某人品不信任，为洪三的生计担心，因而要求洪三建房前把事情弄清楚；而洪三认为哪边都有理，但更倾向于听信崔某。于是，矛盾体现为兄弟俩与崔某直接、激烈的冲突。调解员在调查了解后，针对兄弟俩担心崔某离婚而分走家产或转移财产的问题重点做了兄弟俩的思想工作。婚姻自由受法律保障，任何人不得限制，也不能以此为借口限制洪三与崔某的婚姻关系。占地款的三分之一依法属于洪三与崔某的家庭财产，兄弟俩无故保存将构成侵权。从现实情况看，虽然崔某以前曾离婚三次，但她与洪三的婚姻已持续近 10 年，二人生有一子，已经 8 岁，且崔某日常生活中极为勤勉，虽然对洪三苛刻，但自己也一样吃苦。用日常生活经验来判断，她与洪三一起生活的诚意也是可信的。至于他们夫妻内部如何处理家庭财产，不应受任何人非法干涉。除非有证据表明崔某确实侵犯了洪三的人身权、财产权，才能另行启动司法救济程序。对于洪三与崔某，调解员向其阐明，老宅属于父母遗产，三兄弟人人有份，现在最好按法定继承分割或折价补偿，以免日后产生矛盾。

经调解，当事人自愿达成调解协议：按照我国《民法典》第1127条、第1130条第1款的相关规定，洪三承认此前三兄弟对三间老宅各有份额；三人一致同意，对老宅不再分割，洪三按三兄弟每人一间计算价格，折价补偿给两位哥哥。协议签字生效后，老宅三间的全部产权归洪三家单独所有，洪大与洪二兄弟俩不得再主张其份额，也不得干涉洪三夫妻对房屋行使权利。洪三应向两位哥哥每人补偿的金额，鉴于其生活较为困难，经协商同意，该补偿款的给付不必立即兑现，可在国家占地拆迁，洪三得到拆迁补偿款后再给付。

|调解方法

对于这起房屋纠纷，调解员运用了抓住矛盾焦点做思想工作和法律与情理相结合的方法来进行调处。调解员面对洪氏兄弟的纠纷时，没有停留于表面现象进行调解，而是进行了周密的调查了解，并通过分析得出兄弟俩对洪三妻子崔某人品不信任，为洪三的生计担心，因而要求洪三在建房前将财产分清楚，这才是矛盾的焦点。这个主要矛盾在这起纠纷发展过程中起到决定性作用，它的存在和发展决定或影响着其他矛盾的存在和发展。调解员抓住这个主要矛盾，将它作为调解的工作重点。调解员集中力量做好洪大、洪二兄弟俩的思想工作，从法律和政策的角度分析房屋作为遗产应如何分配，向他们讲明对于他人的婚姻自由和家庭财产处分权不能干涉，还从情理上解除了兄弟俩的顾虑。这种法律与情理相结合的方法的运用，有利于兄弟俩从思想上真正接受调解员的调解建议，消除他们与崔某的隔阂，避免了今后类似纠纷的发生。

适用法律

《中华人民共和国民法典》

第一千零四十六条 结婚应当男女双方完全自愿，禁止任何一方对另一方加以强迫，禁止任何组织或者个人加以干涉。

第一千一百二十七条第一款、第二款 遗产按照下列顺序继承：

（一）第一顺序：配偶、子女、父母；

（二）第二顺序：兄弟姐妹、祖父母、外祖父母。

继承开始后，由第一顺序继承人继承，第二顺序继承人不继承；没有第一顺序继承人继承的，由第二顺序继承人继承。

第一千一百三十条第一款 同一顺序继承人继承遗产的份额，一般应当均等。

3. 因翻建引发的宅基地纠纷

案情经过

麻谷村的张某、关某两家为邻居（张某居东，关某居西）。一天，关家在建他家东院墙时，张家以关家建东院墙占用他家宅基地为由阻止关家施工。关家找到村干部反映情况，经调查查明，关家是在原地基上建墙，于是同意关家继续施工。村干部离开后，张家继续阻止。为此双方产生矛盾，由对骂升级到暴力冲突。双方因此各自花去医疗费上千元，关家的翻建也被迫停止。

伤好出院后，关家拿着房屋所有权证又去找村委会说理，但由于房屋所有权证上登记的附着物、参照物均已没有痕迹，无法准确划分张、关两家的分界线。村干部为此也犯了难，告诉关家到镇政府土地管理部门申请宅基地确权。于是，关某找到了镇土地管理部门，工作人员告诉他，即使宅基地确权后，在宅基地上翻建院墙时，按规定要留出15厘米滴水道。想来想去，关某觉得这样不合适，于是撤销了宅基地确权申请。他回家后找到村干部说明了情况并扬言，谁阻止我施工，我就和谁拼命！

调解过程

关某找到镇司法所要求解决纠纷，负责调解的工作人员先做关某工作，要他冷静想清楚，不能干将来让自己后悔的事，问题实在解决不了还可以走诉讼程序，总能解决。这样，调解员先稳住了关某的情绪。在此基础上，调解员进一步深入了解情况，几次到纠纷现场勘查，走访周围群众，收集了相关证据资料。经调查查明，两家宅基地均是父辈遗留所得，而且父辈之间关系要好，在各自建正房时相邻两房山墙相贴，且两家正房均是朝阳偏向，东西院之间只建一墙，该墙也是沿正房而建，就是没有按当时的宅基地划分界线而建，而今关家翻建院墙要原址原建。这样，张家认为，关家拆墙没有和他们商量，而且院墙南半部明显在他们家院内，关家翻建此墙，这墙到底属于谁以后不好说清楚。不难看出，虽关家翻建院墙是这起纠纷的导火索，但纠纷发生的原因在于，父辈没有按界线建墙，现关家翻建院墙又没有和张家协商。

调解员提出解决方案：尊重历史情况，使两家之间的院墙继续在原来位置上修建，为两家共用，修建费用由张、关两家四六分担。对于这个方案，关家表示没什么意见，张家有些不情愿，他们认为，墙不是自己拆的，也不是自己要翻建的，所以不应该出钱。调解员见此情形，确定做张家的思想工作是关键，于是来到张家，先从法律规定入手，对一家人讲明，我国法律对处理相邻关系是有原则规定的，不动产的相邻各方，应当按照有利生产、方便生活、团结互助、公平合理的原则，正确处理截水、排水、通行、通风、采光等方面的相邻关系。你们现在的这种做法是不符合法律规定的，应该予以改正。接着又从情理和善良民风劝解:"远亲不如近邻,因为一个院墙把关系弄僵不值得。何况两家父辈关系一向很好,今天出现这个纠纷也是因为他们当时就没有按界线各自垒墙,现在何不尊重两家老人的习惯,同意原址原建呢?当然,关家翻建院墙没有与你们家商量是关家不对,可是,关家同意承担大部分的翻建费用不正是道歉的表现吗?其实,尽快建起院墙,对你们也有好处啊!"听了调解员语重心长的一番开导后,无论是从情理还是法律出发都使得张某心悦诚服,双方很快达成了翻建院墙的调解协议。

调解方法

对于这起因翻建院墙引发的宅基地纠纷,调解员以原因为突破口,情、理、法结合得以调处成功。调解员通过现场勘查、走访群众、收集证据资料,全面掌握了纠纷的情况,并从中分析出纠纷发生的历史原因和现实原因,从后面的调解过程可以看出,工作人员找准了这两个原因,也就是找准了纠纷解决的突破口。工作人员所提出的调解方案,即两家尊重历史、原址原建、费用共担,就是以这两个原因为依据的,而这个方案很快被关家所接受,给调解工作的顺利进行提供了十分有利的条件。接下来,在做张家人的思想工作时,工作人员细致地讲解了相关的规定,用邻里关系、父辈友情、建墙的好处等人情进行劝说,巧妙地将情、理、法三要素融合在一起,张某最终接受调解方案也就水到渠成了。

适用法律

《中华人民共和国民法典》

第二百八十八条 不动产的相邻权利人应当按照有利生产、方便生活、团结互助、公平合理的原则,正确处理相邻关系。

4. 因建新房危及邻家房屋安全引发的纠纷

案情经过

姜某是家中独女,大学毕业后不久就找到如意郎君结了婚。作为孝顺的女儿,她想将父母在农村的房子拆旧建新,让父母住得舒适些。可就在小夫妻为建新房不停忙碌的时候,邻居魏某突然找来,说自己家的房屋墙壁裂了,是因为你们家建房施工造成的,要姜某夫妇给她家墙壁复原并赔偿她家的损失。姜某想,平日两家曾因一些鸡毛蒜皮的小事争吵过,而他们在施工前就已经十分注意避免这些问题的发生,因此认为魏某此次又是故意找碴。结果,魏某见姜某置之不理,便大吵大闹搞得四邻不安,邻居们都来劝和,但双方却各执己见。姜某见魏某不依不饶,于是来到镇里,向镇人民调解委员会申请调解。

调解过程

调委员接到调解申请后,将姜某和魏某请到了调委会,向双方了解案件经过。魏某首先向调解员说,自家的墙壁一直完好无损,自从姜家建新房后就出现了裂痕,所以认定墙壁损坏是姜某建新房导致的。而姜某认为魏某是故意以此为由想趁机讹人,她说建房时就特意嘱咐工人在打地基时要人工挖掘,根本不会造成邻居墙壁破裂的情况。魏某见姜某仍然不承认,眼看火气又上来了,调解员劝她保持冷静,并一针见血地指出,双方纠纷的根源是姜某修建新房的行为是否造成魏某家墙壁的损坏,并表示马上和双方当事人去查看建房现场和魏某家墙壁的破裂情况。

调查回来后,经讨论,调委会认为本案属于侵权纠纷,需要确定姜某是否构成侵权以及确定侵权后如何划分侵权责任的问题。于是调解员告知二人，调委会研讨的结果是需要具有专业知识的第三方对墙壁破裂情况进行鉴定，如果确认是建新房的行为造成的损害，则由姜某承担赔偿责任。同时，调解员向双方讲解《民法典》的规定，称依据《民法典》第288条的规定，双方当事人作为邻居，应当按照有利生产、方便生活、团结互助、公平合理的原则来处理邻居关系；依据《民法典》第295条和第1165条的规定，建造建筑物的一方当事人从事建造活动时，不得危及相邻不动产的安全，若因建造方的过错导致他人民事权益受到侵害的，应当承担赔偿责任。

双方听后，认为由鉴定机构进行鉴定，依据鉴定结果对本案进行处理是最公平的。于是，在调解员的主持下，姜某与魏某签订调解协议，约定由某鉴定机构对魏某的房屋进行鉴定，若确定姜某建新房的行为与魏某房屋墙壁破裂存在因果关系，则姜某应承担魏某修复房屋的费用。某鉴定机构分两次对魏某的房屋进行了鉴定，确认姜某建新房与魏某房屋墙壁破裂存在因果关系。调委会将鉴定结果拿给双方当事人，姜某得知结果后，主动向魏某道歉，并承诺会承担魏某修复房屋墙壁的费用。本起纠纷以姜某承担赔偿责任而了结。

调解方法

本案能够顺利调解，主要在于调解员能够条理清晰地分析案情，指出矛盾点，并恰当地引用相关的法律依据。同时，调解员针对本案设计出了一个合理的解决方案，说服双方当事人接受此方案，使得整个调解过程水到渠成。

调解员在解决本起纠纷中主要运用了抓住主要矛盾进行调解的方法和动员多种力量协调解决的方法。在双方当事人讲述完案情后，调解员能够迅速指出双方纠纷的焦点是建新房的行为与房屋墙壁破裂是否存在因果关系。在双方当事人互不让步的情况下，调解员告知双方需要由专业的鉴定机构对是否存在因果关系进行鉴定，此时双方对调解员的说法表示出完全理性的信服，并自愿签订调解协议。随后，鉴定机构作为第三方参与到本案，双方对鉴定结果均无异议，在事实面前姜某道了歉，并愿意承担魏某修复房屋的全部费用。

适用法律

《中华人民共和国民法典》

第二百八十八条　不动产的相邻权利人应当按照有利生产、方便生活、团结互助、公平合理的原则，正确处理相邻关系。

第二百九十五条　不动产权利人挖掘土地、建造建筑物、铺设管线以及安装设备等，不得危及相邻不动产的安全。

第一千一百六十五条　行为人因过错侵害他人民事权益造成损害的，应当承担侵权责任。

依照法律规定推定行为人有过错，其不能证明自己没有过错的，应当承担侵权责任。

第一千一百六十七条　侵权行为危及他人人身、财产安全的，被侵权人有权请求侵权人承担停止侵害、排除妨碍、消除危险等侵权责任。

五、生产经营纠纷的调解

生产经营纠纷是指在生产经营中，围绕财产权益问题所发生的权利与义务之争，包括生产经营中发生的经济合同、相邻关系、财产租赁、山林、水事及田地等纠纷。生产经营纠纷一般情况比较复杂，有些生产经营活动技术性很强，因此，这类调解工作有一定的难度。

生产经营纠纷具有以下特征：（1）纠纷的主体是特定的，即当事人一方或双方是生产经营者；（2）纠纷的内容是发生在以生产经营为目的的整个动态过程中的权利义务之争；（3）纠纷争执的标的包括物及物权。

1. 因销售不合格产品引发的买卖纠纷

案情经过

石某家里有几亩地，生活全靠种植农作物售卖所得来维持。村里王某平时做些小买卖，后来改做化肥销售。因为是同村村民，石某出于照顾便在王某那里买了一年所需的肥料，并与王某商量先付一半钱，等农作物售卖之后再给另一半。

石某用了王某出售的化肥之后，到收获的季节发现农作物产量较往年大幅度减少，这直接导致了石某的收入大大减少。由于当年并没有自然灾害或者其他可能导致农作物减产的原因，于是石某便怀疑王某销售给自己的化肥有问题，遂拒绝支付剩余的化肥款。王某为了澄清化肥没有问题，几天后将一份检验报告拿了回来，要求石某付款。石某仍不相信，怀疑送检的化肥是符合标准的化肥，而销售给自己的化肥是有问题的，还是坚持不付款。两人谈不拢还差点发生肢体冲突，后被村民劝开，但王某离开前说会去法院起诉石某。因为不懂法律，石某怕真的被起诉，于是他找到人民调解委员会的调解员小赵寻求帮助。

调解过程

小赵听了石某对发生事情的描述，大致分析后决定亲自对化肥进行检测。小赵首先将石某家里剩余的一些化肥拿了一部分，另外以购买为由，从王某处悄悄取得一部分化肥，一同拿去检测，检测结果显示确实为不合格产品。掌握这些证据后，小赵再次联系到王某，说明了自己是为调解他与石某的纠纷而来。王某表示坚决不接受调解，将会到人民法院起诉石某，要石某支付剩余价款。小赵将检测报告拿出来给王某看，用证据证明王某的化肥确实有质量问题，并告诉王某，如果王某起诉石某，石某可以依此证据对王某提起反诉。

在谈话中，小赵明确告知王某，根据我国《产品质量法》第50条规定，在产品中掺杂、掺假，以假充真，以次充好，或者以不合格产品冒充合格产品的，责令停止生产、销售，没收违法生产、销售的产品，并处违法生产、销售产品货值金额百分之五十以上三倍以下的罚款；有违法所得的，并处没收违法所得；情节严重的，吊销营业执照；构成犯罪的，依法追究刑事责任。小赵告知了事情的严重性之后，劝王某及时改正。听到这里，见王某依然面无表情，调解员继续说，咱农民以种地为生本来就很辛苦，怎么能够以欺骗他们作为牟利手段呢？你的行为虽然没有构成刑事犯罪，但如果被人举报，受到行政机关查处，你将会付出很大的代价。耐心劝导后，王某仍然拒不承认，并且拒绝调解。见无论如何都无法说服王某，看来只有接受法律的教训才能够使其悔悟。无奈之下，小赵只好帮助石某对王某提起诉讼，将检测报告以及其他一些辅助证据提交之后，人民法院经过审判判决石某胜诉，石某无须向王某支付剩余款项，王某对石某因使用化肥造成的损失进行赔偿。王某败诉后，才向石某道歉并赔偿，从此不敢再售卖不合格化肥了。

▎调解方法

本案中虽然双方最终没有调解成功，但是仍然依靠法律武器维护了石某的合法权益，同时在严格依法调处的基础上，在调解中运用了各种方法。例如，在与王某谈话的过程中，小赵不但对其进行法律上的威慑，认真详细地对其进行法律教育，而且针对其良知进行劝说，让其感受农民的辛苦，以道德感化王某。虽然调解员小赵运用了法治与德治相结合的方法对其进行劝说，但王某执迷不悟，最终小赵不得不帮助石某依法对王某提起诉讼，以法律的手段解决问题。在这起纠纷调解中，调解员小赵还用到了解决思想问题与解决实际问题相结合的方法，一方面小赵希望通过对王某进行法律和道德教育解决其思想上存在的问题，另一方面又希望通过调解的方式和缓地解决实际上存在的问题，这种方式对双方都有好处。虽然该起纠纷最终以人民法院判决而告终，但调解员小赵的调解工作为纠纷的解决起了很大的推动作用。

适用法律

《中华人民共和国民法典》

第五百七十七条 当事人一方不履行合同义务或者履行合同义务不符合约定的，应当承担继续履行、采取补救措施或者赔偿损失等违约责任。

《中华人民共和国产品质量法》

第三十九条 销售者销售产品，不得掺杂、掺假，不得以假充真、以次充好，不得以不合格产品冒充合格产品。

第五十条 在产品中掺杂、掺假，以假充真，以次充好，或者以不合格产品冒充合格产品的，责令停止生产、销售，没收违法生产、销售的产品，并处违法生产、销售产品货值金额百分之五十以上三倍以下的罚款；有违法所得的，并处没收违法所得；情节严重的，吊销营业执照；构成犯罪的，依法追究刑事责任。

2. 因怀疑产品质量有问题引发的买卖纠纷

案情经过

小张大学毕业后回到老家开了一个养猪场，由于管理经营有方，猪场年年都能挣不少钱，当然能够办好养猪场也离不开身边的亲戚朋友的帮忙照顾。李叔是小张父亲的好朋友，做猪饲料的销售生意，双方互相比较信任。由于两家的特殊关系，小张对李叔提供的猪饲料比较放心，且年年都与李叔合作，双方也没出现过任何问题。然而就在今年，小张在使用了李叔提供的一批饲料后，养猪场里许多猪都病了，为了给猪治病，小张花了很多钱，幸好大部分猪都保住了。小张是个直肠子，从兽医那里得知猪生病是由于饲料存在问题所致，便回来找李叔问个究竟。谁料，李叔无论如何都不承认自己的饲料有问题，两人为此激烈争论。李叔也是个倔人，打死都不承认自己销售的饲料不合格，而小张在理论几次无果之后就向李叔放了狠话，如果李叔拒不承认的话，自己不排除用法律手段维护自己的权益。并且说，除非李叔向自己道歉，否则以后不会再与李叔合作，自己将另外寻找猪饲料销售商。双方始终没有达成一致，闹来闹去让小张的父母非常过意不去，都是朋友，这样总不是个事，要是小张一冲动把李叔告了，老两口怎么对得起李叔呢？几经思考，小张的父母决定向调解委员会求助，希望能和平解决这起纠纷。

调解过程

调解员决定先帮助小张查清饲料真相，真相大白之后也许问题就能解决了。如果是饲料出现了问题，那问题出现在哪个环节呢？

是李叔提供的饲料有问题,还是饲料在喂食的时候出现了问题,这是一个关键的问题。调解员在询问小张后得知,这次出事的猪饲料与以前的喂食方法一样,但以前没有发生过问题。调解员怀疑,不是饲料本身有问题,即使李叔想以次充好、以假充真也不可能只作假这一小部分吧,想必问题是出在饲料的喂养过程中或者养猪场的饲料储存方式上,于是便到储存饲料的地方查看,发现此处比其他地方潮湿,仔细观察后发现屋顶上方不时有水滴下来,而地上还散落着一些饲料。他将这些饲料收集起来后拿去检验,结果发现这批饲料因为受潮发霉变质,已经不适宜再喂猪。

调解员弄清楚了事情的原委,便拿着检验报告找到了小张,向小张说明了事情的原因。小张知道事情原因后后悔不已,自己因为冲动对李叔说了那么多不尊敬的话,然而原因却在于自己储存不善。他羞愧难当,真恨不得钻到地缝里。调解员带着小张去了李叔家,说明事情的真相后,小张羞得抬不起头来,而李叔却哈哈大笑,为自己的"冤情"得以昭雪而笑,同时也表示对小张的态度并不会放在心上,已经原谅了小张。小张再次向李叔致歉。二人和好如初,承诺会继续合作。

调解方法

在这起纠纷中,调解员顺利进行调解的关键在于抓住了主要矛盾,并且运用了原因要素技巧进行纠纷的调处。这起纠纷的关键在于事实原因并不清楚,究竟是李叔欺骗小张销售了问题饲料导致猪生的病,还是其他的原因导致,并没有一个确定的结论,小张却冲动地认为是李叔欺骗他,这是引起纠纷的关键。为了解决纠纷,调解员必须揭开这个谜底,运用原因要素的技巧,分析猪得病可能出现的问题,包括猪饲料的来源、猪饲料的储存、猪饲料的喂食过程中存在的问题,经过一一分析之后怀疑问题可能出现在储存方式上,最终果然发现了真相。真相清楚之后,问题也就迎刃而解,小张认识到错误并主动道歉,李叔也大度地原谅了小张,本就是关系密切的熟人,找到误会的根源矛盾自然消除。案例中运用原因要素技巧,可以有效地从根源上抓住并解决问题。

适用法律

《中华人民共和国产品质量法》

第三十九条 销售者销售产品,不得掺杂、掺假,不得以假充真、以次充好,不得以不合格产品冒充合格产品。

第四十二条 由于销售者的过错使产品存在缺陷,造成人身、他人财产损害的,销售者应当承担赔偿责任。

销售者不能指明缺陷产品的生产者也不能指明缺陷产品的供货者的,销售者应当承担赔偿责任。

《中华人民共和国消费者权益保护法》

第四十条第一款 消费者在购买、使用商品时,其合法权益受到损害的,可以向销售者要求赔偿。销售者赔偿后,属于生产者的责任或者属于向销售者提供商品的其他销售者的责任的,销售者有权向生产者或者其他销售者追偿。

3. 因聚众哄抢他人财物引发的纠纷

案情经过

老王在郭家坝村开了一个鱼塘,收入很好,平时和村民的关系也不错,不时给相熟的人送几条鱼。本来以为村民们都十分善良淳朴,但在一次事故发生后,老王改变了看法。当时正值雨季,村里下起雨来没完没了,导致鱼塘泄漏,塘里的鱼都被水冲走,散落满地。村里的一些村民发现之后,因为贪小便宜和从众心理,在一位大妈率先喊出"去抢鱼"的口号后,拿着脸盆、麻袋等,冒着倾盆大雨把老王鱼塘外泄的鱼扫荡一空。老王本以为村民可能会归还鱼,谁知道并没有一个人上门还鱼或者给他支付鱼的价款,这简直令他欲哭无泪,对村民也失望至极。为了及时挽回损失,老王抱着试试看的心态拨打了110。派出所民警赶到后了解了事情经过,虽然事实清楚,但因为涉及许多村民,而且当时十分混乱,并不清楚具体有谁哄抢鱼塘的鱼。没有具体的对象,民警也没办法一一强制他们交还所抢的鱼,故暂时不适宜进行处置,便帮助老王找到了调解委员会,请调解委员会帮忙调解。

调解过程

调解委员会接受了老王的调解请求,火速安排调委会田主任对该起纠纷进行调解。田主任先对情绪激动的老王稍加安抚,告诉他一定会帮他把鱼追回来,村民们虽然被一时的小便宜蒙蔽,但相信大部分村民会在劝说后归还泄漏的鱼。说完之后,田主任就前往村委会,村委会有广播可以对村里重要事项进行通知,正好可以用此来与村民沟通。村委会主任得知此事之后,对自己的村民做出这种事情也很愧疚,马上同意田主任的请求,一同前往广播室。

田主任利用广播主要对村民表达了几个意思,首先对村民们的聚众哄抢行为进行了严厉的法律教育,告知他们这样的行为是违法的,私人的合法财产受法律保护,禁止任何单位和个人侵占、哄抢、破坏,轻则进行行政处罚,严重者可能构成犯罪,并特别宣读了《刑法》第268条规定:"聚众哄抢公私财物,数额较大或者有其他严重情节的,对首要分子和积极参加的,处三年以下有期徒刑、拘役或者管制,并处罚金;数额巨大或者有其他特别严重情节的,处三年以上十年以下有期徒刑,并处罚金。"其次再施以情感攻势,让大家想想:老王在村里乐善好施,平日对大家十分友好,甚至把大家当成了亲人,然而大家却做出这样的事,着实是伤透了好人心,请村民们不要因为自己的自私自利,而毁坏了一个村子的形象,相信大家只是一时糊涂,最终还是会帮助老王把鱼找回来。最后给村民一个台阶,称相信大部分村民还是好心帮老王抢救并保管丢掉的鱼,鱼塘现在已经恢复正常,村民们可以前往将鱼放回,田主任代老王谢谢大家,但如果有个别人拒不归还,那么将依法进行处理。田主任说完之后,村委会主任又愤愤地说了几句,要求村民们赶紧把鱼还回去,并表达了对老王的歉意。

离开广播室,田主任陪着老王回到鱼塘。田主任的一番劝说很有效果,村民们陆陆续续赶来把鱼放回塘中,并且向老王道歉。老王很是感动。大部分鱼都被还了回来,但有一些鱼被村里一个爱贪便宜的大妈拿走后就没有还回来。大妈不相信田主任说的话,声称鱼是自己捡的,就不应还给老王。老王在田主任的支持下向派出所报了案,派出所民警赶到后依法要求大妈归还这些不当得利,并对大妈进行了批评教育。

这起纠纷终获解决,老王对调解委员会及田主任表达了感谢。带头哄抢别人财物的大妈也受到了教育,此后安分了许多。

▎调解方法

这是一起因大雨造成鱼塘泄漏,村民哄抢鱼而引起的纠纷。在这起纠纷中调解委员会田主任在严格依法调处纠纷的基础上,主要运用了抓住主要矛盾的方法进行调解。这起纠纷的主要矛盾在于村民不知道其哄抢老王鱼塘泄漏的鱼是违法行为,依法会被处罚,村民抱着法不责众的心态,在从众心理的作用下将鱼抢走并占有。而田主任正是抓住了这一点,通过广播告知村民们其行为的性质,以及可能受到的处罚。在知道自己行为将受到法律处罚后,村民们都自觉归还了哄抢的鱼,这就是法律引导作用的体现。同时,在大部分村民归还了鱼之后,带头哄抢的大妈并没有意识到法律的强制性,对此置若罔闻,田主任只有严格依法行事,协助老王请求派出所前来处理，最终保全了老王的私人财产。

此外，这起纠纷还运用了解决思想问题与解决实际问题相结合的方法。田主任不仅在思想上对村民们进行了法治宣传教育以及道德教育，告知相应的法律规定以及哄抢公私财物的行为性质，并且以老王与村民们之间的感情说服村民，唤起村民的道德意识。最后也考虑了村民的感受，给村民们一个"面子"台阶，称村民是"好心帮老王抢救并保管丢掉的鱼"，以使大家自然地将鱼归还而不至于太尴尬，也就有效地解决了实际问题。

适用法律

《中华人民共和国民法典》

第二百六十七条 私人的合法财产受法律保护，禁止任何组织或者个人侵占、哄抢、破坏。

《中华人民共和国刑法》

第二百六十八条 聚众哄抢公私财物，数额较大或者有其他严重情节的，对首要分子和积极参加的，处三年以下有期徒刑、拘役或者管制，并处罚金；数额巨大或者有其他特别严重情节的，处三年以上十年以下有期徒刑，并处罚金。

4. 因合伙经营失败引发的经营纠纷

案情经过

某镇某村村民杨某加入另一个镇某村村民曲某开办的预制构件工厂，双方口头约定合伙经营，利润平分。由于双方是亲戚，没有形成书面协议。在不到一年的生产经营中，两名合伙人因为经营理念差异和利益关系产生摩擦，以致矛盾越积越深，双方对峙，各不相让，于是杨某就开车堵在预制构件工厂的大门口，导致该工厂无法正常生产。而工厂停产一天就有一天的损失，曲某与杨某协商不成，心情十分焦急，于是在网上向镇司法所提交了人民调解申请。

调解过程

司法所受理案件后，办案的工作人员要求案件双方当事人通过微信提交相应的材料，然后对案件展开调查工作。经过多方了解，由于没有书面合伙协议，双方对生产经营中的矛盾分歧各有各的说法，始终没有形成一个统一的意见。鉴于这种情况，调解员判断不管怎么解决，他们之间都无法继续合伙经营下去了，于是司法所工作人员就对杨某做工作，让他退出合伙，对资产进行评估、分割。经过长时间做工作，杨某同意了这个建议。

当天下午，司法所工作人员冒雨到该工厂，对整个资产进行了细心盘点、精确核算，查明其拥有固定资产、库存产品、债权债务和未分配利润等近118万元，并草拟了协议让双方当事人考虑。同时，调解员将双方叫到了调委会办公室进行调解。

在调解员的劝导下，杨某开始认识到自己的行为有些过激，他对开车堵住大门导致工厂无法正常生产的事表示悔意。调解员又给双方讲解了我国法律的相关规定，依照《合伙企业法》的规定，合伙人对执行合伙事务享有同等的权利。此外，每一名合伙人在执行职务时，都应当依法谨慎、善意地履行职责，不得擅自处理本应由合伙人共同商议决定的合伙事务，否则，给合伙企业或者其他合伙人造成损失的，应依法承担赔偿责任。

经过2个多小时的调解，事情终于有了突破性进展，杨某和曲某在资产问题上达成了一致，同时吸取了经验教训，避免因为缺乏沟通、理解而导致矛盾激化，至此案件有了圆满的结果，杨某和曲某在司法所办公室正式签订了协议。杨某退出合伙，不再参与经营管理，曲某退还相应资产给杨某。

调解方法

本案中的司法所工作人员在严格依法调处纠纷的基础上,主要运用了法治与德治相结合的方法进行调解。本次案件的调解员对杨某及曲某进行了耐心细致的劝导,给他们讲解了相关的法律法规。在合伙经营问题上,由于双方开始没有达成正式的书面协议,只是口头上承诺平分利润,由此积聚了矛盾。调解员本着公平原则,就预制构件工厂的固定资产、库存产品、债权债务和未分配利润等近118万元作出了明确的分配,事情得到了圆满的解决。此外,在此次合伙经营纠纷中,调解委员会的调解员本着"方便生产,有利生活,平衡各方,和睦共处"的原则及时调处此纠纷,避免当事双方矛盾升级可能引发的家族亲属之间的冲突,顺利调处还降低了当事人的维权成本,节约了司法资源,维护了社会稳定。

适用法律

《中华人民共和国合伙企业法》

第四条 合伙协议依法由全体合伙人协商一致、以书面形式订立。

第二十六条第一款 合伙人对执行合伙事务享有同等的权利。

第九十七条 合伙人对本法规定或者合伙协议约定必须经全体合伙人一致同意始得执行的事务擅自处理,给合伙企业或者其他合伙人造成损失的,依法承担赔偿责任。

六、合同纠纷的调解

合同纠纷是指因合同的生效、履行、变更、终止等行为而引起的争议。合同纠纷的内容主要表现在争议主体对于导致合同法律关系产生、变更与消灭的法律事实以及法律关系的内容有着不同的观点与看法。合同纠纷的范围涵盖了一项合同从成立到终止的整个过程。合同纠纷属于民事纠纷,合同纠纷的主体特定,主要是双方当事人;合同纠纷的内容多种多样,几乎每一个与合同有关的方面都可能产生纠纷;合同纠纷的解决方式多样化,合同当事人可以通过协商、调解、仲裁和诉讼等方式来解决。

1. 因不可抗力导致一方无法守约引发的合同纠纷

▍案情经过

某地因地理条件优越,盛产的水果色泽鲜亮,香甜可口,但由于交通不便,销量不佳。一天,外地水果商王某考察市场途经此地,在品尝后,便决定批发该水果。有几户村民与王某签订了水果买卖合同。合同约定由村民在第二年8月向王某供应一定量的水果,王某在收到货的同时支付款项。同时为了保证合同顺利履行,王某主动提出向每户村民交3000元定金,待合同履行后充抵货款。谁料,天有不测风云,就在第二年5月时,当地遭遇百年不遇的冰雹,树上的果子全被冰雹打落。等到8月王某派车来收水果时,才知道当地发生了灾情,但是为了销售这种新水果,王某与几个经销商已经签订了水果销售合同,如果新水果无法按期送达,会造成多个销售合同违约,损失金额巨大。无奈之下,王某便依据合同,要求村民返还定金,并赔偿损失。村民说果树受灾又不是人为的,他们也没办法,不同意返还定金并赔偿损失。为此双方争执激烈,最后决定向人民调解委员会申请调解。

▍调解过程

调解员小李受指派接了这个案件,他安抚当事人,称这是常见的合同纠纷，他们会处理好的。随后，小李走访了与王某签订合同的几位村民，了解到，村民都是自愿与王某签订合同的，也收了王某的定金，发生灾情后村民就外出打工去了，在王某来收水果时无法交货。在村民的带领下，小李确认了果树受灾的事实。

弄清事情的原委后，小李将相关村民召集到一起，开始给大家做思想工作："你们收了王某的定金，都给了王某什么？"村民们摇摇头。小李接着又问："那你们说说王某在什么货都没收到的情况下，为什么会给你们每家3000元定金呢？"村民们支支吾吾地，没有人站出来回答。小李语重心长地说："水果销售商愿意先付定金，完全是出于对你们的信任，诚实守信不光是在做生意中需要，我们做人也得这样。咱们这里交通不便，本来水果就不好卖，现在有人愿意帮咱们来卖水果，买卖不成仁义在，咱们不能寒了人家的心。再说，这事本来咱们就不占理。根据我国《民法典》的规定，收受定金的一方不履行合同，应当双倍返还定金。当然，我们也不是不想履行，是因为受灾后无法履行，这就涉及不可抗力免责的问题。但问题是我们受灾后没有及时通知水果销售商，而是直接出门打工去了，把这件事抛之脑后。这样做不仅在道义上不妥，从法律上讲也是不对的。《民法典》中还规定，因不可抗力不能履行合同的，应当及时通知对方，以减轻可能给对方造成的损失，并应当在合理期限内提供证明。显然，我们做得不够。我建议大家先退还定金，当然不必双倍退，因为我们是因为不可抗力违约的。至于因没有通知而造成的损失，我再去和王某商量下，看看怎么办。"

村民们听着小李的话，有种恍然大悟的感觉，当即，就有人站出来，表示愿意退还定金，其他村民随后纷纷表示愿意退还。

小李把村民愿意退还定金的消息发微信告诉了王某。王某表示不仅要退定金，还要如数赔偿他的损失。于是，小李又开始劝说王某，他提到了村民们的不容易，一年到头赚不到多少钱，如果如数赔偿损失，那可能会让他们倾家荡产。小李还特别指出，村民违约确实是因为不可抗力，是天灾，只是大家没有市场交易的意识，没想到要通知王某，从道义上和法律上，村民没有履行通知义务都是不对的。但是村民们确实很难，赔不起王某的损失。

经过小李耐心地劝说，王某决定放弃索要赔偿，只需要每户村民退还 3000 元定金即可。但是，王某提出，在第二年，希望将水果收购价格降低 10%，让他收购，也算弥补他的一些损失。王某将此话转达给村民，村民表示同意。

至此，该纠纷圆满解决。

调解方法

在本案中，村民不懂得如何做生意，也不懂法，经济上相对困难的他们在拿到定金后，不想退回。但是村民是朴实的、善良的，在听到调解员的讲解后，痛快地答应退还定金。其中，调解员宣传《民法典》的规定起到了很大的作用。这也体现了"依法调解"的魅力。而在后面与王某的沟通中，调解员从法律和情感两个层次，主要从情感上打动王某，使其重整思路，促成二次合作以及在一定程度上弥补了损失。调解员入情入理地劝说、有法有节地阐释，不仅有效地促成双方达成和解，同时也在客观上普及了法律、促进了乡村振兴，值得一赞！

适用法律

《中华人民共和国民法典》

第五百八十七条 债务人履行债务的，定金应当抵作价款或者收回。给付定金的一方不履行债务或者履行债务不符合约定，致使不能实现合同目的的，无权请求返还定金；收受定金的一方不履行债务或者履行债务不符合约定，致使不能实现合同目的的，应当双倍返还定金。

第五百九十条 当事人一方因不可抗力不能履行合同的，根据不可抗力的影响，部分或者全部免除责任，但是法律另有规定的除外。因不可抗力不能履行合同的,应当及时通知对方,以减轻可能给对方造成的损失,并应当在合理期限内提供证明。

当事人迟延履行后发生不可抗力的,不免除其违约责任。

《最高人民法院关于适用〈中华人民共和国民法典〉合同编通则若干问题的解释》

第六十八条第三款　因不可抗力致使合同不能履行,非违约方主张适用定金罚则的,人民法院不予支持。

2. 因违约责任约定不明引发的合同纠纷

案情经过

甲公司是某空调生产厂家,乙公司是电器经销商。甲公司为推广其某款新产品,推出了一项优惠促销活动,即经营甲公司这款空调的经销商累计进货达到20万元后,在解除合同时,可以享受无条件全部或者部分退货、换货,且给予所退货款4%的补偿。该优惠政策一出,随即引来了无数的经销商前来咨询。乙公司被甲公司的优惠活动吸引,决定经营甲公司的产品,双方签订了合同。合同约定:甲公司确保其生产的空调质量合格,如果发生严重质量问题,乙公司可单方解除合同,且可以获得当月总货款5%的违约金。乙公司于每月5日结清上月货款,如果未按期支付,甲公司可单方面解除合同,且可以获得应付货款5%的违约金。合同签订后,乙公司在销售过程中主推甲公司的空调,因而在第一个月,乙公司的累计进货就达到22万元,第二个月也保持在20万元的规模。正当双方为合作顺利欢欣鼓舞时,这款空调却发生了漏电的严重质量问题,造成消费者权益受损。为此,乙公司要求解除合同,退掉手中15万元的存货,并要求甲公司按照合同约定给予自己6000元(15万元×4%)的退货补偿，以及违约金1万元（20万元×5%）。甲公司表示，愿意按照合同约定进行退货，支付违约金1万元，但拒绝支付退货补偿。双方为此发生争执，请求人民调解委员会进行调解。

调解过程

受理此案后，调解员走访了几家销售甲公司产品的经销商，了解到甲公司确实有当累计进货量达到20万元后，解除合同时可享受无条件退换货以及4%退货款补贴的优惠政策。弄清情况后，调解员通知甲乙两家公司到调委会调解。

甲公司声称自己是完全按照合同约定履行义务的，在产品出现质量问题后，接受乙公司退货，并支付了违约金，但退货补贴和违约金是一回事，选择违约金就不能再选择补贴了，因而，无法同意支付补偿金。调解员笑了笑说："销售你们产品的经销商不止一个，我已经走访过几家，大家都是冲着这个优惠活动和你们签合同的，你公司现在以此为由拒绝向乙公司给付补贴，不仅不符合合同约定，更是有违诚信原则，这是做生意的大忌，而且会对其他经销商产生负面影响。"甲公司听了调解员的话后，很是吃惊，没料到调解员还走访过其他经销商，但还是坚称因为已经向乙公司支付了违约金，乙公司不能再以相同的理由要求支付退货补偿。看到甲公司还在辩解，调解员又给他们从法律的角度分析这起纠纷，他说："违约金和退货补偿是两回事。违约金是承担违约责任的一种形式，《民法典》中规定'当事人可以约定一方违约时应当根据违约情况向对方支付一定数额的违约金'，你们之前签订的合同约定，产品质量发生问题的，由甲公司向乙公司支付违约金，所以违约金产生的原因是产品质量出现问题，是你们承担违约责任的表现，而退货补偿是在经销商不愿再经营你公司的产品时，发生退货后产生的补偿，这是一种鼓励行为。既然两者不是由同一事实引起的，那当然可以同时适用。"甲公司这才意识到，在事实面前自己无论怎么辩解都无济于事，便答应和乙公司和解，给乙公司支付退货补偿。

调解方法

在这起违约责任约定不明的合同纠纷中，当事人甲公司对自己不履行义务的行为编出种种理由进行辩解，然而调解员是有备而来的。他灵活地对纠纷进行了细致全面的分析，让甲公司的辩解一次次失败，最终答应和乙公司和解，支付退货补偿。

在当事人对事实没有争议的情况下，调解员依据事实和法律进行调解，厘清各方关系和事实，明确各方权利义务，最终使纠纷得以彻底解决。可以说，调解结果只有建立在事实清楚的基础上，才可能是合法合理的，才能使当事人心服口服。在没有搞清楚事实的情况下，和稀泥式地讲道理，是不可取的。

适用法律

《中华人民共和国民法典》

第五百七十七条　当事人一方不履行合同义务或者履行合同义务不符合约定的，应当承担继续履行、采取补救措施或者赔偿损失等违约责任。

第五百八十五条第一款　当事人可以约定一方违约时应当根据违约情况向对方支付一定数额的违约金，也可以约定因违约产生的损失赔偿额的计算方法。

3. 因借款合同利息约定不合法引发的合同纠纷

案情经过

孙某是某镇养鸡专业户，前些年靠养鸡挣了不少钱。近几年，由于养鸡户越来越多，孙某的收入明显减少，甚至难以维持鸡场开支。为了在激烈的市场竞争中生存，孙某决定引进最新的高科技养鸡技术，扩大经营范围，但资金却有些紧张。后来在朋友的介绍下，孙某向邻村的刘某借款 10 万元，双方约定借款时间为一年，年利率为 15%。孙某给刘某打了借条。后来，在孙某的努力筹备下，鸡场如期改建成功，开始正式运营。但由于新技术对饲养人员及鸡的品种要求较为严格，孙某的养鸡场一时难以达到各项技术指标，因此，改建后的鸡场不但没有盈利，反而亏得血本无归。到刘某上门讨要借款时，孙某无钱可还。起初，孙某还好言相求，希望刘某再宽限一段时间，等鸡场好转后还钱。后来孙某从一个在法院工作的亲戚那里得知他和刘某借款时约定的利息违法，孙某遂起了歪念，打算以此为由不还刘某钱。在以后的几个月里，刘某也时不时地向孙某要账，但都被孙某以借款利息违法为由回绝。考虑到乡里乡亲的，刘某不愿和孙某对簿公堂，无奈之下，便向当地的调解委员会诉苦，希望通过调解的方式要求孙某偿还本金、利息，以及逾期利息。

调解过程

调解员小胡接手此案后，走访了孙某所在的养鸡场，向工作人员了解了一些养鸡场的经营情况，而后又分别走访了双方当事人。孙、刘两人对借款的事实、借款金额、借款期限、借款利息的描述完全一致。弄清事实后，小胡通知孙某和刘某到调委会进行调解。

小胡问孙某："既然你对借款的事实无异议，只是认为利息违法，那为什么不还本金呢？"孙某辩称："借款利息过高违法，因而这个借款合同无效，那我就没有还款的理由了，再者说了，我怎么还呢？"小胡笑了笑说："那你的意思是刘某把钱借给你，帮了你的忙，反而白借了？我已经去过你的养鸡场了，现在你的经营的确困难，但没钱还归没钱还，也不能做出赖账的行为啊。我们要讲诚信！

你想想，刘某的钱也来之不易啊，他借给你钱已经是帮了你的忙，你要是不还钱，他能这样算了吗？"孙某听了小胡的话后，面容略显尴尬，他坦言自己是一时糊涂不想给刘某还账，但这利息确实是违法，再加上自己根本没那么多钱还刘某。小胡看出孙某的顾虑是在这利息上，便搬出我国相关的法律规定，《最高人民法院关于审理民间借贷案件适用法律若干问题的规定》第25条第1款规定："出借人请求借款人按照合同约定利率支付利息的，人民法院应予支持，但是双方约定的利率超过合同成立时一年期贷款市场报价利率四倍的除外。"小胡告诉两人，他们之间约定的利息确实高于国家规定的贷款利息上限，高出上限的部分不受法律保护，但这不影响这份合同其他合法的约定。也就是说，孙某必须还刘某本金10万元，但利息不能按照年利率15%来计算，而应按照国家规定的合法利息算。刘某起初还惦记高利息，后来看孙某连本金都可能一下子还不上，再加上调解员说自己约定的利息不合法，便答应与孙某和解。最后调解员建议按银行同期贷款利率来解决利息问题，孙某在半年内分三次将欠款还清。双方对此都没有异议。

调解方法

在本起借款纠纷的调解过程中，调解员主要运用了法律与道德相结合的方法。借款人孙某得知他与刘某约定的利息违法时，在利益驱使下的他丧失道德，企图以此为由不还钱，而刘某借给孙某钱只是为了获得高息，但却不懂法，差点使得本金都收不回来。最后通过调解员的调解与法律知识宣传，双方当事人都认识到自己的错误，和平地解决了这起纠纷。

其实，老百姓虽然可能弄不清楚道德和法律一样都是社会关系的"调节器"，弄不清楚道德和法律之间的互相补充、互相促进的关系，但在他们朴素的思想意识里，"欠债还钱"是天经地义的事，是一个正直善良的人应该做的事。调解员对孙某的劝说就是从做人的基本道理说起，使孙某逐渐认识到做人要讲诚信，不能只为自己着想，从而使孙某心理发生动摇，为后面的法律宣传效果奠定了良好的基础。

适用法律

《中华人民共和国民法典》

第五百零九条 当事人应当按照约定全面履行自己的义务。

当事人应当遵循诚信原则，根据合同的性质、目的和交易习惯履行通知、协助、保密等义务。

当事人在履行合同过程中，应当避免浪费资源、污染环境和破坏生态。

第六百七十九条 自然人之间的借款合同，自贷款人提供借款时成立。

第六百八十条 禁止高利放贷，借款的利率不得违反国家有关规定。

借款合同对支付利息没有约定的，视为没有利息。

借款合同对支付利息约定不明确，当事人不能达成补充协议的，按照当地或者当事人的交易方式、交易习惯、市场利率等因素确定利息；自然人之间借款的，视为没有利息。

《最高人民法院关于审理民间借贷案件适用法律若干问题的规定》

第二十五条 出借人请求借款人按照合同约定利率支付利息的，人民法院应予支持，但是双方约定的利率超过合同成立时一年期贷款市场报价利率四倍的除外。

前款所称"一年期贷款市场报价利率"，是指中国人民银行授权全国银行间同业拆借中心自 2019 年 8 月 20 日起每月发布的一年期贷款市场报价利率。

4. 因赠与无法实现引发的赠与合同纠纷

案情经过

杨某的父母在他还很小的时候因意外不幸去世,他从小在舅舅家长大。如今杨某谈了对象,眼看就要结婚了,女方提出购买婚房。两人看中了某小区一套房子,首付款要 30 万元。杨某刚参加工作,手头上没有多少积蓄,根本付不起首付,无奈之下向舅舅借款。舅舅考虑到结婚是孩子的大事,更何况杨某是自己看着长大的,便打算将自己名下的一处老房子赠给杨某。双方就该房屋赠与办理了公证,并约定于一个月以后办理过户手续。对于舅舅的做法杨某分外感激,也打消了购买新房的念头。后来,舅舅的儿子高某知道此事后,坚决不同意,认为父亲应该将这套房子留给自己。但在舅舅眼里,他俩都是自己的孩子,况且杨某父母双亡很是可怜,便坚持要把房子给杨某。高某在劝说无用后,第二天便偷了父亲的房产证和身份证等相关证明,通过中介把房子卖了出去。舅舅知道后,迫于各方压力,无奈地配合买方办理了过户手续。舅舅将卖房之事告诉杨某,表示了歉意和无奈之情。杨某明白这不是舅舅的错,但婚期将至,婚房如何解决?况且当初他看中的那个小区的房子也涨价不少,首付比之前要贵 5 万元。杨某觉得主要是高某做事太不地道,他想要个说法,看看还有没有要到房屋的可能性,于是找到人民调解委员会申请调解。

调解过程

调解员小赵接手此案后,展开了相应的调解工作。小赵向舅舅谈起杨某想要让其履行赠与房屋之意。舅舅听后有些生气,他一直把杨某当亲生孩子看待,谁料杨某却通过找外人调解这种方式向自己要房。他声称房子是自己的,自己愿意给就给,不愿给就可以收回,谁也管不着。小赵看舅舅很激动,便倒了杯水,上前劝他先别生气,说调委会就是专门为咱老百姓服务的,会依法主持公道,化解百姓间的纠纷,不要把调解员当外人看。

待舅舅情绪平复后,小赵对他说道:"小杨一直都把您当最亲的人看,很尊敬您,也很感激您。您也知道他刚参加工作没啥积蓄,而结婚又是人生大事,您肯定更希望孩子能早些成家立业,是不是?"这些话说到了舅舅的心坎里,舅舅毫不犹豫地说:"那是当然了,要不然我也不会主动提出把老房子赠给孩子,只是我那不争气的儿子把房子给提前卖了,我现在是没房子给他,不是我不给。"小赵又对舅舅说:"那现在老房子是没了,但小杨还得结婚,如果买房子的话,您还愿意给他帮帮忙吗?"舅舅不吱声。这时小赵觉得时机成熟了,便拿出《民法典》的相关规定,对他说:"其实你们之间发生的这个纠纷在法律上来讲是赠与纠纷,一般来说,赠与人在赠与财产交付前可以撤销赠与,但是经过公证后的赠与就不能撤销了。《民法典》第660条第1款明确规定'经过公证的赠与合同或者依法不得撤销的具有救灾、扶贫、助残等公益、道德义务性质的赠与合同,赠与人不交付赠与财产的,受赠人可以请求交付'。您本来是好意将房子赠与小杨,为他节省一大笔购房开支,但现在却没有交付房产,依法小杨是有权请求您交付的。现在由于房价上涨,小杨购买新房首付要比当时贵5万元,这无形之中又加重了负担。"听完调解员的分析后,舅舅意识到自己的行为已经给杨某造成损失了,其实自己为了给杨某结婚也早就准备了5万元的礼金,便答应补偿5万元给杨某添作首付,另外再给杨某5万元礼金用作结婚之用。杨某听后非常感动,他知道舅舅不是有钱人,便说不要补偿,也不要礼金,只希望舅舅能借给自己10万元,凑齐首付,他日后会努力赚钱还给舅舅。如此,这起纠纷就这样和平解决了。

调解方法

本案中,杨某的舅舅本来好心赠房,不料房子被儿子私自卖掉,自己无法履行承诺,又被杨某把这事闹到调解委员会处理。他觉得杨某把这事让外人处理,不念亲情,伤了自己对杨某的心意,便声称房子是自己的,愿意赠就赠,不愿意赠就不赠,却不知自己的这种行为已经违反了法律。

本案中调解员主要运用了解决思想问题同时解决实际问题的方法。调解员小赵首先开解了杨某舅舅的思想问题,让他明白杨某不是不念亲情,人民调解委员会是主持正义、服务百姓的地方,能够为他们解决纠纷。然后,调解员为舅舅讲解了情理与法律规定,舅舅表示不仅补偿给杨某 5 万元,还给付 5 万元礼金。而杨某也通情达理,他拒绝了舅舅的好意,把补偿和礼金当作了借款。至此,通过调解,不仅解决了杨某筹钱交首付款的实际问题,也维护了外甥和舅舅之间的亲情,可谓两全其美。

适用法律

《中华人民共和国民法典》

第六百五十八条 赠与人在赠与财产的权利转移之前可以撤销赠与。

经过公证的赠与合同或者依法不得撤销的具有救灾、扶贫、助残等公益、道德义务性质的赠与合同,不适用前款规定。

第六百五十九条 赠与的财产依法需要办理登记或者其他手续的,应当办理有关手续。

第六百六十条 经过公证的赠与合同或者依法不得撤销的具有救灾、扶贫、助残等公益、道德义务性质的赠与合同,赠与人不交付赠与财产的,受赠人可以请求交付。

依据前款规定应当交付的赠与财产因赠与人故意或者重大过失致使毁损、灭失的,赠与人应当承担赔偿责任。

七、村务管理纠纷的调解

村务管理纠纷是指因村务管理如耕地管理、户口管理等原因引发的纠纷。村务管理纠纷的特点为：(1) 纠纷种类具有多样性；(2) 矛盾纠纷主体具有群体性；(3) 矛盾纠纷调处具有复杂性。

村务管理纠纷如果不能有效解决，可能会给当地带来很大的危害，激发社会冲突和矛盾，降低当地农村治理能力，影响其经济发展。对于已经发生的村务管理纠纷，应充分发挥人民调解的优势，将矛盾化解在诉讼之前，为人民群众减轻诉累，为国家节约司法资源。

1. 因不合理村规引发的村务管理纠纷

| 案情经过

某村民小组在村委会的主持下制定了村规民约，其中有一条规定："牛、马、猪、羊等牲畜到庄稼地里吃青苗、破坏庄稼，对饲养的主人罚款100元；并且，被发现的牲畜打死不用赔偿。"说来也巧，某日洪某家的一头母羊从羊圈里逃出，跑到田地里吃庄稼，本村护青员孙某看见后，在驱赶不成的情况下真的将母羊打死了。洪某一听自己家的羊居然被护青员打死了，疯了一般就找到村委会要求赔偿。村委会主任却对他说："护青员打死你的羊是执行公务，你家的羊破坏了村里的庄稼，按咱村的村规民约规定不仅不赔偿，还要罚款100元！"洪某顿时跳着脚对村委会主任说："我的羊破坏别人的庄稼，那我会赔钱，为什么一定要打死它呢！这母羊还怀着崽了！不管怎么说，让我赔没门儿，你们如果不赔偿我的羊，咱就走着瞧！"此后，洪某不依不饶又屡次去村委会吵闹，村委会主任便向镇调解委员会申请了调解。

调解过程

镇调解委员会在接到村委会主任的电话后，立即派调解员前去调解。调解员在了解情况后，得知纠纷产生的根本原因是村规民约的规定。根据我国《村民委员会组织法》第 27 条第 2 款的规定，村民自治章程、村规民约以及村民会议或者村民代表会议的决定不得与宪法、法律、法规和国家的政策相抵触，不得有侵犯村民的人身权利、民主权利和合法财产权利的内容。我国《宪法》第 13 条第 1 款规定，公民的合法的私有财产不受侵犯。该村的村规中关于可以打死破坏庄稼的牲畜的条款是与法律的内容相违背的，是对公民合法权利的侵犯。因为破坏庄稼完全不必要去杀害牲畜，这也是违背法律公平原则的。依据法律规定，村委会应对洪某的损失承担主要赔偿责任。

村委会主任听了调解员的讲解才认识到他们制定的村规民约违背了法律，表示将开会修改村规民约。调解员又从情理角度请村委会主任站在洪某的角度上想一想："自己辛苦养大的羊，眼看就要产崽了，居然这时候被打死了，能不心疼吗！"听到调解员的这些话，村委会主任感同身受，主动向洪某道歉。后来，双方签订了调解协议：村民委员会按照市场价就母羊及羊崽向洪某作出赔偿；洪某承诺以后管好自家其他的牲畜和家禽，防止给他人造成损害。

调解方法

在这起村务管理纠纷中，调解员综合运用了法治宣传教育和换位思考的方法。调解员先是指出了村委会制定的村规民约与现行法律存在相违背的情况，村民自治章程、村规民约以及村民会议或者村民代表议的决定不得有侵犯村民的人身权利、民主权利和合法财产权利的内容。通过法治宣传，村委会主任认识到他们制定的村规民约违背了法律，表示事后将开会修改村规民约。调解员又让村委会主任站在洪某的立场上考虑辛苦饲养的羊被打死带来的损失，这种换位思考的方法，可以为当事人营造相互融通的心理氛围，促使村委会主任诚心主动向洪某道歉。可见，在人民调解工作过程中，调解员要引导当事人从对方的角度看问题，给当事人描述对方的处境，讲述当事人不了解的对方的苦衷，通过"如果你是对方，会怎么办"的假设问题引导当事人思考对方的感受。

适用法律

《中华人民共和国村民委员会组织法》

第二十七条第二款　村民自治章程、村规民约以及村民会议或者村民代表会议的决定不得与宪法、法律、法规和国家的政策相抵触，不得有侵犯村民的人身权利、民主权利和合法财产权利的内容。

《中华人民共和国宪法》

第十三条第一款　公民的合法的私有财产不受侵犯。

2. 因不配合整治村容环境引发的村务管理纠纷

案情经过

为响应政府号召，大柳树村的村委会主任积极带领村民落实美化环境，修整村貌的工作。但他知道，农户将柴草和一些杂物堆放在院墙外已经是多年的惯例，现在要求各家各户把柴草、杂物等堆放回自己家的院内，不得堆放在院墙外的街道旁，不得占用街道两侧为自家所用，这项工作很棘手，果然，对于这样的要求有不少人拒不执行。例如，村民老董，无论怎样做工作就是坚决不干。于是，村委会主任带领村会计小李，强行把老董家的柴草和杂物搬进了院内。老董不服，与两人争吵起来，甚至还与小李动了手。乡调解委员会得知此纠纷后，主动进行了调解。

调解过程

在对此案的调解过程中，调解员对当事人进行了耐心讲解。他先对村委会主任说，村务管理工作作为村干部在村内的日常工作，操作的时候一定要注重民心所向，不能只重形式、要结果，而不把村民的心理情况考虑进去。作为村委会主任，在处理村内环境清理工作时，应该充分考虑村民的心情，友好互谅地与村民进行协商，了解村民的困难，帮助村民及时解决困难，而不能一味地强行解决问题。会计小李作为村委会班子成员，也应该和和气气地帮助领导搞好村内的工作，不应该与村民动手。转过来，调解员又对老董谈道，在执行村内任务时，村民应当积极配合，有困难应该及时提出来，如果就是为了一己私利而拒绝执行任务，损害了村集体以及全村人的利益，那是非常不可取的。

调解员又有理有据地对双方宣传国家政策，他说，对农村人居环境进行整治和提升是国家政策，中共中央办公厅、国务院办公厅印发《农村人居环境整治提升五年行动方案（2021-2025年）》，其中第5条就"推动村容村貌整体提升"作了详细阐述，明确提出："全面清理私搭乱建、乱堆乱放，整治残垣断壁，通过集约利用村庄内部闲置土地等方式扩大村庄公共空间。"而村委会让大家清理占用街道的柴草和杂物，也是响应国家政策的做法。

作为村干部、村会计，面对调解员的讲解，自然有很强的觉悟，他们诚恳地当场向老董道歉。老董看到调解员没有偏向村干部，而村干部态度又这般诚恳，顿时惭愧起来。他表示自己做得也不对，确实因为私心,想多占一块街道的地方。老董还向大家保证,以后会积极拥护和执行村内工作。

调解方法

在该起村务管理纠纷的调解中,调解员在肯定农村工作重要性的基础上,强调了村务管理工作的注意事项,要重民主、得民心,而不能一味地追求结果,并就村委会主任和会计的行为做出了指正。而调解员首先对村干部的行为进行纠正的做法,给予了村民信任感,为后面村民顺利接受调解、认可调解员的说法奠定了基础。同时,对村民老董,调解员运用了德治与法治相结合的调解方法。他不仅指出个人为私利而损害集体和他人利益是不对的,还从国家政策的高度求证了村委会修整村内环境和村容村貌的正确性,从而解决了老董的思想问题。这是人民调解的预防功能的体现,也是预防矛盾发生的重要要求。

适用法律

《农村人居环境整治提升五年行动方案(2021-2025年)》
五、推动村容村貌整体提升

(十一)改善村庄公共环境。全面清理私搭乱建、乱堆乱放,整治残垣断壁,通过集约利用村庄内部闲置土地等方式扩大村庄公共空间。科学管控农村生产生活用火,加强农村电力线、通信线、广播电视线"三线"维护梳理工作,有条件的地方推动线路违规搭挂治理。健全村庄应急管理体系,合理布局应急避难场所和防汛、消防等救灾设施设备,畅通安全通道。整治农村户外广告,规范发布内容和设置行为。关注特殊人群需求,有条件的地方开展农村无障碍环境建设。

(十二)推进乡村绿化美化。深入实施乡村绿化美化行动,突出保护乡村山体田园、河湖湿地、原生植被、古树名木等,因地制宜开展荒山荒地荒滩绿化，加强农田（牧场）防护林建设和修复。引导鼓励村民通过栽植果蔬、花木等开展庭院绿化，通过农村"四旁"（水旁、路旁、村旁、宅旁）植树推进村庄绿化，充分利用荒地、废弃地、边角地等开展村庄小微公园和公共绿地建设。支持条件适宜地区开展森林乡村建设，实施水系连通及水美乡村建设试点。

（十三）加强乡村风貌引导。大力推进村庄整治和庭院整治，编制村容村貌提升导则，优化村庄生产生活生态空间，促进村庄形态与自然环境、传统文化相得益彰。加强村庄风貌引导，突出乡土特色和地域特点，不搞千村一面，不搞大拆大建。弘扬优秀农耕文化，加强传统村落和历史文化名村名镇保护，积极推进传统村落挂牌保护，建立动态管理机制。

八、山林土地纠纷的调解

山林土地纠纷是指在山林、土地等的承包、经营、利用等场景下发生权利冲突所产生的纠纷。山林土地纠纷的特点为：（1）矛盾纠纷具有季节性；（2）矛盾纠纷具有涉法性；（3）矛盾纠纷具有对抗性。

1. 因建坟不慎占用他人承包地引发的土地纠纷

案情经过

姚家寨村是乡蔬菜保护地重点开发单位。因建蔬菜大棚的需要，这个村的姚姓家族准备将对建棚有影响的祖坟迁走。为此，姚家看好同村林家承包的一块山地。经与林家协商同意后，姚家便做了迁坟的准备。迁坟当中，由于姚家的疏忽大意，在迁坟前没有要求林家到现场实地指点具体位置，姚家误把祖坟修建在了与林家相邻的陈家承包地里。第二天，陈家发现自己的承包地里突然出现两座坟墓，一股无名火立时蹿上心头。经打听得知是姚家新迁的祖坟，就找到姚家理论。姚家得知来意后，知道自家有错，连连道歉、好话说了一大堆，并愿加倍赔偿，可陈家就是不答应。不仅如此，当天下午，陈家还把姚家新砌的祖坟刨开。姚家得知此事后，怒不可遏，认为陈家掘开祖坟，不仅走了风水，还让他们失了面子，怒火难压。姚家一气之下，便召集家族众人，手持家伙要与陈家人拼命。眼看一场流血事件一触即发，这时，姚家的一位长辈害怕闹出人命，在稳定了众人情绪后，便向调解员老王求助。

调解过程

调解员老王一听事态严重，马上与公安干警联系后赶到现场。他劝阻姚家人不可乱来，看到在场的人各个气势汹汹，调解员决定先进行依法震慑。便厉声告诉姚家众人，《土地管理法》第37条第2款明确规定"禁止占用耕地建窑、建坟或者擅自在耕地上建房、挖砂、采石、采矿、取土等"。姚家未经许可批准，在他人所承包的耕地修建坟墓，是违法的，如再与对方发生械斗，将构成更严重的违法行为，造成人身伤害的话还会罪上加罪。听完调解员的宣讲，姚家本来想跟陈家人拼命的人立刻清醒了许多，在法律和理智面前，放弃了与陈家"火拼"的念头。但姚家有人说："你说得很有道理，可我们家的祖坟也不能随便被刨了啊！"听后，老王向大家保证一定会合理地解决这件事。

安抚了姚家人激愤的情绪后，调解员老王又马不停蹄地赶到陈家，对陈家讲述了刚才发生的事。陈家人一听也感到后怕，老王见状马上说："姚家做事的确太不冷静了，但也情有可原，毕竟你们把人家的祖坟刨了，这在咱们这里可是没面子的事啊！说句不中听的话，这事如果搁在你们身上，你们说不定会干出更出格的事啊！你们说呢？"陈家人听完这番话，表示愿意向姚家赔礼道歉，并帮助他们移走祖坟。一场纠纷终于这样解决了。

调解方法

调解员在劝阻姚家不要采取过激行为时，主要利用了法律的震慑力。他首先清楚地指出姚家未经许可批准，在别人所承包的耕地修建坟墓，已经构成违法行为。然后告知姚家的人，械斗是严重的违法行为，将会受到法律的严惩。明确了械斗的原因行为就是违法的，械斗所维护的利益也是非法利益。在严重的法律后果面前，当事人终于摆脱了偏激的想法，恢复了理智，放弃了与陈家"火拼"的念头。

而怎样平息姚家人被刨了自家祖坟的怨气呢？在接下来做陈家人的工作时，调解员主要使用了道德教化和换位思考的方法。调解员通过当地风俗对刨坟这件事的认识，批评和谴责陈家人的这种做法不道德。法律只是起码的道德，道德才是高尚的法律，所以道德教化是惩恶扬善的无形力量。陈家人听完调解员的劝说，表示愿意向姚家赔礼道歉，并帮助他们移走祖坟，一场纷争得以落幕。

适用法律

《中华人民共和国土地管理法》
第三十七条第二款 禁止占用耕地建窑、建坟或者擅自在耕地上建房、挖砂、采石、采矿、取土等。

2. 因索要被他人种植的承包地引发的土地纠纷

案情经过

张某和李某本是亲戚,张某是李某的妹夫,两家承包地只隔一条田间路。李家的地在东边,张家的地在西边。李家的地内有一块地被张某种了五棵红枣树,当时李某因为顾及对方是自己妹夫,没有计较。但两年后,李某突然向张某提出归还土地的要求,张某说什么也不同意。他认为,当时种地的时候你不反对,现在果树成材有了收益就找他要地,根本就是不怀好意,是要抢占收益。两家人因此闹僵,见面就吵。后来,李某找到村调解委员会要求调解,归还他家被张某占用种植的承包地。

调解过程

在调解的过程中,调解员在充分听取了双方的陈述后,首先对两家没有发生毁坏树木的事件,没有继续扩大纠纷冲突的行为给予了充分的肯定,并对李某选择以调解方式解决纠纷提出了表扬。我国《农村土地承包经营纠纷调解仲裁法》第3条规定,发生农村土地承包经营纠纷的,当事人可以自行和解,也可以请求村民委员会、乡(镇)人民政府等调解。由此可见,李某要求调解解决,是正确的选择。

在双方激动的情绪得到了控制后,调解员又帮他们分析了各自的不对之处:张某在知道这块地被李某承包后,私自在这块地内种植果树,侵害了李某的利益,是不对的;李某在张某种果树过程中没有制止,而在果树成材并有收益时提出归还,给张某造成经济损失,也是不对的。见经过自己的一番劝说后双方还是争执不下,于是,调解员及时地转换了调解思路,说:"为了几棵枣树,你们两家亲戚闹成这样,让别人笑不笑话你们!"这时两人都不说话了。调解员抓住时机,提出了调解方案:果树归张某所有,享有管理和收益权;土地使用权归李某所有,李某可以在这块地内自主经营,但不得人为造成这些果树的死亡;果树死亡后,张某不得补种。双方均同意该调解协议。

调解方法

调解员应在调解过程中向当事人正确地讲解法律,对当事人的正确思想、合理意见和合法行为与要求予以支持。本案调解员首先对两家没有发生毁坏树木的事件、没有继续扩大纠纷冲突的行为给予了充分的肯定,并表扬了李某选择以正当方式解决纠纷的做法,运用了褒扬激励与宣传法律的方法充分肯定了双方的守法行为,赢得了当事人的信任,也稳定了当事人的情绪,为当事人自愿接受调解员的建议打下了基础。

很多情况下,道德伦理教育更容易使当事人心悦诚服接受调解意见,可以减少抵触心理主动履行义务,在这类土地承包类型的纠纷中,感情因素和道德因素起着相对决定性的作用。本案在调解员依法分析当事人的过错时出现僵局,他及时转换调解思路,以拉家常的方式,从道德与情感角度引导双方考虑由此带来的不良影响后,最终使得问题迎刃而解。

适用法律

《中华人民共和国农村土地承包经营纠纷调解仲裁法》

第三条 发生农村土地承包经营纠纷的,当事人可以自行和解,也可以请求村民委员会、乡(镇)人民政府等调解。

第四条 当事人和解、调解不成或者不愿和解、调解的,可以向农村土地承包仲裁委员会申请仲裁,也可以直接向人民法院起诉。

第八条 当事人申请农村土地承包经营纠纷调解可以书面申

请,也可以口头申请。口头申请的,由村民委员会或者乡(镇)人民政府当场记录申请人的基本情况、申请调解的纠纷事项、理由和时间。

第九条 调解农村土地承包经营纠纷,村民委员会或者乡(镇)人民政府应当充分听取当事人对事实和理由的陈述,讲解有关法律以及国家政策,耐心疏导,帮助当事人达成协议。

第十条 经调解达成协议的,村民委员会或者乡(镇)人民政府应当制作调解协议书。

调解协议书由双方当事人签名、盖章或者按指印,经调解人员签名并加盖调解组织印章后生效。

九、征地拆迁纠纷的调解

征地拆迁纠纷是指因土地征收、城镇房屋拆迁等原因引发的纠纷,既有民事纠纷也有行政纠纷,这类纠纷不仅容易引发群体事件或法律诉讼,在出现暴力事件的情况下还可能演化为刑事案件。

征地拆迁,是工业化、城镇化、现代化过程中不可避免的社会活动。由于涉及利益调整,矛盾在所难免。征地拆迁纠纷的主要原因有补偿不合理、程序不透明、强拆问题、安置不到位、土地或房屋产权不清等。

1. 因侵害妇女土地承包权引发的纠纷

| 案情经过

大壮和小红是亲兄妹。小红出嫁后,在婆家没有分到承包土地,她把娘家的承包田地及山林交由哥哥大壮管理、耕种，没有从哥哥那里收取任何费用。不久，县人民政府准备建一个生态环境监测站，决定征收大壮、小红承包的山林，为此支付了一大笔征地费用。大壮在领到征地款后一直没有告诉小红。后来，小红听说此事后就去找哥哥要自己的那份钱，但大壮不承认这征地款有妹妹的份。他说全部承包山林都是自己的，无论小红怎么说都不给。小红又气又急，眼看着征地款一分都没有，干脆去被征收的自家土地上吵闹，阻止工程的施工。这起纠纷由镇司法所介入调解。

调解过程

镇司法所派出工作人员同村委会干部一起去村里进行调查，调解员详细听取双方陈述，大壮理直气壮地说，承包的山林是他自己的，有延包合同可以作证，妹妹已经出嫁，不同意分征地费用给妹妹；而小红一口咬定自己也是承包人，只是自己承包的那份一直由哥哥代管着，她有权利分割征地费。双方互不相让，致使调解陷入僵局。

调解员见大壮完全不顾及亲情，任由妹妹哭闹索要自己的所得，却完全一副置之不理的态度，认为亲情关系已经被他抛弃了，于是转而以国家法律进行规劝，《农村土地承包法》第6条规定："农村土地承包，妇女与男子享有平等的权利。承包中应当保护妇女的合法权益，任何组织和个人不得剥夺、侵害妇女应当享有的土地承包经营权。"第31条规定："承包期内，妇女结婚，在新居住地未取得承包地的，发包方不得收回其原承包地；妇女离婚或者丧偶，仍在原居住地生活或者不在原居住地生活但在新居住地未取得承包地的，发包方不得收回其原承包地。"虽然小红已经出嫁，但是因为其在婆家没有分到承包地，所以在娘家的村子的承包地还有她一份。也就是说，小红的承包经营权受法律保护，不因出嫁而改变。并且，农村土地的承包是以户为单位的，并非谁持证或谁签订延包合同，经营权就是谁的。大壮作为延包户主，其延包合同中的延包土地包含小红的份额。经过几个小时耐心的说服教育，大壮终于同意把妹妹占有份额下的征地补偿款分给她，双方签订了调解协议书。后经过回访，协议已履行。

调解方法

法治要求人民调解工作从内容到形式、从过程到结果都要坚持法律的要求，以保证调解工作的社会公信力。本起纠纷中，哥哥大壮对法律的认识不足，认为妹妹出嫁后就不再是田地和山林的承包人，不肯将征地款分给妹妹。调解人员耐心细致地给大壮讲解法律知识，告诉他妹妹同样具有承包权，也受法律保护。调解工作只有依法进行才能使纠纷得到正确解决，也必须分清谁是谁非，要让当事人清楚，判断是非的标准不是当事人的意愿，也不是调解员的主观想象，更不是旧的风俗，而是法律法规。调解人员通过宣讲和分析法律法规，最终使大壮认识到了自己的主观认知是违法的，并同意把妹妹应得的征地补偿款分给妹妹，由此成功地调解了一起因征地引发的纠纷。

适用法律

《中华人民共和国农村土地承包法》

第六条 农村土地承包，妇女与男子享有平等的权利。承包中应当保护妇女的合法权益，任何组织和个人不得剥夺、侵害妇女应当享有的土地承包经营权。

第三十一条 承包期内，妇女结婚，在新居住地未取得承包地的，发包方不得收回其原承包地；妇女离婚或者丧偶，仍在原居住地生活或者不在原居住地生活但在新居住地未取得承包地的，发包方不得收回其原承包地。

2. 因征地补偿款分配问题引发的拆迁纠纷

案情经过

某县修路需要征收某村的地和一些村民的房屋。修路工作组与征地拆迁村民达成协议后，村民们纷纷领取了补偿款，只有潘某家没去领。原来潘某的丈夫在三年前已经去世，现在她和儿子以及婆婆陈某一起生活。潘某家被征收的房屋所在的土地都登记在潘某一人户头上，在有关部门丈量土地和房屋时，潘某声称自己在丈夫死后与儿子共同赡养老人陈某多年，土地补偿费和房屋安置费等应全部归她所有，婆婆陈某不应该分得征收费和安置房屋；老人陈某则认为这房子是她儿子的，所以土地征收费和安置房屋都有她的份。就这样，婆媳俩因征地补偿款分割发生纠纷，修路工作组人员多次调解，始终没能达成协议，最后导致征地补偿款无法领取，影响了修路工作的进行。

调解过程

镇司法所得知此事后，主动召集调委会工作人员介入调解。经过调解员了解，这对婆媳日常就因生活琐事矛盾不断，自从拆迁开始更是就补偿款分配闹得水火不容。为了防止纠纷扩大，营造和谐的调解氛围，调委会工作人员召集了潘某的亲友共同参与调解工作。通过这次走访亲友，调解员了解到潘某的本性是善良的，虽然爱人去世了还主动赡养婆婆。参与调解的亲友都劝潘某以亲情为重，丈夫去世了，她和儿子、婆婆应彼此依靠，相互照应才是，不能为了钱而伤了和气。潘某听大家这么说，态度平和了很多。调解员相信她的内心是淳朴的，但在利益面前难免动了私心，又因为法律常识的欠缺才与婆婆闹僵。为避免再次出现调解僵局，调解员给她讲解了我国《民法典》中的相关规定，告知她征地补偿款有婆婆的份额是法律的规定。调解员向她耐心讲解了法定继承人的范围和继承顺序，根据《民法典》第1127条的规定，配偶、子女、父母是同一顺序的继承人，也就是说，潘某的丈夫死后，其遗产在没有立遗嘱的情况下，应该由其妻子、儿子和母亲平分。因此，对于此次拆迁的补偿款，也应该有婆婆陈某的份。在分法上，先按照夫妻财产共同所有的原则分给潘某二分之一，剩余的二分之一为已去世的丈夫的，然后就此部分潘某三人再进行平分。在法律规定和众人共同劝说下，潘某终于同意调解。随后，调解员又找到婆婆陈某，说儿媳已经同意调解，在听说儿媳同意调解后她自然也愿意调解。最终，在调解员的帮助下，双方签订协议，随即各自领取了应得的征地补偿款。

调解方法

有的时候，如果有调解组织以外的力量参与调解，能起到出其不意的效果。本案中的纠纷当事人是婆媳关系，调解员在调解有亲属关系的纠纷时必须牢牢把握人是有感情的这一点，以情动人，力争让知根知底的家人、知心信任的朋友和尊敬有威望的长者参与调解，他们更了解当事人的内心想法，说出的话更可能被当事人采纳。本案中调委会工作人员召集潘某的亲友共同参与调解工作的做法就起到了安抚当事人的效果。而国家法律是评判是非的标准，此案如果没有向潘某讲明法律的规定，就无法分清是非曲直，调解员实时运用好法律进行调解才能使调解具有说服力。此外，调解员还运用了模糊处理法调处此纠纷。本案中调解员在面对婆婆时并没有过多提及潘某的不是，只说明潘某已经愿意接受调解，也就是说潘某已经认错，其他婆媳之间因琐事引发的矛盾，调解员则没再提及。因为在矛盾纠纷中，双方一般都会有或多或少的错误，对于那些生活中的琐事，没有什么根本的利害冲突，调解员采用了模糊处理法，以便加快纠纷的调解过程。

适用法律

《中华人民共和国民法典》

第一千一百二十七条第一款、第二款 遗产按照下列顺序继承：

（一）第一顺序：配偶、子女、父母；

（二）第二顺序：兄弟姐妹、祖父母、外祖父母。

继承开始后，由第一顺序继承人继承，第二顺序继承人不继承；没有第一顺序继承人继承的，由第二顺序继承人继承。

3. 因房屋被强行拆除引发的纠纷

案情经过

某县因城市更新建设的需要，决定对某居民区进行搬迁，并成立了搬迁工作组具体实施。在搬迁过程中，搬迁人与大部分居民就安置补偿达成了协议，唯独与宫某没有达成协议。搬迁工作组多次派人与宫某商议，但都没有结果。某日，宫某下班回家后发现自己的房屋被强拆了，搬迁工作组此时找到宫某，要求他立即签订安置协议，否则，原来答应的安置补偿条件，即一处两居室回迁安置房、20万元补偿款就不兑现了。宫某无奈之下找到了街道办事处，请求其妥善解决此事。

调解过程

接到调解申请后，调委会靳主任立即组织调解员制定调解方案。靳主任亲自带领两名调解员去了解情况。搬迁工作组代表说："对于宫某这样的'钉子户'，我们做了很多工作，搬迁补偿费用也从原来的15万元逐渐涨到20万元，可是他仍不满意，坚决要求200万元搬迁补偿费，否则就是不搬。我们是迫不得已把他的房子拆掉的。现在既然房子都拆了，我们肯定会给他相应的补偿。"靳主任见他们愿意接受调解，就把双方叫到了一起。

宫某见了搬迁工作组的人就怒不可遏，认为不管当初怎样，但现在是搬迁工作组在没经过他同意的情况下就强行把他的房子拆了，这种行为是不能容忍的，坚决让政府给他补偿200万元。靳主任见宫某情绪激动，就把宫某叫到隔壁办公室，劝他冷静一下，这样僵持下去，事情永远也解决不了……见宫某态度有所缓和，靳主任开始从法律角度帮他分析了此事调解的利弊，他给宫某找出法律条文，说："根据《国有土地上房屋征收与补偿条例》第26条的规定，房屋征收部门与被征收人在征收补偿方案确定的签约期限内达不成补偿协议的，由房屋征收部门报请作出房屋征收决定的市、县级人民政府依照本条例的规定，按照征收补偿方案作出补偿决定，并在房屋征收范围内予以公告。当然，被征收人对补偿决定不服的，可以依法申请行政复议，也可以依法提起行政诉讼。由此可见，不是说搬迁工作组就拿'钉子户'没有办法，搬迁工作组完全可以依据法律提请人民政府作出决定。"宫某听后，终于不再那么坚持了。

与此同时，在另一间调解办公室，调解员们也在给搬迁工作组的代表做思想工作："根据《国有土地上房屋征收与补偿条例》第27条的规定，实施房屋征收应当先补偿、后搬迁。任何单位和个人不得采取暴力、威胁或者违反规定中断供水、供热、供气、供电和道路通行等非法方式迫使被征收人搬迁。这说明，你们的强拆行为是违法行为，是要负法律责任的。"调解员劝搬迁工作组认真考虑此事。

其实，调解员在做调解方案时是确定了调解工作的重点的，认为主要矛盾就是宫某的诉求是否具有合理性。经过权衡，搬迁工作组同意适当满足宫某的要求。于是，双方再次坐到了一起，这次大家都比较理性，最后在调解员的撮合下达成协议：给付宫某35万元补偿款，一套一居室、一套两居室的回迁房。

调解方法

在纠纷中经常可能出现下面的情况,当事人之间因为剧烈冲突而引发激动情绪,就像本案宫某一见强拆他房子的人就暴跳如雷,人一激动,就常夸大冲突的性质,诉求不够理性。面对这种情况,调解员首先不能被冲突双方的情绪所左右,要在纷乱中快速厘清来龙去脉,抓住事情的关键。本案中靳主任就做到了这点,他及时分开纠纷双方,并引导当事人摆脱情绪的困扰,告诉宫某如果深陷情绪当中永远解决不了问题。此外,只有对纠纷的全面情况了然于胸才有可能找准主要矛盾,那么这起纠纷的主要矛盾是什么呢?本案的起因和激化都在补偿条件上,这才是牵一发而动全身的所在。因此调解员就集中精力解决这个主要矛盾,通过讲解相关法律知识、分析调解的利弊,使得双方经过背对背调解回来又坐到一起时能够冷静理智地谈判,最终顺利地在调解协议上签了字,化解了纠纷。

适用法律

《国有土地上房屋征收与补偿条例》

第二十六条 房屋征收部门与被征收人在征收补偿方案确定的签约期限内达不成补偿协议,或者被征收房屋所有权人不明确的,由房屋征收部门报请作出房屋征收决定的市、县级人民政府依照本条例的规定,按照征收补偿方案作出补偿决定,并在房屋征收范围内予以公告。

补偿决定应当公平,包括本条例第二十五条第一款规定的有关补偿协议的事项。

被征收人对补偿决定不服的,可以依法申请行政复议,也可以依法提起行政诉讼。

第二十七条 实施房屋征收应当先补偿、后搬迁。

作出房屋征收决定的市、县级人民政府对被征收人给予补偿后，被征收人应当在补偿协议约定或者补偿决定确定的搬迁期限内完成搬迁。

任何单位和个人不得采取暴力、威胁或者违反规定中断供水、供热、供气、供电和道路通行等非法方式迫使被征收人搬迁。禁止建设单位参与搬迁活动。

第二章

行业和专业领域矛盾纠纷的调解

一、物业纠纷的调解

物业纠纷又称物业服务合同纠纷,一般是指在物业服务活动中所发生的各种纠纷。《物业管理条例》规定,物业管理,是指业主通过选聘物业服务企业,由业主和物业服务企业按照物业服务合同约定,对房屋及配套的设施设备和相关场地进行维修、养护、管理,维护物业管理区域内的环境卫生和相关秩序的活动。

随着经济的快速发展,我国城镇居民的生活条件和住房条件得到了很大的改善,但是住宅管理方面的法律法规仍相对滞后,加之物业公司自身原因等问题,居民和物业公司之间存在着大量的矛盾和纠纷,很容易影响小区的正常生活秩序。因此,加强物业纠纷的调处是人民调解工作的重要内容。

现阶段,物业纠纷主要具有以下特征:(1)在属性上具有多重性;(2)涉及的法律关系具有复杂性;(3)在表现形式上具有多样性。

1. 因小区垃圾无人处理引发的物业纠纷

▎案情经过

红旗村位于某市的郊区，市政府为推进城镇化进程，依法对该村进行了改造。改造后的红旗村更名为红旗小区，高楼林立、绿树、草坪、广场等样样俱全。村民们过上了向往的城市生活，但却一时无法适应处处交费的管理制度。这不，近一个月来，小区居民和物业因物业费问题一直僵持着。由于部分居民一直拖欠物业费，因此物业公司暂停垃圾清洁，使得小区脏乱不堪，垃圾随处可见，臭味难闻，闹得人心惶惶，业主怨声载道。交了物业费的业主认为物业公司不清理垃圾违反了物业服务合同约定，侵犯了自己的合法权益，找物业公司理论，要求物业给个说法。物业公司则声称，红旗小区是回迁房，物业收费一直很低，部分业主不交物业费，使得物业公司入不敷出，根本无法拿出钱雇清洁人员清理垃圾，要怪就怪那些没交物业费的业主，除非大家都把欠交的物业费补齐，否则这垃圾没法处理。双方在多次交涉未果的情况下，居民派代表找到小区居委会，调委会于是出面进行调解。

▎调解过程

调委会受理此案后，调解员小吴分别走访了物业公司和部分住户，经调查发现该小区约 70% 的住户都已交清了物业服务费用，30% 左右的住户仍有拖欠。拖欠的这部分住户多是年龄较大的中老年业主，他们多习惯了以前农村的生活，对小区里这个收费、那个收费的项目多持抵触态度。

了解了情况后，小吴看到小区垃圾已经影响到居民的正常生活，决定先找物业公司管理人员沟通，希望物业公司先把垃圾处理了。但物业经理态度强硬，声称不交齐物业费坚决不清理垃圾。调解员小吴正色直言道："依据《民法典》规定，物业服务人应当按照约定和物业的使用性质，妥善维修、养护、清洁、绿化和经营管理物业服务区域内的业主共有部分，维护物业服务区域内的基本秩序，采取合理措施保护业主的人身、财产安全。《物业管理条例》也规定，物业服务企业应当按照物业服务合同的约定，提供相应的服务。物业服务企业未能履行物业服务合同的约定，导致业主人身、财产安全受到损害的，应当依法承担相应的法律责任。你们这种做法已经违反了《民法典》和《物业管理条例》规定的物业公司应该履行的义务，如果你们继续坚持不清理垃圾，给业主造成人身、财产损害，依法要承担相应的法律责任。如果有业主投诉到主管部门，你们不仅要面临赔偿，还可能受到罚款等其他处罚。"见调解员搬出了法律规定，物业经理没那么强硬了，表示垃圾可以清理，但是物业费也得交。看到这种情况，小吴说："部分业主欠交物业费确实不对，但当前大部分业主都已交清，如果垃圾不处理，那交了物业费的业主还会受害，对他们而言既不公平，也会影响到下次交费的积极性。欠交费用的业主我负责去说服，一定尽快让他们补齐。"听完调解员的这番话，物业经理吃了定心丸，便着手清理垃圾。

随后，小吴经过调查，在没有交纳费用的家庭中，了解到住在五号楼三单元的李阿姨年龄虽大但性格外向很会与老年人沟通，人缘很好。于是小吴决定先做好李阿姨的思想工作，其他各户便容易解决了。小吴一进门便高兴地对李阿姨说："物业已经把您家窗户旁边的垃圾清理了，您看看清理得是否满意？"李阿姨点头。接着小吴言归正传，表明了来意："我知道咱老一辈人都习惯了以前农村各管各家的生活，但咱这小区不比农村独门独院，除了自己打扫自己屋子以外，楼道、电梯、小区道路、垃圾桶、绿化带等这些公共区域也需要有人清理，哪一项不达标都会直接影响到咱的正常生活。而这些公共卫生不可能让咱住户轮流去做吧，这就需要用大伙交纳的物业费去聘用专门的清洁人员去做。所以咱这物业费有相当一部分是给物业代替咱住户去雇用清洁、维修等人员来为居民服务的。再说，物业公司帮咱管理着小区，给咱们创造舒适、干净的小区生活环境，咱也不能让人家白忙活吧，物业公司也有工作人员，也要开支，如果大家都不交物业费，那他们怎么办？如果一出家门，小区里到处杂乱不堪，那是啥心情？您说您在这楼里住得舒服不舒服？不管哪个物业服务咱，咱都应该依法依约交物业费。"听了调解员的分析后，李阿姨明白了物业费的真正用途，遂表示会补齐所欠费用。同时，在李阿姨的宣传与劝说下，其他欠费的住户也都相继补交了物业费。这起纠纷就这样和平地解决了。

调解方法

对于这起物业纠纷，调解员主要运用了法律震慑、解决思想问题与解决实际问题相结合以及善于动员和运用第三人的方法进行了调解。本案中部分住户习惯了以前农村的生活，住进小区后一时难以适应交纳物业费的管理模式，并对物业费的用途产生误会，因此拒绝向物业公司交纳物业费。而物业公司在一小部分住户没有交纳物业费的情况下，采取了极端的处理方式，对自己不履行服务义务是否违反相关法律规定意识不强。因此调解员在调解时，对物业公司强硬的态度，直接采用了法律告知的震慑方式，让当事人认识到，自己的行为于法于情是行不通的。而对不愿交纳物业费的居民，调解员则找到了对这部分人有影响力的李阿姨，侧重将对纠纷的正确意见灌输给李阿姨，此举也就间接地作用于其他居民，这也是纠纷得以化解的重要一步。调解员还运用了解决思想问题与解决实际问题相结合，以及模糊处理法进行调解，对没有交纳物业费的住户，没有上来就揪住他们不交纳物业费的行为违法，而是采用了先帮他们解决实际问题，把垃圾清理干净，而后再帮他们解决思想中的疑虑，耐心向李阿姨讲明物业费的真实用途是取之于民、用之于民，使他们自觉遵守法律规定,即业主应当根据物业服务合同的约定交纳物业服务费用。至此,矛盾迎刃而解。

适用法律

《中华人民共和国民法典》

第九百四十二条 物业服务人应当按照约定和物业的使用性质,妥善维修、养护、清洁、绿化和经营管理物业服务区域内的业主共有部分,维护物业服务区域内的基本秩序,采取合理措施保护业主的人身、财产安全。

对物业服务区域内违反有关治安、环保、消防等法律法规的行为,物业服务人应当及时采取合理措施制止、向有关行政主管部门报告并协助处理。

第九百四十四条 业主应当按照约定向物业服务人支付物业费。物业服务人已经按照约定和有关规定提供服务的,业主不得以未接受或者无需接受相关物业服务为由拒绝支付物业费。

业主违反约定逾期不支付物业费的,物业服务人可以催告其在合理期限内支付;合理期限届满仍不支付的,物业服务人可以提起诉讼或者申请仲裁。

物业服务人不得采取停止供电、供水、供热、供燃气等方式催交物业费。

《物业管理条例》

第三十五条 物业服务企业应当按照物业服务合同的约定,提供相应的服务。

物业服务企业未能履行物业服务合同的约定,导致业主人身、财产安全受到损害的,应当依法承担相应的法律责任。

第四十一条 业主应当根据物业服务合同的约定交纳物业服务费用。业主与物业使用人约定由物业使用人交纳物业服务费用的,从其约定,业主负连带交纳责任。

已竣工但尚未出售或者尚未交给物业买受人的物业，物业服务费用由建设单位交纳。

2. 因停车场收费问题引发的物业纠纷

案情经过

随着某小区入住率的提高，汽车的数量也急剧增加，原来规划的停车位远远赶不上停车需求，有些业主就抱怨小区的停车环境。小区物业于是决定借此机会扩建一些车位，同时也能增加一些收入，便发出通知，称为了方便业主停车，要把八号楼前面的那片草坪改建成停车场，改建后的车位可以供业主购买，一次性缴纳8万元，或者按每月300元租用，让有需要的业主提前登记预定。这一做法遭到很多业主的不满，认为物业无权把草坪改建成停车场，这破坏了小区环境。有些业主虽然接受改建，但坚决反对车位收费。为此，不少业主还拒交物业费以示抗议。业主和物业之间纠纷升级，互不退让，最终来到调委会要求进行调解。

调解过程

调委会的石主任接手此案后，向业主们进行了调查，发现大概有50%的业主不同意破坏草坪，有30%的业主同意改建但不同意收费，另外还有一部分人表示无所谓。了解了业主们的想法后，石主任又走访了物业主管人员，发现物业改建停车场的目的一方面是缓解小区停车难的问题，另一方面是希望通过出租出售车位取得一些收入。弄清双方的想法后，石主任通知业主代表和物业主管人员到调委会进行调解。

人员到齐后，石主任对物业主管人员说："停车难是小区面临的实际问题，绿化的保护是环境问题，说到底都是民生问题。但从法律的层面来说，根据我国《民法典》和《物业管理条例》的相关规定，小区的绿地属于全体业主共有财产，物业不能擅自改变其用途，确实需要改变用途应该经过相应的法律程序，物业无权私自决定将草坪改建成停车场。"听完石主任的话，物业主管人员表示不服，说停车难是业主反映的问题，改建停车场符合业主的意思。石主任接过话问："那有多少业主同意把绿地改建为停车场？又有多少业主同意把绿地改建为'收费'的停车场？我已经调查过了，半数业主都要求保护草坪，另外有30%的业主不同意停车场收费。根据《民法典》第278条的规定，改变共有部分的用途，属于由业主共同决定事项之一，应当由专有部分面积占比三分之二以上的业主且人数占比三分之二以上的业主参与表决，同时，还应当经参与表决专有部分面积四分之三以上的业主且参与表决人数四分之三以上的业主同意。"看到石主任对此事调查得如此清楚，物业主管人员认识到石主任是有备而来的，反问道，业主停车难的问题要如何解决呢？

考虑到确实需要为业主解决实际问题，在征求了业主的意见后，石主任主持双方达成和解：由物业把草坪改建为镂空停车场，即用砖对草坪进行分块围挡，车可以停在砖上，草可以在空隙里生长，这样既不完全破坏草坪，又可以停车，改建的费用从停车费中扣除，但收取的费用只能是成本价，按4元/天计算，双方均很满意。

这起纠纷的和解真是一举两得，既为小区业主解决了实际问题，又没有破坏环境。

调解方法

本案中，业主们想让物业解决停车这一难题，但又不愿破坏环境，更不愿支付高额的停车费用，而物业决定占用绿地改建停车场租售给业主，双方于是产生纠纷。调解员冷静分析后得出结论，针对此案，对业主一方是要解决实际问题，对物业一方则要依法调解才能解决其高价租售停车位的思想问题。

停车位不足是业主生活中确实存在的困难，要找到这类纠纷的症结所在，就要进行细致深入的调查。调解员从业主一方了解到大概有50%的业主不同意破坏草坪，另外有30%的业主同意改建但不同意收费，调解员又发现物业改建停车场的目的一方面是缓解小区停车难的问题，另一方面是希望通过出租出售车位取得一些收入，于是对物业一方，调解员把讲道理与讲法律结合起来进行说服，通过对《民法典》和《物业管理条例》相关法律条文的解读，对双方纠纷的是非曲直给出了评判标准。对业主一方，调解员通过切实帮助大家解决实际问题的方法，致使矛盾迎刃而解。业主的实际问题和物业的思想问题都得到了解决，这也为今后物业与业主和平相处打好了基础。

适用法律

《中华人民共和国民法典》

第二百七十四条　建筑区划内的道路，属于业主共有，但是属于城镇公共道路的除外。建筑区划内的绿地，属于业主共有，但是属于城镇公共绿地或者明示属于个人的除外。建筑区划内的其他公共场所、公用设施和物业服务用房，属于业主共有。

第二百七十八条　下列事项由业主共同决定：

（一）制定和修改业主大会议事规则；

（二）制定和修改管理规约；

（三）选举业主委员会或者更换业主委员会成员；

（四）选聘和解聘物业服务企业或者其他管理人；

（五）使用建筑物及其附属设施的维修资金；

（六）筹集建筑物及其附属设施的维修资金；

（七）改建、重建建筑物及其附属设施；

（八）改变共有部分的用途或者利用共有部分从事经营活动；

（九）有关共有和共同管理权利的其他重大事项。

业主共同决定事项，应当由专有部分面积占比三分之二以上的业主且人数占比三分之二以上的业主参与表决。决定前款第六项至第八项规定的事项，应当经参与表决专有部分面积四分之三以上的业主且参与表决人数四分之三以上的业主同意。决定前款其他事项，应当经参与表决专有部分面积过半数的业主且参与表决人数过半数的业主同意。

《物业管理条例》

第四十九条 物业管理区域内按照规划建设的公共建筑和共用设施，不得改变用途。

业主依法确需改变公共建筑和共用设施用途的，应当在依法办理有关手续后告知物业服务企业；物业服务企业确需改变公共建筑和共用设施用途的，应当提请业主大会讨论决定同意后，由业主依法办理有关手续。

3. 因拖欠物业费引发的物业纠纷

案情经过

某天一大早，调解员小武刚到街道调委会就听见电话响个不停，他接起电话一听，原来是他们辖区内某小区的业主打过来的。该业主说："物业公司给我们停水，已经三天了，现在我们忍无可忍了，如果你们不管，我们业主就集体去政府投诉！"接到电话后，小武心情十分焦急，马上把情况汇报给了调委会范主任。范主任立即派人分别找到小区物业公司和被停水的业主们，了解了事情的起因和情况。

原来，小区物业公司是开发商聘用的，在人事、资金等方面与开发商存在很多联系。有18户业主对开发商很有意见，由于物业公司与开发商的关系，他们便把对开发商的不满都怪罪到物业公司身上，为了报复开发商，一直拖欠物业服务费、水费、电费。物业公司一直为这18户业主垫付水电费，也多次催促其交纳物业服务费，但是这些业主总找出各种理由继续拖延。物业公司为了让这18户业主尽快交齐各项费用，就停了这些住户的水。物业公司认为他们的做法只是为了保护自己的权益；而这18户业主则称，物业公司提供的管理服务很不到位，物业服务价格也很不合理，经常抗议没有结果，所以才拖欠物业服务费。被物业公司强行停水后，几名业主妥协准备交纳水费，但物业公司要求业主必须连同物业服务费一齐交纳，否则继续停水。

调解过程

了解了情况后，范主任和小武首先找到物业公司经理，因为本案物业一方的做法在法律中有明文规定，故此第一步就给他们讲明法律相关规定：首先，物业公司与业主之间签订的是物业服务合同，业主与自来水公司之间签订的是供水合同，这是两个相互独立的合同。根据我国《民法典》的规定，经催告用水人在合理期限内仍不交付水费和违约金的，自来水公司可以按照国家规定的程序中止供水。但是，应当事先通知用水人。其次，《民法典》中还规定，物业服务人不得采取停止供电、供水、供热、供燃气等方式催交物业费。依法，物业公司并不是水的供应方，是无权停止供水的，如果继续停水，则要承担因此给业主造成的损失。对于业主无故拖欠物业服务费，物业公司尚可依据双方签订的物业服务合同通过诉讼或仲裁维权。物业公司经理听后，认识到自身行为不当，同意立刻恢复供水。

随后，范主任和小武又与18户被停水业主见面，告诉他们经过调解，物业公司已经同意立即恢复供水。同时，范主任还给他们宣讲了《民法典》和《物业管理条例》的规定，业主长期拖欠水费、物业费的行为是违法的，业主违反约定逾期不支付物业费的，物业服务人可以催告其在合理期限内支付；合理期限届满仍不支付的，物业服务人可以提起诉讼或者申请仲裁。同时说，如果大家对物业公司提供的管理服务不满意，可以依据双方签订的物业服务协议与物业公司协商或通过诉讼等合法途径解决，长期拖欠物业服务费对小区管理不利，也将最终影响小区业主的正常生活。大家见水立刻就通了，小区又恢复了往日平静和谐的生活秩序，很快家家都补齐了所欠费用。事后，双方都表示要积极增强法律意识，对错误思想和违法行为都心悦诚服地改正。

调解方法

在本起纠纷的调解中，首先，调解员抓住了主要矛盾。范主任和小武对该起物业纠纷进行调查，了解了事情的起因和详细情况，通过分析，查明了纠纷的原因，找出了该起纠纷的重点，即先解决业主们的用水问题，这就解决了主要矛盾，纠纷中所有棘手的问题都会由难变易。其次，调解员还向双方当事人宣讲国家现行法律，进行普法教育，在法律有明文规定时调解应严格适用法律规定。本纠纷中，业主和物业公司对纠纷所适用的法律并不了解，甚至可能对法律存在着错误的认识和理解，因此，调解员在调解过程中要正确地引用和讲解法律，物业公司和业主双方才能正确地认识到各自在纠纷中行为的性质以及可能面对的法律后果，从而心悦诚服地接受调解。在使双方了解法律的同时，范主任还对当事人进行了道德教育，使他们明白权利应该在法律与道德规范之内行使。在调解员情、理、法相结合的调解下，一起因拖欠物业费而引起的物业纠纷就成功地被化解了。

适用法律

《中华人民共和国民法典》

第六百四十八条 供用电合同是供电人向用电人供电，用电人支付电费的合同。

向社会公众供电的供电人，不得拒绝用电人合理的订立合同要求。

第六百五十四条 用电人应当按照国家有关规定和当事人的约定及时支付电费。用电人逾期不支付电费的，应当按照约定支付违约金。经催告用电人在合理期限内仍不支付电费和违约金的，供电人可以按照国家规定的程序中止供电。

供电人依据前款规定中止供电的，应当事先通知用电人。

第六百五十六条 供用水、供用气、供用热力合同，参照适用供用电合同的有关规定。

第九百四十四条 业主应当按照约定向物业服务人支付物业费。物业服务人已经按照约定和有关规定提供服务的，业主不得以未接受或者无需接受相关物业服务为由拒绝支付物业费。

业主违反约定逾期不支付物业费的，物业服务人可以催告其在合理期限内支付；合理期限届满仍不支付的，物业服务人可以提起诉讼或者申请仲裁。

物业服务人不得采取停止供电、供水、供热、供燃气等方式催交物业费。

《物业管理条例》

第四十一条第一款 业主应当根据物业服务合同的约定交纳物业服务费用。业主与物业使用人约定由物业使用人交纳物业服务费用的，从其约定，业主负连带交纳责任。

第六十四条 违反物业服务合同约定，业主逾期不交纳物业服务费用的，业主委员会应当督促其限期交纳；逾期仍不交纳的，物业服务企业可以向人民法院起诉。

4. 因小区道路失修导致行人摔伤引发的纠纷

案情经过

某日,陶某居住的小区下水道出现故障,物业公司的维修人员为修理下水道在路面上挖开了大约3米长的坑。抢修完故障后,当天傍晚陶某骑电动车回家,路过这一段路,因路面填埋处有块凸起的砖头,躲闪不及连人带车摔倒了。陶某被电动车压在下面,感觉到胸部疼痛,想要打电话,结果发现手机被摔坏了,只好请求路人帮忙拨打了家人电话。家人赶到时,她已被人扶起坐在了路边。家人看到显然是施工后没处理好路面,导致陶某受伤,遂报了警。派出所民警接警后勘查了现场并到小区物业查看了监控,确认陶某摔倒是因路面上的石头所致。而陶某经过医院检查,诊断为两根肋骨骨折。出院后,陶某家人找到物业公司,要求物业公司承担赔偿责任。物业公司却认为是陶某自己不小心摔倒,不同意赔付。陶某多次提出赔偿要求都被物业公司拒绝,于是来到调解委员会寻求调解。

调解过程

调委会接到调解申请后,派出经验丰富的调解员负责本案的调解工作。调解员首先找到陶某询问她的诉求。陶某说,自己因被路面砖头绊倒而受伤,物业公司是存在过错的,她在医院治疗产生了医疗费、营养费、误工费、交通费等费用,且因摔倒,手机、电动车都损坏了,物业公司也应赔偿。陶某要求物业公司支付各项赔偿共计约3万元。

在了解了陶某的诉求后,调解员来到了小区物业办公室。调解员首先向物业经理指出,在本次事故中,物业公司需要对受伤的陶某承担责任。通过监控显示，小区物业没有及时修理好路面，也没有在涉事地点放置警示标志。《民法典》第 1258 条第 1 款规定："在公共场所或者道路上挖掘、修缮安装地下设施等造成他人损害，施工人不能证明已经设置明显标志和采取安全措施的，应当承担侵权责任。"此外，《物业管理条例》第 35 条规定："物业服务企业应当按照物业服务合同的约定，提供相应的服务。物业服务企业未能履行物业服务合同的约定，导致业主人身、财产安全受到损害的，应当依法承担相应的法律责任。"总之，依据法律条文规定可知，小区物业应该对遭受人身财产损失的陶某承担赔偿责任。

物业公司面对监控事实和法律规定，对调解员的说法无力反驳，表示同意赔偿，但赔偿数额过高，希望调解员能够说服陶某拿出医院出具的发票，并且降低赔偿数额。就此情况，调解员及时回复了陶某。

两天后，调解员将双方召集到调委会，在告知了调解相关的权利与义务后，双方表示接受。调解开始后，陶某将案件经过和诉求重新陈述了一遍，然后拿出赔偿明细单随同相关票据，一起交给调委会和物业公司，同意将赔偿数额降低为 2.8 万元，不再要求物业公司赔偿营养费以及维修电动车和手机的费用。但物业公司依然觉得赔偿数额过高。见状，调解员便将物业经理请到了另一间调解室，对他说，如果陶某以最初的赔偿数额起诉到人民法院，获得胜诉的概率很大，到时候物业公司不仅要派人去出庭应诉，并且可能承担比现在调解数额更高的赔偿，希望物业经理能够慎重考虑。听后，对方表示要向公司领导请示一下。见状，调解员继续说，如果小区物业不认可，那陶某只能走诉讼程序，你们耗时又费力不说还费钱，毕竟依法你方是要承担侵权责任的。最终，在调解员的努力下，物业公司同意陶某提出的赔偿数额。

调解方法

这起纠纷案件事实比较简单，争议的焦点在赔偿数额上。陶某作为遭受损失的一方,希望能多拿些赔偿款,而物业公司则主张少赔或者不赔。调解员的调解经验非常丰富,能够准确把握当事人的诉求和心理,运用法律震慑和背对背的调解方法,将纠纷完美化解。本案中,调解员的调解工作还充分体现了依法调解的本色。在物业公司要求降低赔偿数额,陶某退步降低数额且拿出索赔票据后,物业公司仍然觉得赔偿数额高,不愿接受。此时,可能有些调解员会调转方向再次劝说陶某降低赔偿数额,以求快速解决纠纷。而本案中的调解员没有这么做,他深知依据法律规定,且陶某索赔有理有据的情况下,应该保护其合法权益,做到依法调解,而不是为了达成调解而和稀泥,损害本就受伤的陶某的利益。

适用法律

《中华人民共和国民法典》

第一千二百五十八条第一款 在公共场所或者道路上挖掘、修缮安装地下设施等造成他人损害,施工人不能证明已经设置明显标志和采取安全措施的,应当承担侵权责任。

《物业管理条例》

第三十五条 物业服务企业应当按照物业服务合同的约定,提供相应的服务。

物业服务企业未能履行物业服务合同的约定,导致业主人身、财产安全受到损害的,应当依法承担相应的法律责任。

二、劳动纠纷的调解

劳动纠纷是现实中较为常见的纠纷。劳动纠纷又称劳动争议,是指劳动关系双方当事人在实现劳动权利和履行义务的过程中发生的纠纷。其中，有的属于既定权利的争议，如因适用劳动法和劳动合同、集体合同的既定内容而发生的争议；有的属于要求新的权利而出现的争议，如因制定或变更劳动条件而发生的争议。

劳动纠纷具有以下特点：（1）劳动纠纷是劳动关系当事人之间的争议；（2）劳动纠纷的内容涉及劳动权利和劳动义务，是为实现劳动关系而产生的争议；（3）劳动纠纷既可以表现为非对抗性矛盾，也可以表现为对抗性矛盾，而且，两者在一定条件下可以相互转化。

劳动纠纷的发生，不仅使正常的劳动关系得不到维护，还会使劳动者的合法利益受到损害，不利于社会的稳定。因此，应当正确把握劳动纠纷的特点，积极预防劳动纠纷的发生，对已发生的劳动纠纷要妥善解决。

1. 因索要工伤赔偿引发的劳动纠纷

案情经过

王某通过网上投递简历，应聘了某家电维修公司维修工的职位。被录用后，公司人事部门的孙经理以现在公司正在进行人员变动为由，告知他暂时不能与其签订书面劳动合同。王某默认。而后，双方口头约定：王某的工作期限为两年，职位为维修工，试用期两个月，试用期工资5000元，转正后工资7000元。在王某入职快满两个月的某日，王某到公司指定的地点修理家电时，从梯子上摔落，左腿骨折。王某因此住院两个月，花去医疗费、住院伙食补助费、护理费、营养费及交通费等费用共计2万多元。在王某住院期间，公司领导曾来探望，王某提出报销医药费及赔偿事项，领导表示先让其安心养伤，此事出院后再商议。

王某出院后，医药费报销及赔偿事宜一直没有得到落实。其在家休养痊愈后回到公司，当面找到公司相关负责人，主张认定工伤，要求公司报销医药费、误工费、营养费、交通费等费用共计4万元。公司认为王某在使用梯子的过程中存在过错，对身体遭受的损害也需承担部分责任，且双方之间没有订立劳动合同，不能认定王某是工伤，公司可酌情补偿王某1万元。王某认为公司逃避责任，要走法律程序，向劳动仲裁部门申请仲裁。这时王某的朋友了解情况后，告知王某仲裁程序比较复杂，而且劳动合同你还没拿到，可能还会涉及鉴定等，有个比劳动仲裁更快的方法，建议他通过调解方式解决。于是王某找到了调解委员会，希望调解委员会能够帮他解决问题。

| 调解过程

调解委员会接受了王某的请求，由对劳动纠纷有调解经验的小冯负责本案的调解。小冯先向王某询问了案件的经过，了解了王某在本案中的主张，即要求家电维修公司全额支付其因工伤造成的损失4万元，如公司不给予合理赔偿，就到劳动仲裁部门申请仲裁。随后，小冯来到家电维修公司，向该公司人事部门的负责人孙某了解情况。孙某称与王某只是劳务关系，双方没有订立劳动合同，不认可王某工伤的主张，只可酌情给予其1万元的补偿。

见双方对赔偿的数额分歧比较大，而且正处于矛盾激化的状态，小冯又通过微信联系了王某，询问王某是否可以降低赔偿的数额。王某说自己因工伤住院治疗和居家疗养，需要人照护，妻子向单位请了两个月的假，这两个月两人都没有收入，算上医疗费、营养费、交通费等费用，花光了两人大部分的积蓄。同时，王某还说，他与家电维修公司建立的是劳动合同关系，自己又是在工作期间受的伤，应当属于工伤，公司以未与自己签订劳动合同、不属于工伤为由拒绝支付赔偿，就是逃避责任的行为，如果公司不给赔偿，他还要向公司主张没有签订劳动合同的双倍工资。

随后小冯又将王某养伤期间其妻子请假照顾的情况以及追讨公

司未及时签合同的赔偿的打算如实向孙某阐述了一遍，希望孙某与公司商议，能尽快给予答复。同时，小冯又微信给他发送了《劳动合同法》的相关条文，告知孙某单位应当在用工之日起一个月内就与劳动者订立劳动合同，自用工之日起超过一个月不满一年未与劳动者订立书面劳动合同的，应当向劳动者每月支付二倍的工资。并说，王某在公司工作，有考勤记录可查，也有工装、工牌及公司财务每月发放工资的记录，可以证明王某与家电维修公司建立起了劳动合同关系。而在工作期间，王某因工负伤，依据《工伤保险条例》的规定，应认定为工伤，享受工伤待遇。小冯还向孙某转达了王某的意愿，即只要公司能够赔偿他因工伤造成的损失，就暂不追究公司未签订劳动合同的赔偿，因为他还想在公司继续工作，并与公司签订正式的书面劳动合同。孙某收到小冯的消息后，告知小冯需要向公司总负责人进行汇报。两天后，孙某通过微信联系小冯，表示公司同意王某的要求，愿意赔偿其住院治疗期间的全部损失，包括他们夫妻的收入损失，并与王某补签了书面劳动合同。

调解方法

本案中调解员主要运用了抓住主要矛盾进行调解的方法。调解员小冯抓住的主要突破点在于，家电维修公司自用工之日起，未与劳动者王某订立书面劳动合同，此做法依据《劳动合同法》的规定，劳动者可向公司主张未签订劳动合同的双倍工资。以此为主要突破口，小冯向家电维修公司讲明其违法行为的法律后果，让其知晓其中的利害关系，并通过孙某让公司的总负责人对此事重新进行分析衡量。

此外，小冯在调解时还巧妙运用了换位思考的方法，通过向孙某讲述王某自己受伤需要陪护，妻子也没了收入，几乎花光了两人的积蓄，启发孙某能够设身处地地从王某的角度考虑问题，同时特别表示，王某不追究公司未签订劳动合同的双倍工资赔偿，愿意继续在公司工作，从情理角度感化了当事人。

本案，调解员向用人单位当事人正确讲解有关法律，对王某的合理要求予以支持，使双方的思想统一到法律上。最后，通过小冯从法律利害关系上的分析及情理上的劝解，公司最终同意了王某的赔偿要求，调解成功。

适用法律

《中华人民共和国劳动合同法》

第十条 建立劳动关系，应当订立书面劳动合同。

已建立劳动关系，未同时订立书面劳动合同的，应当自用工之日起一个月内订立书面劳动合同。

用人单位与劳动者在用工前订立劳动合同的，劳动关系自用工之日起建立。

第八十二条 用人单位自用工之日起超过一个月不满一年未与劳动者订立书面劳动合同的，应当向劳动者每月支付二倍的工资。

用人单位违反本法规定不与劳动者订立无固定期限劳动合同的，自应当订立无固定期限劳动合同之日起向劳动者每月支付二倍的工资。

《工伤保险条例》

第十四条 职工有下列情形之一的，应当认定为工伤：

（一）在工作时间和工作场所内，因工作原因受到事故伤害的；

（二）工作时间前后在工作场所内，从事与工作有关的预备性或者收尾性工作受到事故伤害的；

（三）在工作时间和工作场所内，因履行工作职责受到暴力等意外伤害的；

（四）患职业病的；

（五）因工外出期间，由于工作原因受到伤害或者发生事故下落不明的；

（六）在上下班途中，受到非本人主要责任的交通事故或者城市轨道交通、客运轮渡、火车事故伤害的；

（七）法律、行政法规规定应当认定为工伤的其他情形。

第三十条第一款 职工因工作遭受事故伤害或者患职业病进行治疗，享受工伤医疗待遇。

2. 因员工拒绝加班被辞退引发的劳动纠纷

案情经过

小李毕业后进入一家机械零件制造公司，与该公司签订了一份三年期的劳动合同，约定实习期为六个月，在实习期间小李将被派到公司各个部门进行轮岗。第三个月小李被分配到车间进行劳动。这批新来的车间员工工作效率没有老员工高，需要每天加班才能完成定量任务，一个月下来，小李感到身心俱疲。当他得知公司并不支付加班费时，于是，在面对又一次加班时，他选择直接回家。后来，小李因不服从加班安排被公司辞退。他要求公司支付加班费和赔偿金，但遭到拒绝。气愤之余，小李找到了劳动仲裁部门，反映其遇到的问题，并准备提起劳动仲裁。因为涉及金额较小，调解委员会介入其中，希望以调解的方式解决该纠纷。

调解过程

调解员孙某首先找到准备提起劳动仲裁的小李，表示愿意帮助小李通过调解的方式维护其合法权益。如果最终调解未能达成，小李还可以继续通过劳动仲裁维权。听了调解员的话，小李同意暂不提起仲裁，等待调解。

孙某联系到小李之前所在的机械零件制造公司，与其约定见面后，公司负责人显得很不耐烦，对孙某说，现在的大学毕业生实在是矫情，加个班是再正常不过的事情，竟然不愿承受，这样的员工公司是不需要的。公司负责人吐槽完毕后，孙某意识到他对小李也有诸多不满，为了更好地解决纠纷，决定先不直接纠正公司的行为和观点的错误，而是采取了迂回的方式。孙某向公司负责人说道："现在的年轻人是没有当年那种吃苦耐劳的精神气儿了，但是他们思维活跃，富有创造力，而公司的发展还是需要年轻人才的。"孙某向公司负责人打听了近些年来公司发展的概况，真诚地提出建议，说公司发展应当重视人才培养，而非仅看重眼前的利益。

看到公司负责人若有所思，孙某接着分析道，这次小李对公司提出的要求是有法律依据的，如果公司拒不履行，小李提出劳动仲裁后，可能会对单位的声誉造成影响，对以后的发展和人才引进更加不利。孙某特别强调，依据《劳动合同法》的规定，用人单位不得强迫或者变相强迫劳动者加班，如果安排加班的，应当按照国家有关规定向劳动者支付加班费。如果公司因劳动者不服从加班而将其辞退的，属于违法解除劳动合同的行为，需要向劳动者支付相应的赔偿金。

讲解完法律规定，孙某趁热打铁，说道："付出劳动获得报酬是每个人应有的权利，你站在员工的角度想一想，如果一直被要求加班却拿不到加班费，也没有安排调休，任谁心里都不会情愿。虽然很多员工为了保住工作选择听话，但是谁也不能保证会一直风平浪静，终究会有人站出来讲道理、作抵抗，就像小李一样。另外，不容回避的是，越来越多的人，特别是年轻人，劳动法律意识越来越强，这是社会进步的一种表现，也使得用人单位需要规范自己的言行，要合法合规。一旦用人单位侵犯了劳动者的合法权益，毫无悬念地会在劳动仲裁或诉讼中承担败诉的后果。"

最终在孙某的帮助下，小李不仅领取到了加班费，还回到了公司上班。同时，公司承诺以后会更加注重对人才的培养和员工福利待遇的保障，努力地向着好的方向发展。

调解方法

调解中，解决实际纠纷的同时还能转变不正确的思想固然是调解工作追求的最好结果，但必须把握一定的顺序和方法，从正确的角度看利弊，使被调解人转变看法，在此基础上再进行思想教育，如此才能有事半功倍的效果。孙某正是运用这种方式，先分析公司存在的问题，假设小李提起仲裁后公司将面临的境地，依据法律规定公司不仅"毫无悬念地会在劳动仲裁或诉讼中承担败诉的后果"，而且"小李提出劳动仲裁后，可能会对公司的声誉造成影响，对公司以后的发展和人才引进更加不利"，一步步告诉公司负责人怎样做才符合法律规定，以及如何化解自己的错误思想，说"现在的年轻人是没有当年那种吃苦耐劳的精神气儿了，但是他们思维活跃，富有创造力，而公司的发展还是需要年轻人才的"，使其思想层面的问题也迎刃而解，最终双方的纠纷得以圆满解决。

适用法律

《中华人民共和国劳动合同法》

第三十一条 用人单位应当严格执行劳动定额标准，不得强迫或者变相强迫劳动者加班。用人单位安排加班的，应当按照国家有关规定向劳动者支付加班费。

第三十九条 劳动者有下列情形之一的，用人单位可以解除劳动合同：

（一）在试用期间被证明不符合录用条件的；

（二）严重违反用人单位的规章制度的；

（三）严重失职，营私舞弊，给用人单位造成重大损害的；

（四）劳动者同时与其他用人单位建立劳动关系，对完成本单位的工作任务造成严重影响，或者经用人单位提出，拒不改正的；

（五）因本法第二十六条第一款第一项规定的情形致使劳动合同

无效的；

（六）被依法追究刑事责任的。

第四十七条 经济补偿按劳动者在本单位工作的年限，每满一年支付一个月工资的标准向劳动者支付。六个月以上不满一年的，按一年计算；不满六个月的，向劳动者支付半个月工资的经济补偿。

劳动者月工资高于用人单位所在直辖市、设区的市级人民政府公布的本地区上年度职工月平均工资三倍的，向其支付经济补偿的标准按职工月平均工资三倍的数额支付，向其支付经济补偿的年限最高不超过十二年。

本条所称月工资是指劳动者在劳动合同解除或者终止前十二个月的平均工资。

第八十五条 用人单位有下列情形之一的，由劳动行政部门责令限期支付劳动报酬、加班费或者经济补偿；劳动报酬低于当地最低工资标准的，应当支付其差额部分；逾期不支付的，责令用人单位按应付金额百分之五十以上百分之一百以下的标准向劳动者加付赔偿金：

（一）未按照劳动合同的约定或者国家规定及时足额支付劳动者劳动报酬的；

（二）低于当地最低工资标准支付劳动者工资的；

（三）安排加班不支付加班费的；

（四）解除或者终止劳动合同，未依照本法规定向劳动者支付经济补偿的。

第八十七条 用人单位违反本法规定解除或者终止劳动合同的，应当依照本法第四十七条规定的经济补偿标准的二倍向劳动者支付赔偿金。

《中华人民共和国劳动法》

第四十四条 有下列情形之一的，用人单位应当按照下列标准支付高于劳动者正常工作时间工资的工资报酬：

（一）安排劳动者延长工作时间的，支付不低于工资的百分之一百五十的工资报酬；

（二）休息日安排劳动者工作又不能安排补休的，支付不低于工资的百分之二百的工资报酬；

（三）法定休假日安排劳动者工作的，支付不低于工资的百分之三百的工资报酬。

3. 因单位缩短女职工产假引发的劳动纠纷

▎案情经过

笑笑大学毕业后到一家装潢公司应聘，公司领导询问了笑笑有关结婚生育的想法，笑笑说自己还没有男朋友，结婚生育是猴年马月的事。公司领导和笑笑敲定：三年内不生育。笑笑入职一年多后，在一次出差的过程中收获了一份美好的爱情，不久后结婚，并意外怀孕。由于笑笑工作业绩好，公司也没有因为其违背之前的不生育约定难为她，笑笑顺利生产并进入产假阶段。可就在笑笑刚休了两个月的产假的时候，公司就打电话通知她前去上班，并称如果她不能马上回到工作岗位，那么将有可能被辞退。无奈之下，笑笑同老公张某商量打算去上班，张某听后十分气愤，他认为笑笑在公司那么勤奋努力，如今公司竟然这么无情无义。张某坚持让笑笑继续在家休养，自己多次前往公司理论，要求给一个说法。再到后来，张某感觉笑笑不可能回到公司了，便只要有时间就去公司找领导理论。这起纠纷持续了快一年，装潢公司的领导也因此身心俱疲，于是主动请调解委员会帮忙调解。

▎调解过程

调解员小周受指派负责调解该纠纷。公司领导对小周说，笑笑虽没上班多久就结婚生子，但鉴于她在公司的表现可圈可点，只要她老公不再经常来单位找事，影响公司秩序，公司就可以考虑接纳她回公司工作。得知装潢公司有解决问题的诚意后,小周向该公司领导提出了一个方案,称因为现在是你方主动要求与对方进行调解,而另一方当事人因为一年多的委屈可能难以接受调解,因此,希望先由自己出面与张某和笑笑联系。

小周找到小两口,表明自己的身份,并说明得知笑笑的遭遇,愿意帮助二人维护合法权益。小周提到,如果此事能通过调解解决,笑笑完全有可能继续回到公司上班,询问他们是否愿意接受调解。笑笑二人闻听可以继续上班,便答应了调解。

小周为了避免双方见面再发生争执,觉得由他自己先与装潢公司沟通比较妥当,于是,他独自一人来到装潢公司找到了领导。小周虽然清楚公司有调解的诚意,但还是希望借此机会给公司领导做做思想工作,普及一下法律知识。在谈话中,小周引用我国《劳动法》和《女职工劳动保护特别规定》等法律规定。他提到,《劳动法》中规定女职工生育享受不少于90天的产假,《女职工劳动保护特别规定》中规定女职工生育享受98天产假,而各省、自治区、直辖市也有各自关于产假天数的规定,且都不会少于法律关于产假天数的要求。而装潢公司要求笑笑只休了两个月产假就回来上班的做法显然是违反法律规定的。小周还直言不讳,公司主动提出来调解并愿意接纳笑笑回来上班,主要原因在于笑笑老公张某的"闹",公司并没有认识到自身存在违法行为,没有依法给予女职工相应的保障。目前,我们国家已经实施三孩政策,企业更要依法给予女职工相应的保障,不能也不允许提出不让女职工生育的规定,女职工怀孕后,企业也不能刁难女职工,否则,一旦诉诸法律程序,企业必将承担不利的法律后果。经查,装潢公司没有给员工上社保,像笑笑这样的女员工在生育后也不能依法享受生育保险待遇。公司不给员工上社保也是违法的。领导听着小周的话,脸上显出尴尬与羞愧之色,表示以后一定遵纪守法,合法经营。小周见法律震慑有了效果,便趁热打铁,建议公司给笑笑补全法定产假期间的工资,并额外给予一定的补偿,以表示诚意和歉意。公司领导在考虑之后,表示可以商议。

小周看两边基本没什么问题了，便将双方召集到一起，当面进行调解，并促成了调解协议书的签订。笑笑也如愿回到了工作岗位。至此，这起劳动争议得以圆满解决。

调解方法

该纠纷持续近一年，双方多次发生争执和不愉快，如果贸然将双方聚在一起进行调解可能会不顺利，于是，调解员小周采取了"背对背"的调解方式。目的在于避开张某与公司之间持续一年没有调和成的矛盾。调解员在得知装潢公司主动申请调解和有诚意进行调解的情况下，分别对笑笑一方和公司领导一方展开谈话工作，在与各方谈妥后，才将双方聚在一起，对调解成果进行巩固。同时，小周在调解过程中，向装潢公司领导普及法律知识，使用法律震慑的方法，使公司领导放下姿态，认识到自己实属"理亏"的一方，接纳了调解建议。这不仅保障了当事人笑笑一方的合法权益，相信也会促使装潢公司以后合法合规经营并重视保障劳动者的合法权益。

适用法律

《中华人民共和国劳动法》
第六十二条　女职工生育享受不少于九十天的产假。

《女职工劳动保护特别规定》
第五条　用人单位不得因女职工怀孕、生育、哺乳降低其工资、予以辞退、与其解除劳动或者聘用合同。

第七条　女职工生育享受98天产假，其中产前可以休假15天；难产的，增加产假15天；生育多胞胎的，每多生育1个婴儿，增加产假15天。

女职工怀孕未满4个月流产的，享受15天产假；怀孕满4个月流产的，享受42天产假。

第八条　女职工产假期间的生育津贴，对已经参加生育保险的，按照用人单位上年度职工月平均工资的标准由生育保险基金支付；对未参加生育保险的，按照女职工产假前工资的标准由用人单位支付。

女职工生育或者流产的医疗费用，按照生育保险规定的项目和标准，对已经参加生育保险的，由生育保险基金支付；对未参加生育保险的，由用人单位支付。

第十三条第一款 用人单位违反本规定第六条第二款、第七条、第九条第一款规定的，由县级以上人民政府人力资源社会保障行政部门责令限期改正，按照受侵害女职工每人1000元以上5000元以下的标准计算，处以罚款。

第十五条 用人单位违反本规定，侵害女职工合法权益，造成女职工损害的，依法给予赔偿；用人单位及其直接负责的主管人员和其他直接责任人员构成犯罪的，依法追究刑事责任。

《中华人民共和国社会保险法》

第五十三条 职工应当参加生育保险，由用人单位按照国家规定缴纳生育保险费，职工不缴纳生育保险费。

第五十四条 用人单位已经缴纳生育保险费的，其职工享受生育保险待遇；职工未就业配偶按照国家规定享受生育医疗费用待遇。所需资金从生育保险基金中支付。

生育保险待遇包括生育医疗费用和生育津贴。

4. 因拖欠工资引发的劳动纠纷

案情经过

某镇司法所所长葛某正在办公室值晚班，只见十几个操着不同口音的民工一起来到所里，一见面就对葛某说："帮帮我们吧，有件事情你得给我们做主啊，要不然我们就不能回家过年了！"葛某安排他们坐下慢慢说。

原来，他们都是在镇上给承建某商业街的老板解某打工的农民工，一共有40多人。工程结束后，到目前为止，没拿到一分钱的工资。很多人已把自己从家里带来的钱花光了，连吃饭都成问题，更别提回家过年了。有的人还拖家带口地把老婆孩子带到这里打工，孩子病了都没钱看病。他们曾经多次找到解某讨要工资，开始解某还承诺过几天一定把工资结清，后来就一拖再拖，没发过一分钱，到现在甚至连人影也见不到了。眼看着就要过年了，大家都急着回家，又找不到解某，要不到钱，情绪都很激动，商量着要去政府告状。有的好心人得知情况，告诉他们可以去司法所请求法律援助依法解决。就这样，他们一起来到司法所，请求帮助索要被拖欠的工资。

调解过程

司法所接到请求后，葛所长于当天晚上拨打了解某的手机。手机拨通了，可对方却不接电话。葛所长就不停地拨打，解某终于接了电话。

原来，解某是与另一位投资商曹某共同承包这项工程的，工程进展到一半时，因该工程用地手续不全，被责令停建调查，曹某见这种情况一走了之，导致资金紧张。葛所长听完，了解到解某不容易。但他知道，付出劳动但拿不到工钱的农民工更不容易。他跟解某说了工人们现在的情况，动之以情、晓之以法，并说有什么困难可以一起想办法，解决问题。葛所长特别指出，拖欠工资是违法行为，要承担法律责任，甚至还有可能构成犯罪，被判刑。我国《刑法》第276条之一第1款规定："以转移财产、逃匿等方法逃避支付劳动者的劳动报酬或者有能力支付而不支付劳动者的劳动报酬，数额较大，经政府有关部门责令支付仍不支付的，处三年以下有期徒刑或者拘役，并处或者单处罚金；造成严重后果的，处三年以上七年以下有期徒刑，并处罚金。"为了规范农民工工资支付行为，保障农民工按时足额获得工资，我国还出台了《保障农民工工资支付条例》，大力惩治拖欠农民工工资的企业和个体。如果解某不抓紧给工人支付工资，闹到劳动行政部门，会依法受到法律处罚，因此，不如现在就把工资支付了。

经过耐心劝导，解某的态度终于有所转变，但他说自己现在身在南京，确实没有那么多钱，况且快过年了，一时难以凑出钱来。听到这儿，葛所长当机立断地说："就是因为快过年了，他们才急着拿钱回家，我现在就去接你，咱们当面把事情说开，好吗？"解某不相信葛所长真的能半夜去接他，就说："好的，我等你。"

放下电话，葛所长马上联系农民工代表周某和李某，深夜11点半出发，直奔南京。葛所长的诚意终于打动解某，他答应和葛所长一起回到镇上解决资金问题。后来，解某在除夕前几日筹借到了部分资金。在镇司法所办公室，周某和李某代表40余名农民工与解某在调解协议书上签了字。解某先行支付给大家一半工资款，余下的工资于春节后再行支付。

调解方法

本案中，首先，葛所长运用了法律震慑的调解方法，告诉解某如果拒不支付工资，依照法律的规定会受到法律处罚，甚至刑事处罚。在法律的震慑下，解某慢慢转变了态度。其次，调解员深知法律和道德在调解中各有其独特的地位和功能，葛所长连夜奔赴南京，以自己的诚意及以身作则的工作态度打动了解某，这也是使问题得以解决的关键。可见，调解员在调解纠纷时，应当根据实际情况变化调解着力点，适时以法律为标准，做到依法立威，以德感化，动之以情，晓之以理，从而更好地解决纠纷。

适用法律

《中华人民共和国劳动合同法》

第八十五条 用人单位有下列情形之一的，由劳动行政部门责令限期支付劳动报酬、加班费或者经济补偿；劳动报酬低于当地最低工资标准的，应当支付其差额部分；逾期不支付的，责令用人单位按应付金额百分之五十以上百分之一百以下的标准向劳动者加付赔偿金：

（一）未按照劳动合同的约定或者国家规定及时足额支付劳动者劳动报酬的；

（二）低于当地最低工资标准支付劳动者工资的；

（三）安排加班不支付加班费的；

（四）解除或者终止劳动合同，未依照本法规定向劳动者支付经济补偿的。

《保障农民工工资支付条例》

第十六条 用人单位拖欠农民工工资的，应当依法予以清偿。

第二十条 合伙企业、个人独资企业、个体经济组织等用人单位拖欠农民工工资的，应当依法予以清偿；不清偿的，由出资人依法清偿。

第四十八条 用人单位拖欠农民工工资，情节严重或者造成严重不良社会影响的，有关部门应当将该用人单位及其法定代表人或者主要负责人、直接负责的主管人员和其他直接责任人员列入拖欠农民工工资失信联合惩戒对象名单，在政府资金支持、政府采购、招投标、融资贷款、市场准入、税收优惠、评优评先、交通出行等方面依法依规予以限制。

拖欠农民工工资需要列入失信联合惩戒名单的具体情形，由国务院人力资源社会保障行政部门规定。

第六十一条 对于建设资金不到位、违法违规开工建设的社会投资工程建设项目拖欠农民工工资的，由人力资源社会保障行政部门、其他有关部门按照职责依法对建设单位进行处罚；对建设单位负责人依法依规给予处分。相关部门工作人员未依法履行职责的，由有关机关依法依规给予处分。

《中华人民共和国刑法》

第二百七十六条之一 以转移财产、逃匿等方法逃避支付劳动者的劳动报酬或者有能力支付而不支付劳动者的劳动报酬，数额较大，经政府有关部门责令支付仍不支付的，处三年以下有期徒刑或者拘役，并处或者单处罚金；造成严重后果的，处三年以上七年以下有期徒刑，并处罚金。

单位犯前款罪的，对单位判处罚金，并对其直接负责的主管人员和其他直接责任人员，依照前款的规定处罚。

有前两款行为，尚未造成严重后果，在提起公诉前支付劳动者的劳动报酬，并依法承担相应赔偿责任的，可以减轻或者免除处罚。

三、道路交通事故纠纷的调解

道路交通事故纠纷是由于车辆在道路上因过错或者意外造成人身伤亡或者财产损失的事件所引起的纠纷。

道路交通事故纠纷具有如下特征：(1) 受案数量逐年增加；(2) 受案数量全年、全天不均衡分布；(3) 经济发达地区较不发达地区纠纷更多。

1. 因交通肇事责任方逃避赔偿引发的纠纷

案情经过

一天，张某外出购物，在一个丁字路口转弯的时候，被右侧驶来的一辆轿车撞倒在地。路人帮张某拦住了肇事车辆，并报了警。交警经调查，出具了道路交通事故认定书，认定肇事车辆驾驶人李某负全责。张某因全身多处骨折做手术花去大笔医药费。保险公司在保险范围内代替肇事者进行了部分赔偿，但不足以支付全部的医疗费用。为了减少不必要的花销，张某住院两个月后便出院回家休养。这次受伤导致张某很长一段时间内不能工作，而张某的丈夫也必须经常请假在家照顾她，因此对二人造成了很大的经济损失，也带来了前所未有的经济压力。

在张某出院之后，她的丈夫就一直忙着向肇事者李某主张赔偿，然而每次催要时，李某都以各种理由推脱、拒绝赔偿。张某夫妻二人因为交通事故加上经济负担的压力，身心俱疲。张某的丈夫在一次索要赔偿未果之后，难以抑制愤怒，对李某破口大骂，将心中的压抑发泄了出来，李某也不甘示弱，两人激烈的争吵惊动了邻居，邻居报警找来派出所民警平息了现场。但是此后，张某丈夫一有时间就跑去李某家中闹事，双方生活都被搅得一团糟。然而李某却一直不肯向张某进行赔偿。这件事情久拖未决，无奈之下，张某准备向人民法院起诉，然而起诉不仅涉及诉讼费用，甚至还要请律师，这又是一笔难以承受的开支。听说调解委员会可以处理这样的纠纷而且调解纠纷不收费，夫妻二人就抱着试试看的心态找到了调解委员会。

调解过程

在调委会受理此案后，调解员向张某夫妻具体了解了事情的经过，并且查看了该起事故的各项证明以及道路交通事故认定书等证据，确认张某拥有索赔的权利后，调解员对张某夫妻二人进行了安抚，表明这样的纠纷很常见，除非李某没有钱，否则肯定能够要回赔偿，最后的救济方法就是向人民法院起诉，这样的案件比较简单，证据齐全一般都可以胜诉，请张某夫妻二人放心。调解员表示要先去和李某谈谈，这种事情能够协商解决是最好不过的。张某的丈夫苦笑一声，说能够和解的话也不至于到这步田地，不过调解员还是决定尝试调解。

李某同意与调解员见面，来到李某家中之后，调解员对肇事赔偿闭口不谈，因为他知道之前张某二人经过多次追偿都未能成功，所以只能采取迂回的方式智取。调解员与李某的聊天围绕平常生活进行，在谈话中了解到，李某是一位单亲妈妈，带着7岁的女儿生活，家庭经济情况还算可以。女儿已经上了小学，但李某并不满意现在的小学，希望攒一些钱能够让女儿换一所更好的学校。清楚李某的弱点在其女儿身上，调解员便与李某谈起了教育问题，在这个话题上两人之间的交流无比顺畅，也无形中拉近了彼此之间的距离。调解员感受到李某对于孩子教育的重视，真诚地表示十分钦佩李某的长远目光，对她进行了适度的夸奖，称她这种坚强的品质和对孩子付出一切的决心让自己很受感动。这些话语使得李某慢慢放下了戒心。看到时机成熟，调解员便顺水推舟，说明孩子的教育不仅靠学校，家长其实有着更重要的作用，而且对于孩子来讲，思想道德上的教育是更重要的。在得到李某的认同之后，调解员一步一步引导李某，问她关于张某的丈夫来闹事的时候女儿是什么反应，女儿是否知道张某的丈夫为什么来闹事，她拒绝向张某进行赔偿是否会教坏孩子等。最后，调解员说虽然你为孩子付出这么多，这种伟大的母爱令人钦佩，可是在肇事赔偿问题上应该更适当地处理才能让孩子真正健康成长。李某默默思考着，她清楚调解员来的目的，但是仔细想想，调解员说得确实很有道理，自己一切都是为了孩子，如果孩子不能健康成长，付出那么多又有什么用呢。自己也不应该再拖着这件事情，早点解决问题女儿才能不被打扰，也能对女儿起到教育作用。调解员看到李某思想有所转变，没有进一步跟进，而是稍微缓和了一下，称相信李某一定能给其一个满意的答复。

调解员走后，李某经过一番思想斗争，终于想通了，主动给调解员发微信表示接受调解，会尽力赔偿。最终，在调解员的协调下，李某向张某夫妻二人赔礼道歉并进行了赔偿，这场纠纷得以顺利解决。

调解方法

在这起交通肇事赔偿纠纷中,调解员在调解中灵活地运用了褒扬激励的调解方法,避免了一场矛盾对簿公堂。在纠纷中,调解员先避开肇事赔偿问题,与李某就日常生活问题进行交流,从中发现她对女儿无微不至的关心以及重视女儿教育的优点;通过夸赞李某的母爱拉近内心距离,以更好地劝服李某。在拉近距离之后,调解员一步步提出了自己的看法,这种方法使得提出赔偿并不显得突兀,并且能够在谈话中充分说明道理,给李某充足的思考空间,最终使其醒悟过来,愿意接受赔偿。

在调解过程中,这种褒扬激励的方法在实践中能够有效地促进调解工作、拉近调解人员与被调解人员的距离,从而能有效调动当事人对于交流的积极性,使其转变想法,促进调解成功。

适用法律

《中华人民共和国民法典》

第一千二百零八条 机动车发生交通事故造成损害的,依照道路交通安全法律和本法的有关规定承担赔偿责任。

《中华人民共和国道路交通安全法》

第七十六条第一款 机动车发生交通事故造成人身伤亡、财产损失的,由保险公司在机动车第三者责任强制保险责任限额范围内予以赔偿;不足的部分,按照下列规定承担赔偿责任:

(一)机动车之间发生交通事故的,由有过错的一方承担赔偿责任;双方都有过错的,按照各自过错的比例分担责任。

(二)机动车与非机动车驾驶人、行人之间发生交通事故,非机动车驾驶人、行人没有过错的,由机动车一方承担赔偿责任;有证据证明非机动车驾驶人、行人有过错的,根据过错程度适当减轻机动车一方的赔偿责任;机动车一方没有过错的,承担不超过百分之十的赔偿责任。

2. 因违规驾驶他人农用车造成事故引发的纠纷

案情经过

某乡胜利村村民王某酒后无证驾驶王兆屯村民段某的农用汽车，在倒车时将王兆屯村民孟某家的驴碾轧致死。孟某看王某把自己的驴给轧死了，抓住王某要其赔偿损失。王某说他身上没带钱，先把车押在孟某那里，改天拿着钱再来赔偿，从此便无音讯。十几天后，同村的段某找到孟某要车，孟某正愁找不到人赔偿，提出段某想要车就先赔自己的驴。段某声称自己并不知道此事，只是要求孟某还车，孟某坚决不肯，双方就此争执起来，围观群众于是给村调解委员会打电话反映情况。

调解过程

村调委会在接到群众的电话后，立即派司法所调解员程某到现场。程某耐心地询问了双方当事人事情的原委。由于造成事故的当事人王某住在胜利村，调解员多方打听后，终于找到了王某的家，可是王某一听来意立刻谎称有事回避了。见此情况，调解员找到了派出所民警张警官，邀请他共同参与调解。当天下午，程某约着张警官再次来到王某家里，王某依然避而不见，程某就让王某的妻子转达了他的来意。张警官还跟王某的妻子讲解了我国法律的相关规定，并着重讲解了我国《道路交通安全法》第19条第1款、第91条以及第99条的规定，说明驾驶机动车应该取得驾照，更不能酒后开车。张警官还告诉王某的妻子，如果王某继续躲避的话，孟某会采用法律手段来维护自己的权利，到时候王某需承担相应的法律责任。说完他们就离开了。王某在听到民警的话后感到害怕了，马上打电话给调解员说愿意协商解决此事。第二天，调解员在村调委会对王某、段某、孟某的交通事故纠纷进行了调解。

因王某无证且酒后驾车，轧死孟某家的驴，赔偿孟某人民币6000元；段某明知王某无证并是酒后驾车的情况下仍把车借给他，对该起事故也负有一定的责任，赔偿孟某人民币500元。这样，一起因酒后无证驾驶他人车辆而引发的道路交通事故纠纷被成功地调解了。

调解方法

对于那些没有依法解决纠纷意识或任性固执的当事人，调解员应严肃地晓以利害，讲明当事人胆敢以身试法将会受到相应的处罚，轻者承担民事责任，重者承担刑事责任。这起道路交通事故纠纷的调解，调解员程某主要运用了法律威慑的方法。调解员上门的情况下王某居然避而不见，说明此当事人十分固执己见。见此情况，调解员果断地转换了调解方式，动员派出所民警共同参与调解。派出所民警威信较高，对王某形成了威慑，尽管王某仍然选择不露面，但是民警所说的话他都听到了。张警官着重讲解了我国《道路交通安全法》的规定，说明驾驶机动车应该取得驾照，更不能酒后开车，如果王某继续躲避的话，孟某可以采用法律手段来维护自己的权利，到时候他就要承担相应的法律责任。这种震慑使得王某感到害怕，从而打开了调解的局面。

适用法律

《中华人民共和国道路交通安全法》

第十九条第一款　驾驶机动车，应当依法取得机动车驾驶证。

第九十一条　饮酒后驾驶机动车的，处暂扣六个月机动车驾驶证，并处一千元以上二千元以下罚款。因饮酒后驾驶机动车被处罚，再次饮酒后驾驶机动车的，处十日以下拘留，并处一千元以上二千元以下罚款，吊销机动车驾驶证。

醉酒驾驶机动车的，由公安机关交通管理部门约束至酒醒，吊销机动车驾驶证，依法追究刑事责任；五年内不得重新取得机动车驾驶证。

……

饮酒后或者醉酒驾驶机动车发生重大交通事故，构成犯罪的，依法追究刑事责任，并由公安机关交通管理部门吊销机动车驾驶证，终生不得重新取得机动车驾驶证。

第九十九条 有下列行为之一的，由公安机关交通管理部门处二百元以上二千元以下罚款：

（一）未取得机动车驾驶证、机动车驾驶证被吊销或者机动车驾驶证被暂扣期间驾驶机动车的；

……

3. 因搭便车发生交通事故引发的纠纷

案情经过

孙某单位给职工发放了4张外地某游乐场的门票，作为假期福利。孙某的朋友白某知道后，想与孙某一起外出游玩，孙某同意了。出发当天，孙某开着自己的车，载着自己的女朋友、姐姐以及白某。车辆行驶至某段高速公路时，因孙某误判急刹导致车辆失衡侧翻撞到护栏。车祸发生时，白某坐在副驾驶的位置，不幸身亡。白某父母伤心欲绝，向孙某提出100万元的赔偿。孙某认为，是白某主动提出参与此次外出，自己无偿搭载且提供免费门票是出于好意，如今自己却面临如此巨额赔偿，觉得很委屈。孙某认为白某父母提出的赔偿数额过高，就该问题不能与他们达成一致，遂请求事故发生地道路交通事故纠纷人民调解委员会介入调解。

调解过程

经调查，调委会得知是某县公安分局交通警察大队赶赴现场处理的该起事故，当时通过现场勘查并依据《道路交通安全法》和《道路交通安全法实施条例》的规定，对事故进行了认定，确认孙某对此次事故承担全部责任。孙某曾提出复议申请，但某市公安局作出维持的复议决定。现白某父母要求孙某赔偿 100 万元，而孙某觉得自己不该承担责任。调委会了解了事情的来龙去脉后，开始展开本案的调解工作。

调解员首先安抚了白某的父母，知道他们很难从丧子的悲伤中缓和过来，但事故已经发生，逝去的生命已经无法挽回，现在能做的就是依法请求民事损害赔偿，为他们以后的日子做打算。调解员建议白某的父母到司法所的法律援助中心处咨询一下律师，询问类似情况可以主张的赔偿数额，以便与孙某进行调解。毕竟白某生前与孙某是朋友，两家不至于对簿公堂。

劝慰完白某的父母后，调解员又找到孙某，告诉他依据交警大队出具的交通事故责任认定书，孙某承担本起交通事故的全部责任，依法理应承担相应的赔偿责任。孙某表示，在收到复议决定书后，他愿意承担赔偿责任，只是觉得数额太高超过自身承受能力，另外，他的车辆在保险公司投保了交强险和 80 万元额度的商业险，保险公司应对事故承担赔偿责任。于是，调解员提议请保险公司参与到调解中。

孙某打电话联系保险公司，承保交强险的 A 保险公司称交强险赔偿范围是在责任限额范围内对第三方损失的赔偿，而白某是本车人，在车内死亡，所以不属于交强险赔偿的范围；承保商业险的 B 保险公司称孙某的车辆超过保期两天，不在保险赔偿范围内，所以不予赔偿。孙某得知只能由他自己承担赔偿责任时立刻呆住了，说自己无力承担。

见孙某在赔偿方面确实存在困难，调解员便邀请了提供法律援助的冯律师一起，到白某父母家中，对两位老人的心情表示理解，也向他们表达自己会尽最大努力为他们争取合法权益，让白某父母充分信任他们。同时，调解员和冯律师劝解白某父母，希望能降低赔偿数额。冯律师从法律依据角度说，根据《民法典》第1217条规定："非营运机动车发生交通事故造成无偿搭乘人损害，属于该机动车一方责任的，应当减轻其赔偿责任，但是机动车使用人有故意或者重大过失的除外。"这条法律的意思是，对于"好意同乘"一般会减轻赔偿责任，况且，对于100万元的赔偿孙某确实拿不出，如果因赔偿数额双方没有达成一致而到人民法院提起诉讼，即使您获得胜诉判决，也存在执行上的困难，不如达成调解，适当降低一些数额，顺利拿到赔偿款。

对于孙某，因为事故确认他承担全部责任，如果起诉，他承担的数额肯定会更多，因此调解员希望他能够竭尽全力赔偿，让老两口在失去儿子以后能够在生活方面有足够的保障。调解员的每一步调解方案都非常奏效，双方终于各让一步，在赔偿数额上达成了一致，由孙某赔偿白某父母68万元，本案得以调解成功。

调解方法

本案事实非常清楚，调解难度主要在于数额的认定上，调解员对当事人运用不同的调解方法，促使双方让步是本案调解成功的关键。首先，调解员运用了动员多种力量协调解决的方法，动员法律援助中心的冯律师参与本案调解，这使得白某父母对赔偿数额有了法律规制，不能随意要价，而律师的参与也使他们明白如果因赔偿数额没有达成一致而到人民法院起诉，即使获得胜诉判决也存在执行上的困难，不如适当降低一些数额，这些都给成功调解做好了铺垫。其次，调解员还运用了情与法相结合的调解方法，依据道路交通事故认定书及我国法律规定指出孙某应承担赔偿责任，得知孙某确实存在困难时则积极建议他联系保险公司承担赔偿，虽然孙某的事故不在交强险赔偿范围内，而商业险也失效了，调解员还是成功说服了白某父母，使双方接受了调解。

适用法律

《中华人民共和国道路交通安全法》

第四十二条　机动车上道路行驶，不得超过限速标志标明的最高时速。在没有限速标志的路段，应当保持安全车速。

夜间行驶或者在容易发生危险的路段行驶，以及遇有沙尘、冰雹、雨、雪、雾、结冰等气象条件时，应当降低行驶速度。

《中华人民共和国民法典》

第一千一百七十九条　侵害他人造成人身损害的，应当赔偿医疗费、护理费、交通费、营养费、住院伙食补助费等为治疗和康复支出的合理费用，以及因误工减少的收入。造成残疾的，还应当赔偿辅助器具费和残疾赔偿金；造成死亡的，还应当赔偿丧葬费和死亡赔偿金。

第一千二百一十七条　非营运机动车发生交通事故造成无偿搭乘人损害，属于该机动车一方责任的，应当减轻其赔偿责任，但是机动车使用人有故意或者重大过失的除外。

四、医疗纠纷的调解

医疗纠纷是指患者在就医过程中，由于医疗机构及其工作人员在医疗活动中违反医疗卫生管理法律、行政法规、部门规章和诊疗护理规范、常规或者存在过错而造成患者人身、财产、精神的损害，患者与医疗机构、卫生行政主管部门或医疗事故鉴定机构之间发生的纠纷。

医疗纠纷通常是由医疗过失和医疗过错引起的。医疗过失是指医务人员在诊疗护理过程中所存在的失误。医疗过错是指医务人员在诊疗护理等医疗活动中的过错。这些过错往往导致病人的不满意或造成对病人的伤害，从而引发医疗纠纷。

1. 因医疗事故赔偿引发的医疗纠纷

案情经过

下界村村民何某的老母亲80多岁了，某天得了重感冒，吃药吃了一个星期都不见好，于是他找到村卫生所的医生邓某上门为老母亲输液。邓某给何某的母亲输上液后，因为接了一个电话，说有急事就走了，临走前交代何某为其母亲拔针。半个多小时后，何某发现母亲出现异常，给邓某打电话，邓某说他已不在村内赶不过来，情急之下何某拨打了120急救电话。不幸的是，县人民医院急救车到达何某家后，诊断老人心跳、呼吸骤停已经死亡。何某伤心不已，立即来到派出所报案，要求追究邓某的刑事责任并赔偿经济损失，还说如果此事处理得不合理，就把老人的尸体抬到邓某家，让他守着自己治死的患者，日夜不得安宁。派出所经调查得知，邓某是经注册的乡村医生，手续合法，并不属于无证行医，于是建议他们到卫生部门处理。

调解过程

当地司法所得知这一情况后，主动申请解决此事，由司法所万主任直接负责。万主任首先对事情发生的经过以及县人民医院的抢救情况和诊断结果进行了调查，同时向村里的群众和村干部打听了邓某平时的医疗水平和执业情况，了解情况后制定了调解方案。

一开始，双方就赔偿费争议很大，死者的家属坚决要求邓某赔偿30万元，而邓某的确拿不出这么多钱，调解不欢而散。事后万主任找到何某，说："我理解你们受到的心灵和情感上的伤害，但是邓医生一定也不想出这样的事，他也很难过。"何某没有说话。万主任继续说："老人年龄大了，再加上重感冒多日，没有及时进行规范的治疗，出了现在这事，可能也不一定全怪邓医生，你们说呢？"何某及家属自知老母亲年事已高，且有多项基础病，现在见万主任这么说，态度不再那么强硬了。

接着，万主任又设身处地地为他们分析调解与诉讼的利弊："如果起诉的话必须先进行医疗事故鉴定，医疗事故鉴定的过程比较复杂，医疗事故鉴定结果出来后，如果一方不服的，还需要重新鉴定，医疗事故鉴定之后，才能进入诉讼程序，但诉讼过程也比较长。再说，如果鉴定后应由邓某承担全部赔偿责任，按我国有关法律规定的赔偿标准计算，各种赔偿和补偿费用加起来也就12万元左右。此外，《医师法》第60条规定，阻碍医师依法执业，干扰医师正常工作、生活，或者通过侮辱、诽谤、威胁、殴打等方式，侵犯医师人格尊严、人身安全，构成违反治安管理行为的，依法给予治安管理处罚。如果你们把老人的尸体抬到邓某家聚众闹事的话也是违法的，要负法律责任。"

经过万主任全面的分析，何某及家人都冷静了下来，同意再次调解。

随后，万主任会同村里德高望重的老支书以及村委会的工作人员，组成了一个专门的调解小组，找双方谈心、算细账、做工作。在司法所的主持下，双方最终达成协议：由邓某一次性支付死者家属丧葬费、误工费等各种费用8万元。在签订人民调解协议书的同时，邓某即支付了5万元，剩余款项约定于一个月内付清。

调解方法

司法所在处理这起纠纷时，主要运用了模糊处理的方法。由于该案事实当时难以查清，无法判断何某的老母亲是因什么原因死亡的，但又不能排除乡村医生邓某的嫌疑，如果申请医疗事故鉴定又费时费力。在此种特殊案情下，经调解人员"撮合"，让当事人双方自愿作出让步，不再去追究邓某的行为对老人的死亡到底负多大的责任，提出一个双方都能接受的折中赔偿数额，这就是"模糊处理法"。此外，在对何某的劝解过程中，万主任结合法律，摆事实、讲道理，设身处地地为其分析，使他同意调解。

同时，本案也运用了动员多种力量协助调解的方法。司法所邀请双方都信任的老支书及村委会的工作人员一起组成一个专门的调解小组，这些人在当地都具有一定的影响力，他们说的话对当事人有很大的作用。最终在调解小组的努力下，双方达成赔偿协议。

适用法律

《中华人民共和国民法典》

第一千二百一十八条 患者在诊疗活动中受到损害，医疗机构或者其医务人员有过错的，由医疗机构承担赔偿责任。

第一千二百二十八条 医疗机构及其医务人员的合法权益受法律保护。

干扰医疗秩序，妨碍医务人员工作、生活，侵害医务人员合法权益的，应当依法承担法律责任。

《中华人民共和国医师法》

第六十条 违反本法规定，阻碍医师依法执业，干扰医师正常工作、生活，或者通过侮辱、诽谤、威胁、殴打等方式，侵犯医师人格尊严、人身安全，构成违反治安管理行为的，依法给予治安管理处罚。

2. 因医院误诊引发的医疗纠纷

案情经过

一天下午，东坡乡杨庄村的戚某搭同村金某的摩托车回家。途中，金某违章超速驾驶摩托车，在一个转弯处将戚某从车上甩了下来，擦伤了四肢。金某立即将她送往乡卫生院治疗。戚某按医生的要求拍了透视胸部正、斜位片及腹部平片后，拿到了"未见移位性骨折征象，建议进一步复查"的报告单。她反复咨询医生，得知自己的伤势并无大碍，清理过外伤后，拿了一些跌打损伤的药就回家了。途中，戚某和金某签订私了协议，约定金某一次性赔偿500元给戚某，戚某自己在家休养。

戚某回家后在村卫生所连续治疗了8天，擦伤逐渐结痂，但是胸部依旧疼痛，不见好转，医生建议她去县医院复查。县医院医生让她进一步检查，结果诊断出"右胸部第2-4根肋骨骨折，双下肺渗出性病变"。诊断结果出来后，戚某跑到乡卫生院去理论，可是院方却说报告单上已经提示过她建议进一步复查。她很生气，找到给她看病的大夫索要了上次在卫生院拍的片子。她认为一定是院长收取了金某的好处故意弄虚作假，于是在卫生院大吵大闹，并扬言要将卫生院告上法庭。

调解过程

乡司法所在得知情况后，马上进行走访调查，确认戚某在这段时间内没有受过伤，她的伤的确是乘坐金某摩托车时摔伤所致。于是司法所召集金某、戚某以及卫生院代表作为纠纷当事人参加调解。

戚某认为，由于卫生院的误诊，使她大伤当作小病治，延误了病情，也是因为该次误诊，她才同意金某赔偿500元私了，她要求卫生院赔偿她医药费、误工费、交通费等共计21800元。而院方认为，戚某受伤不是由卫生院造成的，所以应该承担赔偿责任的是金某。在医学上，影像学的误差是难免的，卫生院在检验报告单上也写清建议患者做进一步复查，戚某疏于考虑和金某签订赔偿协议，这个后果应由她自己承担。金某则认为戚某的损失应该由卫生院承担，因为自己的车上了保险，如果当日知道戚某受伤骨折需要住院治疗的话，保险公司可以报80%，当天他通知了保险公司的人来看戚某的诊断结果，正是因为卫生院误诊戚某没有大伤，保险公司才没有赔偿，所以应由院方承担赔偿责任。

他们各执一词，互不相让，第一次调解以失败告终。

随后，司法所的工作人员、村委会主任和卫生院负责人一起陪同戚某拿着在卫生院拍的片子去县里的医院找专家、主任诊断。多家医院的内科、骨科权威人士仔细看过片子，都肯定地说："有骨折，不过片子比较模糊，需要仔细看才能看得出来骨折。"有了专家的证明，他们再次召开了调解会。

这一次，卫生院的态度明显改变，主动承认院方确实存在医疗过失，同意赔偿戚某的损失，但戚某索要的赔偿数额他们不能接受，卫生院最多赔偿5000元。为防止矛盾再次激化，司法所的工作人员重点给卫生院的负责人讲道理，他们说，戚某的伤是金某造成的，可是损失却是卫生院造成的，院方确实存在医疗过失，戚某曾经多次询问自己的伤情，医生都告诉她伤情不重，因此，卫生院对戚某的损失是负有责任的。至于戚某，她因为此事在医院大吵大闹，并扬言院长与金某串通、故意弄虚作假等的行为，冤枉了院长，院长却没有跟她计较，所以调解员劝她应该协商解决此事，不能固执己见。

最终，通过充分地调解协商，三方当事人达成一致意见：由卫生院赔偿戚某各项损失共计18500元整。

调解方法

　　医疗纠纷发生的原因错综复杂，情况不断变化，调解存在一定难度。本案从戚某在乡卫生院就诊被告知无大碍再到确认误诊的过程颇为复杂，要求调解员在调解时全面了解纠纷情况，掌握纠纷发展变化规律，只有这样才能集中精力把握调解工作重点。

　　这起医疗纠纷主要是因为乡卫生院的误诊引发的，因此证明根据卫生院拍的片子得出戚某胸部无骨折的结论系误诊是调解工作的重点，通过县医院的医生及权威专家证明，卫生院终于承认自己的医疗失误，并主动提出赔偿，扭转了调解陷入僵局的局面，这是抓住主要矛盾进行调解的成果。此外，抓住主要矛盾进行调解作为一种有效的工作方法，不仅能推动调解工作顺利进行，而且有利于提高调解工作效率。

适用法律

《中华人民共和国民法典》

　　第一千二百一十八条　患者在诊疗活动中受到损害，医疗机构或者其医务人员有过错的，由医疗机构承担赔偿责任。

五、环境污染纠纷的调解

　　环境污染侵权纠纷是指因产业活动或其他人为原因，致自然生态环境遭受污染或破坏并因此对他人人身权、财产权、环境权益或公共财产造成损害或有造成损害之虞的事实而引起的纠纷。环境污染侵权纠纷不同于一般的侵权纠纷，它具有纠纷主体的不平等性、侵权行为方式的间接性、侵权行为过程的缓慢性、潜伏性，以及损害后果的公害性等特点。

环境污染纠纷主要有以下类型：大气污染纠纷、水污染纠纷、噪声污染纠纷、放射性污染纠纷、土壤污染纠纷、电子废物污染纠纷、固体废物污染纠纷等。

1. 因夜间施工扰民引发的纠纷

案情经过

某市一建筑公司正在新建一处场馆，此时正值酷暑时节，白天天气炎热，工人们无法继续施工，但因为工期将至，建筑公司为了按期完工便决定在夜间施工。施工几日后，附近的小区居民感到他们的生活受到了严重的影响——有些窗户面向施工工地的住户，即使每晚拉上双层的厚窗帘都挡不住工地照明的强烈灯光，叮叮咚咚响个不停的机器运转声更是让所有的居民们难以入睡。忍无可忍的居民们便不断前往工地反映问题，而工地负责人却一直在敷衍。居民们看清了工地负责人并没有停止施工的意思，为了维护自己的权益，计划组成志愿者队伍前往工地强行阻止施工。工地负责人了解到情况后，聚集民工队伍准备抵挡居民对施工的阻挠。眼看双方矛盾即将扩大，社区调解委员会紧急介入其中，约谈居民代表和工地负责人。

调解过程

此次调解由调委会张主任负责。张主任将居民代表和工地负责人约到一起后，双方又发生了冲突，张主任连忙将双方分开，决定分别谈话。他先与居民代表沟通了解施工扰民的情况，将居民代表提到的如强光照射和噪声严重影响睡眠等问题一一记下来，并且安抚居民称，我国法律现已非常完备，必然保护人民群众的合法权益，而自己作为人民调解委员会的人员,调解矛盾、化解纠纷是自己的职责所在,也必然会帮助居民解决严重影响生活的各类问题,请居民们放心。他还劝阻居民千万不要自行纠结队伍前往工地阻止施工,以防引起身体上的冲突,放心将沟通工作交给调解员来进行。张主任的劝说动情在理,居民代表此时也平静了下来,称他们都相信张主任会出面主持公道。

待居民代表离开后,张主任又与工地负责人见面,他直入主题,问工地负责人是否清楚并承认夜间施工对居民造成的影响,工地负责人点头默认了。看到工地负责人并非不讲理的人,张主任便问:"为何工地还继续施工,只是为了经济效益吗?还是有什么其他的苦衷?"负责人无奈地说道:"夜间施工也是没有办法的,施工所用的大型车辆不允许在白天进入市区,而且天气炎热,工人们身体吃不消,只能夜间施工。如果停止施工,来打工的农民工拿的钱肯定少,他们毕竟要养家糊口的,而夜间施工农民工都是十分愿意的。另外工期实在太紧张了。"工地负责人还称自己拥有合法的施工文件,不违反法律,打扰到居民休息也是出于无奈。

清楚了原因之后,张主任明白这并非不可调和的矛盾,便开始做工地负责人的工作。首先从夜间施工的违法性方面向工地负责人耐心讲解,引用了《噪声污染防治法》第43条的规定:"在噪声敏感建筑物集中区域,禁止夜间进行产生噪声的建筑施工作业,但抢修、抢险施工作业,因生产工艺要求或者其他特殊需要必须连续施工作业的除外。因特殊需要必须连续施工作业的,应当取得地方人民政府住房和城乡建设、生态环境主管部门或者地方人民政府指定的部门的证明,并在施工现场显著位置公示或者以其他方式公告附近居民。"这就明确了工地负责人认为施工合法的观点是错误的,应当停止违法施工。另外,张主任还从现实的角度分析了如果不顾及居民的感受继续夜间施工可能发生的后果。而只有站在居民的角度考虑问题,解决矛盾后才能更好地进行施工。在张主任的建议下,工地决定给予居民一定数额的补偿金以弥补这些天对居民造成的影响,此外,将噪声大的工程安排至21点结束,在施工的周围设立隔音墙,改进灯光照射技术防止照射居民区,把对居民的影响减到最小。工地还承诺尽快补办相关手续,真正做到合法施工。

张主任又找到居民代表,先表明了工地认错的态度和实际行动,然后又向居民叙述了工地的苦衷,居民听后也表示理解,同意了调解方案。终于,这起因夜间施工扰民引发的纠纷顺利解决了。

调解方法

该起纠纷的关键在于施工队夜间施工的行为是否合法。要判断其行为是否合法必须参照相关的法律规定,施工方不仅要遵循建筑行业相关的法律法规,其行为还要符合保护居民合法权益的《噪声污染防治法》规定,只有全部符合法律规定才算是合法行为。张主任在调处这起纠纷时就清楚了双方存在的分歧,所以他引用《噪声污染防治法》的条文,明确指出工地夜间施工属于违法行为,侵害了居民的合法权益,为调解奠定了基础。

虽然工地在夜间进行产生环境噪声污染的施工作业属于违法行为,但工地也确实存在苦衷,因此,张主任没有机械地采用让工地停工的调解方案,而是结合实际情况和居民的谅解,做出了现实性的合理建议,不仅解决了施工的实际问题,还化解了一场纠纷。

适用法律

《中华人民共和国噪声污染防治法》

第三十九条 本法所称建筑施工噪声,是指在建筑施工过程中产生的干扰周围生活环境的声音。

第四十三条 在噪声敏感建筑物集中区域,禁止夜间进行产生噪声的建筑施工作业,但抢修、抢险施工作业,因生产工艺要求或者其他特殊需要必须连续施工作业的除外。

因特殊需要必须连续施工作业的,应当取得地方人民政府住房和城乡建设、生态环境主管部门或者地方人民政府指定的部门的证明，并在施工现场显著位置公示或者以其他方式公告附近居民。

2. 因排污超标导致大气污染引发的纠纷

案情经过

在某城市的边缘，某村村民大都以务农为生，生活虽不富裕，但也能凭借自己的劳动自给自足。直到市里进行规划，决定在该村子附近建设工业开发区，村民们才发现生活发生了巨大的变化。自工业开发区设立以来，给村民带来不少好处，许多村民可以前往开发区的工厂打工挣钱，收入较以前提升了很多。但好景不长，工业开发区产生的大量工业毒废气排到大气中，尤其是某火电厂规模较大，大气污染主要由它造成。开发区的管委会为了发展经济，对于污染控制力度不强，环境急速恶化。在这段时间内，许多村民还出现了呼吸道疾病，去医院检查之后发现，有毒气体排放是导致村民身体患病的主要原因。

因此，村民们陆续找到火电厂，要求停止有毒气体污染物的排放，并且赔偿因此引起的呼吸道感染治疗费用以及对村民生活环境恶化的精神损失。火电厂负责人认为村民要求极不合理，政府部门都没有要求自己停止生产，村民有什么权利阻止生产，村民自己生病还要火电厂来赔偿吗？火电厂负责人认为村民的行为属于敲诈勒索，便不予理会，并多次将前往火电厂理论的村民赶出厂区。双方因此产生了极大的矛盾，村民便找到管委会。因管委会多次协商无法解决，村民甚至堵到门口进行抗议，这对管委会的正常工作和声誉都造成了很大的影响。于是管委会主任便找到调解委员会，调委会决定由极具亲和力的调解员老杜主要负责对此事进行调解。

调解过程

迫于事态紧急,老杜和同事接到通知后连忙赶到管委会大院。看到数名村民堵在门口,老杜上前与村民一一打过招呼,问清楚大家来这儿的原因后,向村民主动请缨,说把这事交到自己身上,请求村民们派出代表前往调解室,与火电厂负责人再次进行交涉。村民们答应后选出了代表与老杜一同前往。与此同时,老杜通过管委会,将火电厂的负责人请到了调解室。

由于双方多次的接触冲突,村民代表与火电厂负责人一见面便吵了起来,情绪都相当激动。眼看着就要打起来了,老杜赶忙将火电厂负责人带走,并请其他调解员把村民代表的情绪稳定下来。老杜在与火电厂负责人的谈话中了解到火电厂方面认为自己的生产经营是被批准的,不能因为村民认为污染空气就停止生产,并且自己并没有触犯法律的违法行为,不应当赔偿村民所要求的费用。老杜明白问题的主要方面在于火电厂负责人不认可该厂造成空气污染以及污染导致的村民损害,于是与火电厂负责人约定由某权威第三方检测机构进行检测,如果检测结果确认火电厂排污超标再行协商赔偿。

几日后,老杜收到检测结果,显示排污确实存在超标情况。老杜再次约见火电厂负责人,将检测结果向其进行了解释,说明他们的生产排污确实存在问题,并且向其普及相关的法律知识,取得排污许可证不代表排污行为就不会违法,与排污相关的法律都是应当遵守的。老杜依据《大气污染防治法》向火电厂负责人进行了解释说明,其中第41条规定:"燃煤电厂和其他燃煤单位应当采用清洁生产工艺,配套建设除尘、脱硫、脱硝等装置,或者采取技术改造等其他控制大气污染物排放的措施。国家鼓励燃煤单位采用先进的除尘、脱硫、脱硝、脱汞等大气污染物协同控制的技术和装置,减少大气污染物的排放。"第99条第2项规定:"违反本法规定,有下列行为之一的,由县级以上人民政府生态环境主管部门责令改正或者限制生产、停产整治,并处十万元以上一百万元以下的罚款;情节严重的,报经有批准权的人民政府批准,责令停业、关闭:……(二)超过大气污染物排放标准或者超过重点大气污染物排放总量控制指标排放大气污染物的……"老杜还语重心长地说,根据以上法律规定,如果火电厂被村民起诉后,其不仅要承担相应的赔偿,还可能要面临罚款等处罚,并且会带来声誉上的损失,只有积极与村民进行协商,才能保证自身的最大利益,同时获得村民的认可,对企业日后的长远发展也是非常有利的。在调解员摆事实、讲道理的劝解下,火电厂负责人决定与村民代表进行协商和解。

看到火电厂负责人态度的转变,老杜内心十分欣喜,急忙通知村民代表,说明火电厂已有赔偿和解的意愿,请村民代表前往调解室调解。村民代表得知火电厂愿意赔偿,态度也有所好转。在调解室中,由于老杜的努力主持和引导,双方就此事达成和解。最终,火电厂方面承诺在两周内解决村民因空气污染导致疾病的赔偿费用,村民可以持医院的有效证明前往火电厂财务室领取赔偿金。同时,火电厂决定在两个月内完成自身技术上的改进,使得大气污染物的排放符合国家以及地方的排放标准。

此后,根据回访调查,火电厂确实履行了自己的承诺,村民们也取得了相应的赔偿。这起因为排放有毒气体导致大气污染而引发的纠纷得以顺利解决。

调解方法

这是一起因火电厂排放有毒气体引起大气污染而产生的纠纷,调解员老杜在处理该纠纷时实质上运用了两种调解方法,这两种方法有效地阻止了矛盾的扩大,促进了调解的达成。

第一种方法是抓住主要矛盾。这是调解活动中的主要方法之一。调解员老杜把握了该起纠纷的主要矛盾,即火电厂排污行为是否符合标准这一问题。而解决问题的关键就是拿出一份权威的检测报告，确认其污染排放是否符合标准。所以，在检测报告出来之后，老杜对火电厂负责人稍加劝说，便使其明确了调解的态度。

第二种方法是背对背分开调解。双方在调解室见面之后，因为曾经多次协商未果，矛盾十分尖锐，导致再次见面后难以和平协商，老杜及时将双方分开，分别接触进行调解工作，将矛盾分开化解。在这种背对背分开调解的方法下，双方都能够有冷静思考的空间，为积极解决问题奠定了基础。

适用法律

《中华人民共和国大气污染防治法》

第十八条 企业事业单位和其他生产经营者建设对大气环境有影响的项目，应当依法进行环境影响评价、公开环境影响评价文件；向大气排放污染物的，应当符合大气污染物排放标准，遵守重点大气污染物排放总量控制要求。

第四十一条 燃煤电厂和其他燃煤单位应当采用清洁生产工艺，配套建设除尘、脱硫、脱硝等装置，或者采取技术改造等其他控制大气污染物排放的措施。

国家鼓励燃煤单位采用先进的除尘、脱硫、脱硝、脱汞等大气污染物协同控制的技术和装置，减少大气污染物的排放。

第九十九条 违反本法规定，有下列行为之一的，由县级以上人民政府生态环境主管部门责令改正或者限制生产、停产整治，并处十万元以上一百万元以下的罚款；情节严重的，报经有批准权的人民政府批准，责令停业、关闭：

（一）未依法取得排污许可证排放大气污染物的；

（二）超过大气污染物排放标准或者超过重点大气污染物排放总量控制指标排放大气污染物的；

（三）通过逃避监管的方式排放大气污染物的。

3. 因遭受高压线塔电磁辐射引发的纠纷

案情经过

某电力公司计划在某村搭设高压线塔通过一条特高压直流线路，该公司按照国家规定将高压线 7 米以内的房屋搬迁并补偿。村民为了支持国家工程，并未提出异议，还在高压线路建设期间，为施工单位的工作提供了许多帮助，村民与电力公司之间一直保持着互相尊重的和谐关系。但高压线路建成之后，对村民的影响完全超过预期，高压线经常会发出响声，而且线路附近的很多村民晚上睡觉都会心慌头晕，静电特别强烈，有时甚至有触电的感觉。受高压线路的影响，村民的电视无法接收信号，正常生活受到了极大的影响。村民因此多次与电力公司进行交涉，但电力公司始终在推脱责任，辩解电力输送是符合国家规定的，不能够任意停止输电，村民如有问题应该去找政府相关部门。但村民又不知道哪个部门负责此事，多次被电力公司敷衍，家人生命健康无法保证，令许多村民非常愤怒。

某天，派出所接到报案，称一名男子爬上高压线塔，要求电力公司停止输电。清楚事情真相后，派出所找来调解委员会的赵主任，希望赵主任出面调解并解决此事。

调解过程

赵主任赶到现场后，看到村民郑某攀爬悬挂在高压线塔的中间，不断喊叫着要求电力公司停止输电。原来郑某家离线塔最近，受高压线路影响也最严重，很长一段时间都没有睡过好觉，家里有个 1 岁大的孩子，每天夜里都啼哭不止，郑某压力巨大，精神崩溃又投诉无门，才有了爬线塔的举动。

赵主任打听清楚郑某的情况后,急忙说道:"高压线危险,如果你死了你的家人该怎么办,你下来才有解决的希望,我会帮助大家一起与电力公司进行协商。一定能够解决问题。"在赵主任的劝说下,郑某爬下了线塔。

之后,为了彻底解决矛盾,赵主任集合所有受影响的村民,听取村民的意见,准备与电力公司进行交涉。通过村民的集体表态,大家明确表示必须要求电力公司停止输电,以及停止高压线的使用。虽然感到困难,但赵主任还是带着村民的意见来到电力公司。

在与电力公司的交涉中,赵主任了解到,该条电力线路输送涉及许多城市用电,如果停止,造成的损失是巨大的,所以只能想别的办法进行解决。一筹莫展的赵主任回到村里向村民说明情况,村民群情激愤,声称还要爬线塔把高压线烧掉。这让赵主任十分着急,突然想到一位老党员在村民中的威信极高,自己无法劝服村民,可以去求助他帮忙。老党员痛快地答应了赵主任的要求,先将村民的情绪稳定下来,防止意外事件发生。

赵主任翻阅相关法律规定之后,再次前往电力公司就此事进行协商解决。赵主任这次是有备而来,他向电力公司负责人详细说明了有关法律规定,如我国《环境保护法》第42条第1款、第2款规定:"排放污染物的企业事业单位和其他生产经营者,应当采取措施,防治在生产建设或者其他活动中产生的废气、废水、废渣、医疗废物、粉尘、恶臭气体、放射性物质以及噪声、振动、光辐射、电磁辐射等对环境的污染和危害。排放污染物的企业事业单位,应当建立环境保护责任制度,明确单位负责人和相关人员的责任。"同时还讲解了法律关于环境污染案件的举证责任问题,使电力公司负责人明白自己必须积极解决问题,否则将遭受更严重的损失。

与电力公司协商之后,电力公司终于答应作出经济上的补偿。于是赵主任便将双方约到一起,在老党员和自己的主持下,组织村民与电力公司就搬迁补偿和赔偿问题达成一致。最终,村民们同意在一定距离内搬迁以不影响正常生活,电力公司对搬迁费用进行补偿并对村民已经遭受的损失进行赔偿。该起因村民遭受电磁辐射而引发的纠纷终于顺利解决。

调解方法

有时对于正在发生的民间纠纷，要调解员自己处理是件困难的事。而调解员的任务之一就是尽早调解，防止矛盾进一步恶化，本案中，在村民的情绪即将失控时，赵主任果断地请来了村里的老党员帮助稳定村民情绪；在之后组织村民与电力公司谈判的过程中，赵主任又依靠村民对老党员的信任为谈判保驾护航，使村民最终同意不停止输电，通过搬出受影响区域的方法解决纠纷。这就是对动员多种力量参与调解方法的良好运用。

除此之外，赵主任对电力公司采取法律震慑的方法也是纠纷得以解决的关键。电力公司认识到电磁辐射侵权的法律后果而转变了态度，为之后的顺利调解作出了铺垫。运用法律震慑是调解员非常重要的一种业务素质，往往也是抓主要矛盾的前提，只有抓住纠纷的主要矛盾，才能突出调解工作的重点，分清工作的轻重缓急。

适用法律

《中华人民共和国环境保护法》

第四十二条第一款、第二款 排放污染物的企业事业单位和其他生产经营者，应当采取措施，防治在生产建设或者其他活动中产生的废气、废水、废渣、医疗废物、粉尘、恶臭气体、放射性物质以及噪声、振动、光辐射、电磁辐射等对环境的污染和危害。

排放污染物的企业事业单位，应当建立环境保护责任制度，明确单位负责人和相关人员的责任。

《中华人民共和国民法典》

第一千二百三十条 因污染环境、破坏生态发生纠纷，行为人应当就法律规定的不承担责任或者减轻责任的情形及其行为与损害之间不存在因果关系承担举证责任。

六、消费纠纷的调解

消费者在购买、使用商品或者接受服务时,其权益受到法律的保护。简单来讲,消费者在消费领域与经营者之间发生的纠纷,为消费纠纷。我们每个人都会成为消费者,也可能会遇到消费纠纷,成为消费纠纷的当事人。化解消费纠纷、保障消费者权益,有利于维护交易秩序,促进经营者之间的良性竞争。消费者可以通过多种方式,如诉讼、仲裁、调解等,来维护自己的合法权益。而通过调解方式解决消费纠纷,能够更为快速、便利地帮助消费者与经营者解决难题,帮助当事人节约维权的时间成本。

1. 因美容失败消费者索赔引发的消费纠纷

▎案情经过

小瞿从青春期开始,脸上就特别容易长痘。虽然现在已经是奔三的年纪,但只要饮食或休息有什么不合适,她的脸上依然会冒出几颗痘来。不久前,小瞿与恋爱多年的男朋友终于决定要结婚了,为了能让自己在婚礼上更加焕发光彩,小瞿来到所居住的小区底商一家口碑不错的美容院,选择了"平痘祛痘印套餐"服务。结束后,她发现自己面部红肿,美容技师告诉她回家后用清水对面部进行冷敷即可缓解。小瞿按照美容技师的嘱咐进行操作,但依然没有缓解而且更加刺痛。第二天，她前往医院就诊，得知自己的脸是在祛痘过程中被仪器烫伤了。于是，小翟联系到该美容院的负责人要求赔偿，负责人坚决不承认美容技师的操作存在问题，但表示愿意出于人道主义退还小翟在该美容院消费的费用。小翟气不过，来到小区居委会，申请调委会调解。

调解过程

调委会在受理小翟的申请后，很快便安排了调解员与她进行沟通。小翟大致向调解员述说了事情的来龙去脉，并展示了自己脸上的伤口与医院开具的诊断书、病例等材料。她愤愤地说道："您看看我的脸，都伤成这样了，到今天还肿着呢！我马上就要结婚了，这可让我怎么见人啊！店里的经理居然不认账，没有问题我的脸能成这样吗？"

调解员也是一名女性，知道对于一个即将结婚且爱漂亮的年轻女孩来说，这件事对她的影响有多大。见小翟越说越激动，调解员便设身处地地对她进行安慰，终于让她的情绪得以平复下来。调解员联系到该美容院的负责人刘经理，向他表明了自己的来意。刘经理的态度倒是不错，很快便答应会在第二天前来调解室与小翟进行沟通。

第二天，小翟与刘经理都依约来到了调解室。见到刘经理，小翟没什么好气，她向调解员表示道："我的要求很简单，也不高，除了要退还我在美容院花的钱以外，美容院还必须承担我所有的医疗费用。我还要结婚呢，这可是大事，我可不会就这么算了！"

对于小翟的说法，刘经理辩解道："我们美容院开张也有五年了，祛痘服务也算是我们美容院的招牌服务，我们服务过很多客人，但从没有发生过这样的情况。我们的美容技师都经过培训，有正规的执照，在为小翟提供服务时也是按照标准流程操作的，发生这样的结果与小翟本人皮肤比较敏感也有一定的关系。从我们的角度来讲，我们愿意退还套餐费用，也可以出于人道主义精神进行适当的补偿，但不能承担全部的医疗费用。"

听到商家这么说，小翟认为他是在推卸责任，顿时更生气了，现场的气氛变得剑拔弩张起来。调解员连忙对双方进行劝解，稳住了现场的秩序。在听取双方的观点后，调解员认为，该美容院的法律意识较为淡薄，并没有明确意识到自己应当承担的责任。于是，调解员从法律的角度劝说道："根据我国《消费者权益保护法》及其实施条例的规定，消费者有权要求经营者提供的商品和服务，符合保障人身、财产安全的要求。经营者向消费者提供商品或者服务（包括以奖励、赠送、试用等形式向消费者免费提供商品或者服务），应当保证商品或者服务符合保障人身、财产安全的要求。即经营者在提供服务时也有义务避免使消费者受到损害。美容机构从事的是美容服务，本来就可能会遇到形形色色的顾客，并不一定每位顾客的皮肤状态都是健康的。在这种情况下，美容院就要担负起责任，根据不同顾客的不同状况，向顾客提供不同的服务。如果小翟的皮肤比较敏感，作为美容院，你们是不是应当及时注意到，并且提前说明接受祛痘服务可能会造成的不良后果，从而建议她接受更为适合她的服务呢？"

听了调解员的话后，刘经理哑口无言，承认工作中确实存在疏忽，没能及时发现祛痘过程中小翟皮肤的异常情况。随后，调解员又表示，经营者提供的服务给消费者造成人身伤害的，应当赔偿医疗费、护理费、交通费等为治疗和康复支出的合理费用，以及因误工而减少的收入。

刘经理见调解员说的合情合法，不仅承认是美容院的过失，且承诺会加强美容技师的培训，避免再次发生此类情况，并诚恳地向小翟致歉。小翟于是与该美容院达成调解协议，她自愿放弃误工费赔偿，只要求该美容院退还她支付的"平痘祛痘印套餐"的费用，并承担之前已经花费的以及后续治疗需要的全部医疗费用。双方在签订调解协议后，终于握手言和。

调解方法

在本案中,小翟在美容院接受服务时,因美容院的过错给她造成了人身损害,因此引发了纠纷。从小翟的角度来讲,让她如此气愤、急于要个说法的原因,不仅有美容院操作上的失误,还有马上结婚却容貌受损而给她带来的打击。对于小翟的情绪,调解员并没有选择忽视,而是从心里共情她的遭遇,给她安慰,让她得到一定的慰藉,从而为后续调解工作顺利进行作了一定的铺垫。

与该美容院的负责人刘经理进行沟通时,调解员敏锐地发现刘经理以及该美容院虽然愿意为顾客提供好的服务,但实际上法律意识较为薄弱,因此不愿意承担其依法应当承担的责任。因此,调解员以法律条文作为依据,对刘经理进行了普法宣传教育,让他明白作为经营者应当履行的义务和承担的责任,最终成功使纠纷得以调解。

适用法律

《中华人民共和国消费者权益保护法》

第七条 消费者在购买、使用商品和接受服务时享有人身、财产安全不受损害的权利。

消费者有权要求经营者提供的商品和服务,符合保障人身、财产安全的要求。

第十一条 消费者因购买、使用商品或者接受服务受到人身、财产损害的,享有依法获得赔偿的权利。

第四十九条 经营者提供商品或者服务,造成消费者或者其他受害人人身伤害的,应当赔偿医疗费、护理费、交通费等为治疗和康复支出的合理费用,以及因误工减少的收入。造成残疾的,还应当赔偿残疾生活辅助具费和残疾赔偿金。造成死亡的,还应当赔偿丧葬费和死亡赔偿金。

《中华人民共和国消费者权益保护法实施条例》

第七条第一款、第二款 消费者在购买商品、使用商品或者接受服务时,依法享有人身和财产安全不受损害的权利。

经营者向消费者提供商品或者服务(包括以奖励、赠送、试用等形式向消费者免费提供商品或者服务),应当保证商品或者服务符合保障人身、财产安全的要求。免费提供的商品或者服务存在瑕疵但不违反法律强制性规定且不影响正常使用性能的,经营者应当在提供商品或者服务前如实告知消费者。

2. 因网络购物"仅退款"引发的消费纠纷

案情经过

沈某的朋友买了新房正在装修,沈某趁着某网络购物平台促销期间,在该平台的一家网店内购买了一套总价值约1300元的轻奢风餐具,准备作为乔迁贺礼送给朋友。收到货后,沈某在检查时,发现有几个餐具上存在杂质或较为细小的磕碰。虽然不会太影响使用,但作为送人的礼品来说却不太合适。于是,沈某便向商家提出餐具有污损和瑕疵,商家要求他拍摄照片,待商家核实后,将重新补发相应餐具。沈某准备拍摄照片发给商家时,发现在他与商家对话的界面弹出了一条系统提示,可以按照系统提示的操作从平台申请仅退款,而不需要经过商家的同意。沈某认为直接走平台会比较快速方便,而且原本的那套餐具留着自己用,自己还可以用退回来的钱再给朋友买一套新的,便直接通过平台申请了退款。退款到账后,商家发现了此事,再次联系沈某,表示双方仍然在协商阶段,他不能直接申请退款,要求他将相关款项予以退回。但沈某认为,他退款是经过平台同意的,符合平台的规定,不同意再退回。双方协商不成,该商家向当地调委会提出了调解申请。

调解过程

调委会在受理调解申请后,很快便安排了调解员跟进调解工作。薛某是该网店的老板,他看起来还很年轻,像是大学毕业不久。面对调解员,薛某诉苦道:"我从去年年初开始辞职创业,到现在网店开张也才一年多一点的时间,店里的生意刚有些起色。说实话,这笔订单要是几十块钱的单子,我也就不追究了,自认倒霉。但是我刚开始创业也不容易,这套餐具的价钱也不是一笔小数目。"说完,薛某深深地叹了一口气。

对于薛某的难处,调解员表示了理解。由于双方当事人并不在同一省市,调解员决定采取线上调解的方式,帮助他们进行沟通。当调解员联系到购买方沈某后,沈某本来并不愿意配合进行调解,但在得知商家依然有权通过其他法律途径解决纠纷后,才愿意与薛某就此事进行调解解决。

调解员将薛某与沈某拉进了同一个微信群,并发起了群内视频聊天。在聊天过程中,为了防止双方发生争吵,导致调解无法顺利进行,调解员还充当了"主持人",按照预定好的流程让双方发表自己的意见。薛某表示,他只要求沈某退还所购买的餐具的费用,不需要额外的赔偿,对于该套餐具中污损和瑕疵的部分,他也愿意重新给沈某补发。而沈某却说道:"我当初退款,是平台同意的,完全符合平台的规定呀!就算你有损失,也并不是我造成的,我只是一个消费者,按照平台的规则办事,我并不认为自己有错。再说了,平台给我退的款我已经购买新的餐具送人了,之前的那套我给我爸妈用了,那大不了我再把那套给你退回去。"听他这么说,薛某更生气了:"你都用了一段时间了,就算退回来,让我还怎么再次出售?你这不是故意抬杠欺负人吗?"

见双方有要吵起来的架势，调解员连忙出声缓和气氛。待两人的情绪都平静下来后，调解员对沈某说道："作为消费者，在交易过程中同样有着需要履行的义务。我国《民法典》和《消费者权益保护法》都有规定，在进行交易时，无论是经营者还是消费者，都应当遵循公平、诚信的原则。你是消费者，当发现购买的商品存在瑕疵时，当然可以要求商家承担退换货或退款的售后责任。如果在未与商家达成一致的情况下直接全额退款却不退货，违背了消费者应当履行的诚信义务，而商家也要承担更多的损失，对商家来说也是不公平的。请想一想，即便这套餐具有瑕疵，在全额退款后，如果消费者未经商家同意将餐具据为己有，那是不是相当于一分钱没花就得到一套餐具，而商家却无端损失了一套餐具。这从情理上也是说不通的！"

调解员进行一番释法明理后，沈某沉默了半天，才支支吾吾地承认自己当时确实有占便宜的心理，本来以为只要平台同意了，自己就不会有责任，没有想到会闹到这样的地步。于是，沈某向薛某道了歉，并表示愿意向他退还该套餐具原本的购买费用。而薛某见沈某已经认识到了自己的错误，也愿意退让一步，表示沈某可以按照该套餐具的成本价退还款项，同时他依然可以为沈某补发污损和瑕疵的部分餐具。而沈某看薛某如此大度，更觉得羞愧，不仅按照原本的价格退还了款项，还决定在薛某的店里再订购一套新的餐具。

调解方法

在本次调解中，主要的难点在于作为消费者的沈某与作为经营者的薛某位于不同地点，无法面对面进行交流，需要展开远距离的调解工作。随着网络购物、直播购物越来越普及，这样的异地纠纷也会时有发生。本案中调解员不仅成功解决了本次纠纷，其调解工作经验也可以成为日后解决类似纠纷时的参考。

在具体的调解工作中，为了能让调解工作有序进行，调解员事先安排了流程，一方面可以加快调解进度，另一方面可以避免双方当事人你一言我一语地发生冲突，导致调解工作中断。当发现沈某并未意识到其行为的不妥之处时，调解员耐心对其进行普法和说理，触动沈某内心，使其愿意承认自己想占便宜的心理，并"认了错"，由此进入了调解成功以及双方互谅互让的升华阶段。

适用法律

《中华人民共和国民法典》

第六条 民事主体从事民事活动，应当遵循公平原则，合理确定各方的权利和义务。

第七条 民事主体从事民事活动，应当遵循诚信原则，秉持诚实，恪守承诺。

《中华人民共和国消费者权益保护法》

第四条 经营者与消费者进行交易，应当遵循自愿、平等、公平、诚实信用的原则。

七、旅游纠纷的调解

旅游纠纷是旅游者与旅游经营者之间在旅游服务合同订立、履行过程中发生的纠纷。根据《旅游法》的规定，旅游者与旅游经营者发生纠纷，可以通过下列途径解决：（一）双方协商；（二）向消费者协会、旅游投诉受理机构或者有关调解组织申请调解；（三）根据与旅游经营者达成的仲裁协议提请仲裁机构仲裁；（四）向人民法院提起诉讼。消费者协会、旅游投诉受理机构和有关调解组织在双方自愿的基础上，依法对旅游者与旅游经营者之间的纠纷进行调解。从实践中看，调解在解决旅游纠纷中具有耗时短、成本低等优点。

1. 因在景区失足摔伤引发的旅游纠纷

案情经过

高大爷退休后便赋闲在家，虽然平时总会和三两好友逛逛公园下下棋，但对于闲不下来的高大爷来说，退休后的清闲生活还是让他感到无比憋闷。适逢周末，为了让父亲能够出去散散心，高大爷的女儿小高决定带着父亲与母亲江大妈到郊区的景点爬爬山。在爬山时，小高突然接了一个电话，便快走几步走在前面。高大爷与江大妈则跟在小高身后。就在这时，小高回头就见高大爷从台阶上摔了下去，赶忙和江大妈一起将高大爷送往医院，高大爷因轻微骨折住院治疗。出院后，因高大爷仍需卧床休养，这次事故他们一家花费不菲，他们认为景区应承担责任。小高与江大妈便找到该景区，要求他们对高大爷的损害承担赔偿责任。但是，该景点认为其在管理方面并不存在疏漏，高大爷踩空摔伤是自己不留心造成，应当自行承担损害后果。双方就是否赔偿以及赔偿金额的问题几度进行沟通，但始终无法达成一致。于是，小高与江大妈来到当地调委会，请求调委会出面进行调解，给他们一家人一个说法。

调解过程

调解当天，小高、江大妈与该景点负责人冯某均来到了调委会。调解员认为，双方争议的焦点主要在于该景点是否有义务对高大爷的损害结果承担赔偿责任。江大妈率先开了口："我老伴都这么大岁数了，从山上摔下去，也就是他命好，摔得还不算重。但是都这把老骨头了，谁经得住折腾啊！要不是景点不负责，台阶坏了也不修好，我老伴能从台阶上摔下去吗？"控诉到这里，江大妈悲从中来，

"呜呜"地哭了起来。

对于当事人江大妈的说法，冯某则持有完全相反的意见："我们景点的各种设施一直有专人维护，路面也没有影响走路的安全隐患。除此以外，上山与下山的道路上每隔一段都有工作人员引导游客、维护秩序，山路边上也有安全防护措施，悬挂着安全警示牌。我们虽然对高大爷受伤的结果感到很遗憾，但不能因此承认我们景点存在过失。更何况，事发当天高大爷并不是独自一人前来爬山的，在明知道高大爷腿脚不好的情况下，他的家人更应当格外注意他的安全。当然，毕竟高大爷是在我们景点受的伤，出于人道主义精神，我们景点愿意承担高大爷出院后的营养费用，以此作为补偿。"

江大妈与小高认为冯某的话是在推卸责任，坚持要求该景点承担全部损失。见调解陷入僵局，调解员只能先让双方各自回去，待具体情况调查清楚后再进行后续的调解工作。为了能够查明事实，分清各方责任，调解员亲自来到该景点进行了实地探访。调解员发现，该景点确实如冯某所说，有着较为完备的安全保障系统，且高大爷所跌落的路段处台阶并无明显损坏痕迹。随后，调解员又查看了事发当天的监控，发现高大爷在踩空坠落时，一家三口走得比较分散，且有明显的分神、四处张望的动作。

进行了一番调查后，调解员重新联系了江大妈与小高，将自己调查到的情况如实告知两人，并委婉表示该景点在此次事件中确实没有明显过错，希望她们能够再斟酌一下赔偿事宜。面对调解员列出的种种证据，江大妈与小高的态度迟疑起来。调解员进一步表示，高大爷虽然岁数大了，但仍然是一名能够为自己行为负责的成年人。在进行爬山这类有一定危险性的活动时，应当尽到充分的注意义务，保护自身安全。而你们作为高大爷的家人，同样应当相互扶持、相互帮助。高大爷受伤固然很令人惋惜，但不能将所有的过错推给景点，而忽视了自身存在的问题。同时，调解员又根据我国《民法典》的规定，指出景点作为经营者，在未尽到安全保障义务的情况下造成他人损害的，应当承担侵权责任。但从目前调查到的情况来看，该景点尽到了比较完备的安全保障义务,而高大爷一家人也没有其他证据来证明该景点没有尽到安全保障义务,要求景点承担全部的赔偿责任是没有依据的。

在听完调解员的分析后,江大妈与小高陷入了进退两难的境地,既觉得要求景点赔偿不占理,又觉得自己承担全部损失有些不甘心。小高为难地说道:"现在道理我们是明白了,但是我们家确实也不富裕,医疗费又比较高,能不能让景点多少承担一部分呢?"见他们还是不愿意放弃赔偿,调解员只能表示:"这样吧,我再和景点那边沟通一下,看在赔偿金额方面是否还能有商量的余地。但是对于具体的赔偿数额,很可能无法达到你们期望的数额。"

降低高大爷一家对赔偿金的期望值后,调解员再次与冯某取得了联系。待调解员说明来意后,冯某表示,上次调解结束后,他将此事向领导进行了汇报,并开会对此事进行了讨论。最终的讨论结果认为,本景点多年来的宗旨一直是以游客体验为优先。这次的事故虽然错不在景点,但高大爷一家确实没能在游玩过程中有好的体验。出于以人为本的考虑,他们愿意再增加一些补偿数额,并且在高大爷一家下次再来游玩时免去他们景点门票的费用。他们相信,这样处理不仅能贯彻景点的服务宗旨,对景点的形象也是一次正面宣传。

对于该景点的决定,调解员表示了高度的赞赏,并提出会建议高大爷一家对该景点进行正面宣传。几天后,在调解员的见证下,冯某代表该景点与高大爷一家达成了调解协议。此事件终于以双方均满意的方式圆满解决。

调解方法

在本次调解中,调解员先让双方当事人面对面进行沟通,引导双方说出自己的主张,了解双方的基本情况以及对纠纷的态度。当发现当事人无法达成一致时,调解员又及时将双方隔离开,给双方一个冷静期限,以便双方当事人能够在之后的调解中更为理智地达成调解结果。

在调解工作中,调解员坚持以事实为根据,亲自探访事故发生地点,并对事故的具体经过进行了充分的调查,最终得以根据调查结果明确双方当事人的责任,从而更加有针对性地对双方当事人进行劝导。当发现高大爷一家对赔偿金额抱有比较不切实际的幻想时,调解员以事实作为出发点,结合法律规定作出分析,对高大爷一家进行说服,降低了他们对赔偿金额的预期,进一步推动了调解工作的顺利进行。

此外,对于受伤的高大爷,调解员也没有放弃人文主义的关怀,仍然积极地为他们一家争取赔偿金额,最终成功促成了调解,使纠纷圆满解决。

适用法律

《中华人民共和国民法典》

第一千一百九十八条第一款 宾馆、商场、银行、车站、机场、体育场馆、娱乐场所等经营场所、公共场所的经营者、管理者或者群众性活动的组织者,未尽到安全保障义务,造成他人损害的,应当承担侵权责任。

2. 因要求旅游团退费引发的旅游纠纷

案情经过

韩某平时工作比较繁忙,很久没有好好放松过了。趁着"五一"小长假快到了,他打算约上几个朋友好好出去旅个游,放松一下。韩某公司所在的写字楼内正好有一家旅行社,他在上班时看到了该旅行社打出的广告,广告内容称五一期间跟团出游有优惠,不仅包来回路费,还包住宿和景点门票,费用只需要每人4000元。韩某早就听说过该旅行社口碑还不错，便与朋友一起报名了该旅行社五一期间的旅行团。但令人意外的是，就在"五一"假期的前两天，韩某突然得了重感冒，每天浑身无力，连起床都困难，更别说去旅游了。于是，韩某便与旅行社取得联系，提出要退团。该旅行社告诉韩某，如果要退团的话，需要从他提前支付的团费中扣除旅行社的各项损失共计2400元，可以退还给韩某的费用为剩下的1600元。韩某认为该旅行社扣除的费用过多，计算损失的方式不合理。双方就此协商不成，韩某于病愈后来到调委会申请调解。

调解过程

调解员将韩某与该旅行社的负责人秦某一起约到了调解室，想要通过倾听双方的观点来了解他们的态度，从而确定如何开展下一步调解工作。韩某率先开了口："我本来报名了旅行团，到了快出发的时候才临时说不能去，这确实是我的错。但是，我这也是因为生病没办法啊，作为旅行社，本来就应当对这样的情况有预案才对。旅行社要扣除损失我能理解，但是我是在还没出发前退团的，损失也不会有多少吧？不就是退票需要付一些手续费吗？像宾馆、景点门票这些，都是可以退的吧！我真是不理解为什么旅行社要扣除这么多费用，这都超过一半了！让旅客承担这么多损失是合理的吗？"

对于韩某的说法，秦某解释道："关于这一点，我们之前已经和您沟通过很多次了。当初您报名的时候，咱们签的旅游服务合同上都明确规定了，如果在出发前三天内退团的，需要扣除60%的旅行社损失，签合同时我们的人员也特别提醒您注意过这个问题，您也是同意了的。而且，我们的各个项目花费都有明细，也发给您看过了。要求扣除这些费用完全符合合同的约定，是合理的。"

虽然秦某的说法有理有据，但韩某并不认可。他反驳道："你们的明细本身就不合理！再说了，我提前要求退团，就等于是提前解除旅游服务合同，这确实属于违约，我也愿意承担违约责任。但你们在合同里规定的违约责任太重了吧！这是否属于加重旅游者的责任呢？你们合同这个约定真的是合法有效的吗？"

见双方的情绪都有些激动，调解员让两人先冷静一下情绪，并提出想要看一下韩某所参报的旅行团的各项费用明细。秦某向调解员出示了明细，并对各项费用进行了具体的说明。调解员在进行确认后，认为该明细还是比较可信的，所列出的各项收费标准也比较合理。调解员认为，目前纠纷难以解决的关键在于韩某不愿意改变自己已经认定的想法。鉴于此，调解员以事实还需要进一步查明为由，结束了当天的调解，让韩某与秦某先回去。

第二天，调解员先单独与韩某取得了联系。调解员向韩某说道："旅行社给出的费用明细我已经作了进一步的确认，并且与其他几家旅行社公布的明细进行了比对，认为这个明细是可信的，且比较合理。虽然你退团的时候旅程还没有开始，但是旅行社是按照原定的参团人数打包预定的酒店、班车、餐饮等，并不能因你个人退团而有所改变。因此，这些花销你也需要支付一部分。"

没想到，韩某却对调解员的说法将信将疑，甚至怀疑调解员是不是已经与该旅行社串通好，故意让他放弃维权。对此，调解员十分无奈，便先拿出法律条文进一步对韩某进行说明，并帮助他分析利弊："我国《旅游法》第65条规定'旅游行程结束前，旅游者解除合同的，组团社应当在扣除必要的费用后，将余款退还旅游者'。《最高人民法院关于审理旅游纠纷案件适用法律若干问题的规定》第12条规定'旅游行程开始前或者进行中，因旅游者单方解除合同，旅游者请求旅游经营者退还尚未实际发生的费用，或者旅游经营者请求旅游者支付合理费用的，人民法院应予支持'。由此可见，旅游者是可以在旅游行程结束前的任何时间解除旅游服务合同的，这是旅游者的权利。同时，旅游者单方提前解除合同的，旅行社有权扣除必要费用或请求旅游者支付合理费用。也就是说，人家旅行社的明细是合理的，就有权要求你承担这一部分损失。如果你愿意接受调解，损失数额说不定还能再商量商量，但如果去人民法院起诉，按照法律规定作出判决的话，你还可能会处于劣势。"

听完调解员有理有据的一番分析后，韩某终于意识到自己之前的固执似乎是错误的。但是，碍于面子，他表示需要再考虑考虑。在韩某考虑之际，调解员又联系了旅行社秦某，询问旅行社是否愿意为了能够快速达成调解而让一些利。在调解员的劝说下，秦某同意将扣除的损失降到50%，向韩某返还2000元团费。

一天后，韩某彻底冷静下来，并进行了理智的思考，认为调解员所说的很有道理，于是主动联系调解员，表示愿意接受调解。在调解员的见证下，韩某与该旅行社终于达成了调解协议，成功解决了这次纠纷。

调解方法

在本次调解中，调解员主要运用了背靠背与面对面相结合、法治宣传教育等调解方法来解决纠纷。首先，调解员让韩某与该旅行社负责人秦某面对面进行沟通，这样可以较为全面地了解双方的诉求与态度，以便安排下一步调解工作。当发现调解陷入僵局难以继续进行时，调解员又分别与双方进行沟通，避免了双方矛盾升级。其次，调解员在发现韩某虽然有一定的法律意识，但是适用法律存在错误，且性格较为固执的情况下，选择私下与韩某进行沟通，以讲法条、摆事实的分析，对韩某进行法治宣传教育，让他认识到自己之前的诉求是立不住脚的。并且，调解员给了韩某一定的冷静时间，让他能够理智进行思考，自己说服自己。最后，调解员又与该旅行社进行沟通，争取使纠纷解决得更为快速、和谐。最终，在调解员的推动下，成功平息了韩某与该旅行社之间的纷争。

适用法律

《中华人民共和国旅游法》

第六十五条 旅游行程结束前，旅游者解除合同的，组团社应当在扣除必要的费用后,将余款退还旅游者。

《最高人民法院关于审理旅游纠纷案件适用法律若干问题的规定》

第十二条 旅游行程开始前或者进行中,因旅游者单方解除合同,旅游者请求旅游经营者退还尚未实际发生的费用,或者旅游经营者请求旅游者支付合理费用的,人民法院应予支持。

八、网络纠纷的调解

网络纠纷,可以理解为当事人在网络环境中发生的纠纷,一般包括以下几种:(1)网络侵权纠纷,如因在网络上侵犯他人人格权而引起的纠纷等;(2)网络合同纠纷,如因网络服务合同履行不到位而引发的纠纷等;(3)其他网络纠纷。

在网络利用率越来越高的当今社会,网络纠纷也越来越常见。在解决网络纠纷的过程中,往往存在当事人相隔较远、取证技术含量较高等难题。为了能够更好地帮助当事人解决网络纠纷,全国多地设立了专门的互联网法院,来审理因互联网纠纷而提起的诉讼。除诉讼途径外,当事人也可以采取调解的方式来解决纠纷。在调解网络纠纷时,要求调解员具备更高的专业性与灵活性,以帮助当事人化解矛盾。

1. 因未成年人直播打赏引发的网络纠纷

|案情经过

天天今年 11 岁,是某小学一名五年级的学生。自从三年前他的父亲车祸去世后，就由母亲王女士独自抚养。但由于王女士工作比较忙且经常出差，便在平日里将天天委托给奶奶黄某照顾，周末时再将天天接回家。王女士为天天报了网课，让他用奶奶的手机每天跟着网课完成作业，接受辅导。每次天天上网课时，奶奶怕打扰他，都是去其他的房间做家务。出于好奇，天天便趁着上完网课的一段时间在某直播平台注册了账号，每天在该平台观看直播，并成了某主播的忠实观众。某日在观看直播时，他看到主播正在请求观众打赏，便连续点了直播间里好几个很贵的礼物送给主播。到了周末，王女士发现了奶奶手机上的消费记录。她立即与平台客服取得了联系，并将情况说明，表示礼物是小孩出于好玩才点的，希望平台能够将打赏的费用退回。但是，该平台以王女士证据不足为由，拒绝了她的退款申请。此后，王女士又多次提交申请，但均被平台拒绝。无奈之下，王女士来到调委会寻求帮助。

调解过程

来到调委会的除了王女士以外，还有天天的奶奶黄某。黄某为人老实本分，这几天一直惦记着这件事，吃不好睡不好的。她一见到调解员，便忍不住流下了眼泪："调解员同志，请你帮帮我们，孩子小，不懂事，一下子就花出去不少钱。我儿媳妇一个人工作养活我们一大家子，太不容易了，她信任我把孩子交到我手上，却出了这样的事。这都是我这个当奶奶的没尽到责任，没把孩子看好……"

说着说着，黄某泣不成声，调解员与王女士连忙搀扶着她坐下，对她进行安抚。待黄某情绪平复后，王女士将黄某手机中的直播软件、天天偷偷注册的账号以及事发当天的消费记录都展示给了调解员。王女士表示："我妈认识的字不多，不太会用手机，平时也会刷一些短视频、直播什么的，但并未注册账号而是以游客身份浏览的。这个账号是天天自己偷偷注册的，还没有进行身份认证。您可以看一下关注列表还有经常浏览的直播、短视频，都是孩子平时爱看的。

这个账号毫无疑问肯定是孩子在用，我把这些证据都截图发送给了客服，但是客服一直没有通过我的退款申请。"

听完王女士的说明后，调解员对王女士出示的相关证据进行了确认，认为王女士的说法基本属实。为了能够更加准确地查明事实真相，调解员还进行了一系列的走访调查。为了能够获取更多证据，调解员反复查看了天天打赏时所观看的直播录像。调解员发现，在直播中，主播曾多次提到天天的账号名，说明天天确实是该直播间的常客，并曾在直播间的弹幕中提到过自己还是小学生。当天天为主播送礼物时，主播还有类似于"感谢小孩哥""榜一大哥是个小孩哥"之类的发言。种种证据表明，该主播在直播时知道天天是未成年人，但并未对天天送礼物的行为进行劝阻，存在一定的过错。

于是，调解员将上述证据进行了录屏、截屏，并统一发送给该平台客服，表示天天还是未成年人，要求该平台将送礼物的花费退回，但仍被拒绝。调解员决定转换方法，以法服人。调解员直接联系到人工客服，表明天天还是一名不满18周岁的未成年人，根据我国《民法典》的规定，8周岁以上的未成年人为限制民事行为能力人，其所实施的民事法律行为在未经法定代理人同意、追认的情况下是不发生法律效力的。况且，根据规定，网络直播平台必须对送礼物、打赏的用户实行实名制管理，未实名注册和未成年用户都不能打赏。该平台允许未经过实名注册的未成年人账号给主播送礼物，这一行为本身就违反规定，存在很大的问题。当发现有未成年用户送礼物时，更应该积极解决问题，返还用户花费的金额，而不是拒绝用户提出的退款要求。

经过调解员一番有理有据的说明后，几天后，该直播平台的负责人主动联系了调解员，承认该平台确实存在管理上的错误和疏漏，愿意全额退还天天在直播间送礼物所花费的金额。在调解员的见证下，负责人与王女士达成了调解协议。黄某对调解员千恩万谢，调解员也借此机会对王女士和黄某进行了教育，让她们加强对天天的管理和教育。

调解方法

本案是因未成年人在直播间进行打赏、送礼物而引发的网络纠纷。孩子家长的诉求是希望直播平台能够全额退款，这就需要提供证据证明送礼物的行为确实是未成年人实施的。调解员秉持着实事求是的精神，在确定天天确实擅自向主播进行大额打赏后，帮助当事人多方面寻找证据。当面对直播平台拒绝退款的情况时，调解员依然冷静对情况进行分析，及时调整调解方式，从法律的角度寻找该直播平台在管理上的疏漏和过错，证明家长要求该直播平台退款的合理性。当顺利达成调解协议后，调解员也没有忽视对家长作为监护人应尽责任的普法教育，督促她们加强对天天的管理和教育，避免此类事件再度发生。

适用法律

《中华人民共和国民法典》

第十九条 八周岁以上的未成年人为限制民事行为能力人，实施民事法律行为由其法定代理人代理或者经其法定代理人同意、追认；但是，可以独立实施纯获利益的民事法律行为或者与其年龄、智力相适应的民事法律行为。

第一百四十五条第一款 限制民事行为能力人实施的纯获利益的民事法律行为或者与其年龄、智力、精神健康状况相适应的民事法律行为有效；实施的其他民事法律行为经法定代理人同意或者追认后有效。

《国家广播电视总局关于加强网络秀场直播和电商直播管理的通知》

六、网络秀场直播平台要对网络主播和"打赏"用户实行实名制管理。未实名制注册的用户不能打赏，未成年用户不能打赏。要通过实名验证、人脸识别、人工审核等措施，确保实名制要求落到实处，封禁未成年用户的打赏功能……

《中央文明办、文化和旅游部、国家广播电视总局、国家互联网信息办公室关于规范网络直播打赏 加强未成年人保护的意见》

二、工作举措

1. 禁止未成年人参与直播打赏。网站平台应当坚持最有利于未成年人的原则，健全完善未成年人保护机制，严格落实实名制要求，禁止为未成年人提供现金充值、"礼物"购买、在线支付等各类打赏服务。网站平台不得研发上线吸引未成年人打赏的功能应用，不得开发诱导未成年人参与的各类"礼物"。发现网站平台违反上述要求，从严从重采取暂停打赏功能、关停直播业务等措施。

2. 因侵害虚拟财产引发的网络纠纷

案情经过

董某是某款游戏的老玩家了，由于在线游戏时间长，平时还经常在游戏中进行充值，游戏账号级别较高，是其他玩家眼中的"大佬"。偶然间，董某在游戏中认识了另一名玩家夏某。两人一起组队打过几次游戏，在游戏中很聊得来。时间一长，夏某主动提出添加董某的微信，如果要组队，就可以直接在微信上找他。添加微信后，董某与夏某之间的聊天不再仅限于游戏，两人从游戏好友逐渐变为现实中的朋友。后因董某工作繁忙，逐渐开始不怎么登录游戏。夏某便提出想要借董某的账号玩一玩，体验一下当"大佬"的感觉。董某于是将自己的账号和密码和盘托出。起初，夏某每次登录董某的游戏账号时还会和他打声招呼，后来见董某几乎不上游戏，便将该游戏账号当成自己的一样使用。一次假期，董某重新登录游戏时，却发现自己的游戏账号因"开挂"（在游戏中使用外部软件通过修改游戏数据等方式进行作弊）被官方永久封禁。夏某这才承认是自己将董某的游戏账号出租给他人使用时,租赁账号的人开挂导致账号被封禁。董某为自己的游戏账号投入了大量心血,不愿意就此作罢,要求夏某对他的损失进行赔偿。双方就损失赔偿数额协商不成,董某向调委会提出了调解申请。

调解过程

考虑到董某与夏某并不在同一城市,让两人当面进行调解比较困难,调解员便决定采取线上调解的方式,将董某与夏某拉进同一个微信群,并发起了视频通话。董某向调解员表示:"大家朋友一场,如果是普通的账号,我肯定就算了,不会追究了。但这个账号我已经用了五年多了,投入了太多的时间和金钱。现在这个账号被永久封禁,以后也很难找回来了,夏某也是玩这个游戏的人,他知道这个号要练到这个程度多费劲。我的心血不能就这么白费,我坚决要求夏某赔偿。"

对于董某的指控,夏某显得有些委屈,他开口道:"我能理解董哥现在的心情,但封号这件事我也很冤枉,我不知道那个人会开挂,把号租给他的时候也说好了,只能正常玩,不能搞些有的没的。我发现号被封了我也很着急,去找他才发现他已经把我拉黑了。我知道我有错,但我认为这个损失不应该由我一个人来承担。"

听完双方的发言后,调解员发现,虽然夏某表示愿意承担责任,话里话外却在将自己的责任剔除出去,认为不应当由自己来承担董某的损失。为了能使夏某认识到自己的错误,调解员对他说道:"虽然直接实施开挂的人不是你,但你擅自将账号出租的行为间接导致了账号被封禁。董某将账号借给你使用,是基于和你之间的朋友情谊,基于对你的信任,并没有允许你将账号出租给他人使用。《民法典》第 127 条规定'法律对数据、网络虚拟财产的保护有规定的,依照其规定'。即当虚拟财产是合法财产时,其跟普通财产一样,也受到法律的保护。董某在账号上进行了大额充值,这个账号本身已经具有价值了，属于董某的财产。而你在未经所有权人同意时，擅自将他人财产向外出租，导致他人财产受损，你应当为此承担责任。"

听了调解员的话，夏某沉默不语。此时董某将自己在该账号上的充值记录展示给调解员，表示自己为该账号充值超过 15 万元。得知这一充值金额后，夏某更加沉默了。调解员经过观察发现，虽然夏某一直没有开口，却显得像有什么难言之隐一样坐立难安。于是，调解员以临时有事情需要处理，下午再继续调解为由结束了视频通话。

过了一会儿，调解员单独向夏某发送了消息，询问他是否还有什么话想说，但当着董某的面说不出口。夏某这才向调解员吐露实情："其实，我家的家庭情况不太好。我还在上大学，这个学期家里有点事情，给我的生活费根本不够花。我本来是靠帮别人打游戏挣点生活费，但自从知道董哥不怎么上号以后，就鬼迷心窍地想着能把他的号租出去赚点外快。我把号租给别人之前真的反复强调过不能开挂，对方也答应得好好的，谁知道转头就把我拉黑了。我知道这件事是我的错，我愿意承担起责任赔偿董哥。但是能不能减少一些数额，等我有钱了一定会把钱还上！"

说完，怕调解员不相信，夏某还出示了自己的学生证以及这学期学校发放的助学金证明。调解员确认夏某出示的证据属实后，答应会帮他再和董某协调一下赔偿金额。随后，调解员又单独向董某发送了消息，大致说明了夏某的情况。对于夏某的说法，董某有些将信将疑，不愿意在赔偿金额上作出让步。见此，调解员表示，自己已经查看过游戏公司在游戏中列出的用户服务协议，在协议中有着明确约定，用户应当使用经实名认证过的自己的账号，不得将账号出借给他人使用。虽然董某与夏某是朋友，但将账号随意出借给在网上认识的人，不仅缺乏警戒心，也违反了用户服务协议中的约定，这代表董某也存在一定的过错。况且，虽然董某在游戏中充值的金额超过 15 万元，但充值金额并不能直接等同于账号的实际价值。

见董某有所动摇,调解员又趁热打铁,尝试从情感的角度打动他:"夏某还不到20岁,说实话,心智发育还不那么成熟,将你的账号出租给他人也是一时冲动。他已经认识到了自己的错误,并且愿意积极赔偿你的损失。何不给他一次机会呢?我也会帮助你和游戏公司沟通,说明一下情况,看能不能把你的账号找回来,或者缩短封禁时间,减少一些你的损失,你看怎么样?"

在调解员的劝说下,董某终于改变了主意,同意退让一步。最终,董某与夏某签订调解协议,约定由夏某向董某赔偿5万元,可以在三年内分期付清。如果夏某到期未付清赔偿款,董某可以向人民法院提起诉讼。而调解员也向游戏公司将情况进行了说明,帮助董某缩短封禁时间并找回了账号中的部分数据。

调解方法

在本次调解中,调解员起到了非常重要的润滑剂的作用。虽然董某遭受了损失,但实际上夏某与董某都存在不同程度的过错。调解员耐心说理,明确了两人在此次事件中过错的分担,不仅让夏某认识到了自己的错误,还成功说服董某作出了让步。同时,调解员还对调解工作的进展有着敏锐的洞察力,能够在关键时刻转换调解的方式,从让董某与夏某面对面进行沟通及时调整为分别与二人单独沟通,使夏某能够将在董某面前说不出口的话和盘托出,从而对纠纷的解决起到关键的作用。调解员在对二人进行劝解时,不仅有理有据,而且与情感相结合,使调解脱离冷冰冰的说教,兼顾双方的情绪,有温度地化解了纠纷。

适用法律

《中华人民共和国民法典》

第一百二十七条 法律对数据、网络虚拟财产的保护有规定的,依照其规定。

九、其他纠纷的调解（金融、保险、知识产权）

金融纠纷是指金融机构与个人、组织之间，金融机构之间等在金融领域发生的纠纷。在日常生活中，如银行借贷纠纷、信用卡纠纷、投资理财纠纷等，都属于金融纠纷的范畴。

保险纠纷是指当事人因保险合同的订立、履行以及保险事故发生后的理赔等方面发生的纠纷。妥善解决保险纠纷，不仅有利于保护保险活动当事人的合法利益，还能够加强对保险业的监督管理，促进保险业健康发展。

知识产权纠纷是指知识产权人在行使知识产权的过程中与其他个人或组织所产生的纠纷。知识产权纠纷包括著作权纠纷、商标权纠纷、专利权纠纷。要解决知识产权纠纷，当事人可以通过协商、调解、行政处理、仲裁、诉讼等方式进行，其中，协商不成的，调解为最省事、简便之策。

1. 因对办理信用卡流程不满引发的金融纠纷

案情经过

丁某因遭遇意外事故导致失明。失明初期，丁某遭受了很大的打击，一度一蹶不振。后来，在家人和朋友的陪伴下，他逐渐走出阴霾，不仅恢复了正常生活，还找到了一份工作，有了稳定的收入，自己也能有资格办理银行的信用卡了。但在办理信用卡时，丁某却与银行方起了冲突。银行工作人员告诉丁某，根据本行规定，必须由本人在电子屏幕上签名，如果本人不能很好地完成签名，要有家人或监护人的陪同才可以办理。丁某眼睛不方便，又没有家人陪同，他几乎无法完成签名这一步骤。丁某一个人居住，父母远在他乡，他觉得不该因为签名这件事大老远让父母过来一趟，并且，他认为该银行的这一程序很不合理，非常不人性化，完全没有考虑到像他这样的视障人士的特殊需求。但银行表示，这也是为了保护用户的账户安全，是确保信用卡由用户本人办理的必要步骤。双方对此相持不下，丁某来到当地调委会申请调解。

调解过程

调委会在得知丁某的特殊情况后，很快便安排了一位经验十分丰富的调解员来参与调解工作。为了照顾到丁某眼睛不方便这一情况，调解员将调解地点安排在了丁某的家中。调解当日，调解员与该银行的负责人张某一起来到丁某家中，共同商讨该如何解决此次纠纷。

丁某虽然眼睛不方便，但并没有因此而自暴自弃，即使是一个人独居，也将家中收拾得井井有条。与调解员见面后，丁某情绪十分平稳地说起自己的诉求："我的要求十分简单，就是在银行办理一张属于我自己的信用卡，仅此而已。但是我不理解的是，就算我是个盲人，但我仍然可以正常生活，也有消费的需求，为什么就不能办理信用卡呢？"

对于丁某的诉求，银行一方张某解释道："我们银行也非常想帮助您成功办理信用卡，但确实是碍于银行的硬性规定，目前没办法帮您办理。要求本人签名是为了账户安全，防止信用卡诈骗。您来银行办业务那天，我们帮您请示了上级银行的意见，但是上级银行给出的结果也是必须遵守程序规定，不能绕过签名这个步骤，这件事您当时在场，也是知道的。况且即使您不签名，在日后使用银行卡的过程中，还是不可避免地会遇到需要您签名的情况，到时候您该如何正常使用信用卡呢？从我们银行的角度来讲，确实是尽力帮您争取过了，但最后的结果不尽如人意，实在是没有别的办法。"

听到这里，丁某反驳道："我可以理解银行在这方面的考虑，也很愿意为了办理信用卡而配合进行身份认证。但是，对于像我们这样的特殊人群，是不是应当有其他更为合理、更为人性化的认证方法呢？"说着，丁某转向调解员的方向，"您可能不理解我为什么非要办这个信用卡，其实办或不办对我的生活也不会有什么太大的影响，但是我就是想争一口气。我这次放弃了，以后总有人要办卡，总不能让他们每次都用硬性规定这个理由拒绝，永远不考虑我们特殊人群的需求吧？"

调解员对丁某的说法非常认可。调解员对张某说道："丁某说得没错，银行的规定可以理解，但不能太死板，要照顾到各种客户的需求。我国《商业银行法》规定，商业银行与客户的业务往来，应当遵循平等、自愿、公平和诚实信用的原则。此外，《中国人民银行金融消费者权益保护实施办法》中也有规定，银行应当尊重金融消费者的人格尊严，不得实施歧视性差别对待。视障人士同样有办理银行业务的需求，法律也保护他们的这一权利。银行不仅要考虑到大部分人的需求，也要为小部分人提供方便，不能有歧视和差别对待行为。办理信用卡时要求客户通过签名的方式进行身份认证是合理的，但对于眼睛不方便的客户来说，只拘泥于这一种认证方式，而阻碍客户行使他们的正当权利，这是不是一种差别对待呢？"

调解员结合了情理与法理的一番说辞让张某心服口服。他当场表示，银行的工作确实存在疏漏和不足，他会向上级说明情况，力争为丁某办理信用卡，并对办理信用卡的方式进行改革与完善，以为更多客户提供更为优质的服务。

丁某看张某态度诚恳，也理解他作为银行工作人员的不易，同意等待总行的答复，还说，不管最后他能不能办成信用卡，都希望以后这个办卡流程能对视障人士有所改善。

经回访，该银行已经成功为丁某办理了信用卡，并且，该行总行信用卡中心针对视障人士办卡采取了更为便捷的措施，进一步完善了"无障碍"服务。

调解方法

本次纠纷是一起因银行办理信用卡的流程不够合理和人性化而引发的金融纠纷。如今，很多银行在对于视障人士办理业务方面都有了很大的改善，提高了服务标准。在本次纠纷中，争议的焦点主要在于丁某作为特殊人群办理信用卡与银行固有的办卡流程之间的矛盾。调解员在对此次纠纷进行调解时，先是考虑到了丁某的情况，较为灵活地将调解地点安排在丁某家中，这一做法，也给银行一方应如何服务客户，从道德与人格尊重的角度考虑顾客感受，给予了现身说法。在调解过程中，调解员重视视障人士的特殊需求，先从法律的角度为他们据理力争，指出银行应当尊重金融消费者的人格尊严，不得实施歧视性差别对待，并用一句"但对于眼睛不方便的客户来说，只拘泥于这一种认证方式，而阻碍客户行使他们的正当权利，这是不是一种差别对待呢？"彻底说服了银行一方当事人。这也说明，调解员对纠纷的解决没有具体法律可遵循的时候，依照道德的要求处理的调解方法是奏效的。最终虽然没有当即解决丁某办卡的问题，但事后却成功促成银行作出改革，不仅成功满足了丁某办卡的需求，也为日后需要办卡的视障群体提供了方便。

适用法律

《中华人民共和国商业银行法》
第五条 商业银行与客户的业务往来，应当遵循平等、自愿、公平和诚实信用的原则。

《中国人民银行金融消费者权益保护实施办法》
第十四条 银行、支付机构应当尊重社会公德，尊重金融消费者的人格尊严和民族风俗习惯，不得因金融消费者性别、年龄、种族、民族或者国籍等不同实行歧视性差别对待,不得使用歧视性或者违背公序良俗的表述。

2. 因被保险人的继承人不满理赔金额引发的保险纠纷

案情经过

自从孙某的父亲病故后,他的母亲徐某便格外注意自己的身体健康,不仅开始每年定时体检,还为自己购买了一份人寿保险,为的是如果自己去世,还能给儿子和孙子留些财产。徐某购买的是一款分红型保险,每年交15万元保费,交费期限为5年,缴费期间享受大病、意外伤害等保险待遇,并且,只要交满期限,至被保险人去世前,除每年的固定分红外,都会享受大病、意外伤害等保险待遇,在其身故后,也会得到相应的理赔金。12年后,徐某去世。作为唯一继承人的孙某拿着保单来到该保险公司要求理赔。该保险公司在核实情况后,表示按照保险合同约定,可以向孙某理赔保险金共计约67万元。孙某对理赔金额不予认可,要求保险公司给付保费连带利息共计95万元,却被保险公司拒绝。孙某认为,母亲生前交纳了5年保费共计75万元,现在理赔的金额竟然达不到所交的钱,该保险公司在签订保险合同时夸大宣传,以不真实的收益诱使母亲购买保险。于是,孙某找到了街道办事处,请求调委会的调解员出面化解纠纷。

调解过程

调解员在初步了解事情经过后,发现孙某的情绪十分激动,而保险公司对于理赔金额的态度也比较强硬,坚持要按照合同来。调解员认为,此时不宜让双方面对面交流,因此决定分别与孙某和保险公司进行对话。

孙某在调解员面前对保险公司充满排斥,说所谓保险都只想着怎么赚老百姓兜里的钱,面对投保人夸大其词,尤其存心欺骗老年人。抱怨一通后,孙某仍然不解气,嘴里还在念叨着"丧良心""趁早倒闭"等话语。面对孙某愤愤不平的情绪,调解员以自己多年的经验作出判断,如果不让他将心中的积怨发泄出来,他的心情是不会平静下来的。调解员一边聆听着孙某的抱怨,安抚他说自己一定认真解决他们的问题,一边拿过孙某提供的保单,当着孙某的面看起了当初徐阿姨与保险公司签订的保险合同。没想到,这一看倒是让调解员看出了问题。在保险合同中有一条约定,购买此款保险的被保险人年龄应当在1周岁以上、55周岁以下。而按照时间推算,徐阿姨在购买此款保险时,已经超出了这一年龄限制,按理说是不能购买此款保险的。调解员向孙某询问了具体情况,但孙某表示购买保险时是母亲一个人去的,他也不太清楚当时的具体情形。于是,调解员认为,只有与保险公司进行沟通后,才能进一步明确事实。

第二天,调解员将保险公司的负责人牛某请到了调解室。见到牛某后,调解员开门见山地将徐阿姨年龄的问题提了出来,并提出了在不符合年龄限制的情况下签订的保险合同是否具有法律效力的疑问。对于这一问题,牛某表示,在签订保险合同时,工作人员已经针对这一问题对徐阿姨进行了明确的说明,是徐阿姨在了解年龄限制的条件下依然坚持要求购买该款保险。为了防止日后发生纠纷,工作人员还要求徐阿姨签订了承诺书。调解员在查看牛某提供的承诺书后,认为该承诺书的内容只是一般的权益确认,并不能体现该款保险是徐阿姨自己坚持要购买的。而且,牛某也无法提供工作人员向徐阿姨说明年龄限制条款的相关证据。

对此,调解员表示,《保险法》第17条第1款规定:"订立保险合同,采用保险人提供的格式条款的,保险人向投保人提供的投保单应当附格式条款,保险人应当向投保人说明合同的内容。"因此,在无法证明徐阿姨坚持购买该款保险的前提下,发生了徐阿姨虽然超出年龄限制但仍然签订了保险合同的情况,说明该保险公司在签订保险合同的流程方面确实存在不规范现象,应当为此承担一定的责任。

再次面对孙某,调解员已经提前想好了调解策略。为了避免孙某得理不饶人,反而导致调解难以进行,调解员打算先从保险合同的签订入手,对孙某进行劝导。调解员指着徐阿姨在保险合同以及确认书上的签名说道:"徐阿姨是接受过教育的,可以理解保险合同的内容,对自己的行为也有判断力。既然徐阿姨在保险合同以及确认书上签了字,就说明她认可了保险合同的内容。并且现在确实没有保险公司夸大利益、虚假宣传的证据,您所主张的 95 万元的理赔额过高,就算到人民法院起诉,也很难完全得到支持。"听了调解员的话,孙某有些担忧还能不能拿到理赔额,自己会不会承受过高的损失。见已经降低了孙某对于理赔额的预期,调解员适时提出保险公司在签订保险合同时同样存在一定的过错。如果孙某愿意妥协,他会进一步调解。

于是,调解员又联系保险公司。保险公司称,由于徐阿姨在世时没有发生过保险理赔事故,他们愿意将徐阿姨交纳的 75 万元保费全部退还,之前所发的分红就当 75 万元的利息,孙某不必退还,总之权当保险合同没有签订过。孙某考虑了一下,认为这样起码没有损失,便一口答应下来。最终,在调解员的劝导下,孙某与保险公司成功达成和解。

调解方法

在本次调解中,调解员准确把握了当事人的性格特点,并有针对性地调整调解策略,以求最有效率地对当事人进行劝导。当发现孙某情绪激动,对保险公司存在抵触的心态时,调解员并没有直接进行劝解,而是让孙某将自己心中的怨气都抒发出来,这样才能让他在情绪发泄后更为冷静地思考调解员的意见,同时当面审阅孙某提供的合同，给当事人吃了一颗定心丸。而对于保险公司，调解员就所发现的保险合同中的疏漏，直言不讳地指出保险公司在签订合同的流程上存在过错，使保险公司主动作出让步。与孙某再次进行沟通时，调解员先采取心理干预法，降低孙某对理赔额的预期，随即再进一步促使双方沟通协商，最终达成化解纠纷的圆满结局。

适用法律

《中华人民共和国保险法》

第五条 保险活动当事人行使权利、履行义务应当遵循诚实信用原则。

第十七条 订立保险合同，采用保险人提供的格式条款的，保险人向投保人提供的投保单应当附格式条款，保险人应当向投保人说明合同的内容。

对保险合同中免除保险人责任的条款，保险人在订立合同时应当在投保单、保险单或者其他保险凭证上作出足以引起投保人注意的提示，并对该条款的内容以书面或者口头形式向投保人作出明确说明；未作提示或者明确说明的，该条款不产生效力。

3. 因未经授权使用他人创意引发的知识产权纠纷

案情经过

崔女士是一名服装设计师，自己在网上经营了一家服装店，店里出售的服装款式皆由崔女士自己设计。为了扩大服装店的知名度，她还在某社交平台经营了一个账号，平时用来发布服装店新品，并时不时向粉丝展示一些尚未投入生产的设计稿，分享自己的设计理念。在崔女士的维护下，该账号的粉丝量达到十几万人，她发布的帖子也动辄有几万的浏览量。一天，一名粉丝通过私信联系崔女士，表示自己看到另一家主营宠物服装的商家最近推出的几款新品与崔女士之前设计的几款服装样式十分类似。崔女士浏览了粉丝所说的店铺后，发现该店铺中好几款宠物服装的款式、配色、用料等都与自己的设计十分相似。于是，崔女士与该店铺的店主乔某取得了联系，表示该店铺的商品存在盗用她的设计的嫌疑，要求乔某将这几款宠物服装下架并赔偿。但是，乔某却认为，自己的网店很小，也没怎么投入宣传，平时销量也不高，店里的宠物服装都是母亲自己亲手做的，不存在量产的情况，不涉及什么侵不侵权的问题。见与乔某沟通没有结果，走诉讼程序又费时费力费钱，于是崔女士便来到当地的调委会，提出了调解申请。

调解过程

为了能够顺利解决纠纷，防止抄袭行为泛滥，崔女士为调解工作准备了充足的材料证据。一见到调解员，她便将自己的设计手稿、修改记录、网店的相关证件以及在社交平台发布的视频等文件统统向调解员出示。调解员在查看崔女士提供的材料后，认为可以确认崔女士就是案件所涉及的几款服装的著作权人。崔女士向调解员抱怨道："我被抄袭也不是第一次了，之前我总是觉得维权难，只要不影响我店铺的销量，我都睁一只眼闭一只眼过去了。但这种事儿越来越频繁，我觉得还是不能就这么轻易放任侵权人为所欲为，我这次就是想出口气，要赔偿，让抄袭我的人得到教训。"

调解员对崔女士的维权意识予以了肯定。根据崔女士提供的账号，调解员浏览了乔某的网店，发现其中有几款宠物服装确实存在与崔女士的设计过于雷同的情况。乔某在使用这些设计时，既没有取得崔女士的许可，也没有向崔女士支付报酬，明显侵犯了崔女士的著作权。于是，调解员出面联系了乔某，向他表明了自己的来意。

面对调解员，乔某的说辞并没有变："我没有想要抄袭崔女士的作品，我就是在社交平台上刷到了她的账号，看到好几件衣服都挺好看挺可爱的，感觉很适合做成宠物服装，就让我妈照着做了几件出来，放在店里卖。我的店流量小，做的几件衣服到现在都还没卖完呢。这就是自己手工做的，怎么会侵权呢？"

调解员认为，乔某还是比较配合调解工作的。目前让他无法认可侵权行为存在的原因，主要在于他的法律意识比较淡薄，难以认识到自己的行为已经侵害了崔女士的著作权。于是，调解员查阅了相关的法律条文，对他说道："我国《著作权法》规定，剽窃他人作品的，要承担停止侵害、消除影响、赔礼道歉、赔偿损失等民事责任。什么叫剽窃呢？就是抄袭他人的作品，达到实质性相似或完全相似的结果，跟你说的获不获利、量不量产完全无关。你店铺里的几款服装，让我这个第一次见到的人都觉得和崔女士的设计非常相似。虽然你在本意上没有意识到这是抄袭，但这种行为已经侵害到了崔女士的著作权。根据法律规定，崔女士是可以要求你赔偿的！"

乔某这才知道自己的行为真的是侵权了，结结巴巴地说道："那……那可怎么办？我文化程度低，不了解法律，听您这么一说我才知道我违法了。我得赔崔女士多少钱才合适啊？"

调解员表示，具体的赔偿数额还需要与崔女士进行协商。听到要赔偿，乔某不由得唉声叹气起来，表示自己家的经济情况其实不太好，自己没什么本事，收入微薄，而母亲为了贴补家用到处做小时工，却在大半年前不慎摔断了腿，留下了后遗症，以后都得靠拐才能行动。为了让母亲能有事情做，不觉得自己是个派不上用场的人，乔某这才开了这家网店，让母亲靠手艺挣点钱。不论挣多挣少，起码对母亲是个安慰。如果赔偿金额太高，网店肯定是开不下去了。乔某表示，他想要当面向崔女士道歉，只希望能够在赔偿金额上放宽一些。

调解员将乔某的话转述给了崔女士，并诚恳地建议崔女士认真考虑一下。崔女士同意与乔某面对面进行调解。乔某联系调解员，表示其母亲也得知了此事，非常着急，想要亲自向崔女士道歉。于是，调解员将调解的地点定在了乔某家中。见到崔女士后，乔某母亲先是对她深深鞠了一躬，随后由衷地表达了自己的歉意，对自己与儿子法律意识薄弱、侵权而不自知的行为进行了反省。崔女士被乔某母亲的真诚打动，也感念于乔某对母亲的一片孝心，主动提出不要赔偿，并表示愿意将这几款服装的设计授权给乔某与其母亲，通过自己的账号帮他们进行宣传，而他们可以将这几款服装的收益分出一部分给她当授权费。对于崔女士的提议，乔某与其母亲欣然接受。双方在调解员的见证下达成了和解，圆满地解决了这起纠纷。

调解方法

在本次纠纷中，调解员发现纠纷发生的主要原因在于侵权人乔某法律意识淡薄，对自己的行为侵犯了崔女士的著作权完全不自知，因此，调解员正确引用和讲解法律，通过对乔某展开法治宣传教育，让当事人认识到自己的行为违反了法律规定。这是法治宣传教育调解方法在调解中有效运用的体现。很多时候，当事人是因为不懂法而不知错，当他们明白法律规定后，大多都会主动认识到错误，故而愿意为调解作出让步。

此外，在本案中，调解员考虑到乔某虽然有侵犯崔女士著作权的行为，但并没有主观上的恶意，且乔某经济情况比较紧张，还有孝心，便积极向崔女士转达乔某所言，并建议其认真考虑。当双方面对面调解时，乔某和其母亲所体现出来的真诚打动了崔女士，最后实现"大和解"的结局。这样的结果，不仅有赖于当事人自己的真诚，也与调解员认真转述乔某的肺腑之言和诚恳启发崔女士的善心密切相关。在调解的过程中，纠纷双方都感受到了调解员表现出的良好业务素养和耐心友善的态度，这对纠纷的彻底化解有着无比重要的意义。

适用法律

《中华人民共和国著作权法》

第五十二条 有下列侵权行为的,应当根据情况,承担停止侵害、消除影响、赔礼道歉、赔偿损失等民事责任:

……

(五)剽窃他人作品的;

……

第五十四条 侵犯著作权或者与著作权有关的权利的,侵权人应当按照权利人因此受到的实际损失或者侵权人的违法所得给予赔偿;权利人的实际损失或者侵权人的违法所得难以计算的,可以参照该权利使用费给予赔偿。对故意侵犯著作权或者与著作权有关的权利,情节严重的,可以在按照上述方法确定数额的一倍以上五倍以下给予赔偿。

权利人的实际损失、侵权人的违法所得、权利使用费难以计算的,由人民法院根据侵权行为的情节,判决给予五百元以上五百万元以下的赔偿。

赔偿数额还应当包括权利人为制止侵权行为所支付的合理开支。

……

中 篇

人民调解工作的基本知识

第一章

人民调解概论

1. 人民调解委员会调解民间纠纷应遵循怎样的原则?

人民调解,是指人民调解委员会通过说服、疏导等方法,促使当事人在平等协商基础上自愿达成调解协议,解决民间纠纷的活动。根据《人民调解法》第 3 条规定,人民调解委员会调解民间纠纷,应当遵循下列三项原则:

一是"在当事人自愿、平等的基础上进行调解"的原则,要求在调解过程中尊重和保障当事人的意愿,这是人民调解的基础。

二是"不违背法律、法规和国家政策"的原则,要求在不违背法律法规政策的前提下,可以根据社会公德、村规民约等道德习惯规范进行调解,这是人民调解的依据。

三是"尊重当事人的权利,不得因调解而阻止当事人依法通过仲裁、行政、司法等途径维护自己的权利"的原则,这既是平等自愿原则的延伸,又畅通了人民调解与其他权利救济方式的衔接配合渠道,最终达到化解矛盾纠纷、维护社会和谐稳定的目的。

以上三项原则是在人民调解制度发展完善过程中逐步总结形成的,符合人民调解性质、功能的定位,是人民调解工作健康发展、充分发挥作用的保证。

2. 人民调解委员会调解民间纠纷的范围是什么?

人民调解的范围,即明确哪些民间纠纷是由人民调解组织解决的,从而确定人民调解组织解决纠纷的职责界限。司法部颁布的《人民调解工作若干规定》第20条对此进行了明确的说明:"人民调解委员会调解的民间纠纷,包括发生在公民与公民之间、公民与法人和其他社会组织之间涉及民事权利义务争议的各种纠纷。"

民间纠纷是一个特定的概念,是对于那些具有普遍性、多发性、广泛性,情节比较简单,法律后果比较轻微等特点的多种纠纷的概括。某些轻微刑事违法行为引起的纠纷,虽然属于刑事范畴,但其性质是人民内部矛盾,法律规定起诉才处理,可以由受害人自诉,也可以不起诉或起诉后又撤回起诉,由人民调解委员会予以调解。所以,民间纠纷就其性质来说,属于人民内部的非对抗性矛盾。

2020年12月30日,司法部发布的《全国人民调解工作规范》中具体规定,人民调解委员会受理的民间纠纷,包括发生在平等民事主体之间,涉及当事人有权处分的人身、财产权益的各种纠纷,包括但不限于以下纠纷类型:

(1) 婚姻家庭、邻里、房屋宅基地、合同、生产经营、损害赔偿、山林土地草场和征地拆迁等常见多发的纠纷;

(2) 医疗、道路交通、劳动争议、物业管理、消费、旅游、环保、金融、保险、互联网和知识产权等领域的纠纷;

(3) 其他可通过人民调解方式解决的纠纷。

同时,其还规定了人民调解委员会不应受理调解下列纠纷:

(1) 法律、法规规定只能由专门机关管辖处理的,或者法律、法规禁止采用民间调解方式解决的纠纷;

(2) 人民法院、有关行政机关、仲裁机构已经受理(委托调解的除外)或者解决的纠纷;

(3) 一方当事人明确拒绝调解的纠纷。

3. 人民调解与司法调解的区别是什么?

在人们的一般意识中,人民调解易与人民法院的司法调解相混淆,其实人民调解和司法调解是两种不同类型的调解,二者之间有很大的区别:

第一,调解机构的性质不同。人民调解的机构是人民调解委员会,人民调解委员会是基层群众自我教育、自我管理、自我服务、自我解决纠纷的群众性组织;而司法调解的调解机构是人民法院,人民法院是国家的审判机关。

第二,调解本身的性质不同。人民调解没有进入诉讼程序,是非诉讼纠纷解决方式;而司法调解进入了诉讼程序,是人民法院审理民事案件的一种形式和方法,是诉讼活动。

第三,调解的范围不同。人民调解是民间纠纷的"第一道防线"。凡是发生在公民与公民之间、公民与法人或者其他组织之间,涉及当事人有权处分的人身、财产权益的纠纷,都属于民间纠纷,都可以通过人民调解来处理,但法律、行政法规规定应当由专门机关管辖处理的纠纷或者禁止采用调解方式解决的纠纷除外。司法作为处理各类纠纷,进而实现社会正义的"最后一道防线",而司法调解则是在案件进入诉讼之后作出判决之前的诉讼过程中,对案件的先行调解。法律对诉讼提起之后可以先行借助司法调解的案件作出专门的规定,总体来讲,民事诉讼中所有案件都可以进行调解,且一些特定的案件必须调解。刑事诉讼中公诉案件原则上不能进行调解,但自诉案件中的大部分案件可以进行调解。行政诉讼中不适用调解,但是,行政赔偿案件是个例外。

第四,调解协议的性质和效力不同。人民调解达成的协议或制作的调解书具有合同的效力,主要靠纠纷当事人自觉履行;而司法调解达成的协议和制作的调解书与判决书具有同等的法律效力,是一种具有强制执行力的依据。

4. 人民调解与行政调解的区别是什么？

两者之间的区别主要体现在：

第一，调解机构的性质不同。人民调解委员会是调解民间纠纷的群众性组织；而行政调解机构是国家行政机关、法律法规授权的组织、行政机关委托的组织。

第二，调解人员的地位不同。人民调解的调解人员是经推选或者聘任产生的，其与被调解人员是平等关系；而行政调解的调解人员是依法享有国家行政权的行政机关或法律法规授权的组织、行政机关委托的组织的工作人员，他们居于领导、管理地位，同被调解人之间一般存在着一定行政性质的上下级隶属关系。

第三，调解本身的性质不同。人民调解是一种群众性的自治活动，属于民间调解；而行政调解是基于行政职责的一种行政活动，属于官方调解。

5. 人民调解与仲裁有什么不同？

人民调解和仲裁都是有非司法机构的第三方参与的、民间的纠纷解决方式，但二者也有许多不同，表现在：

第一，解决争议的基础不同。人民调解的基础是双方当事人平等自愿，互谅互让，一致同意接受某种方案从而解决争议，这种方案是一种妥协的、和解的方案，当然是合法的。而仲裁的基础是案件的事实、应适用的法律规则和公平正义原则。

第二，解决争议机构的权限不同。人民调解只能在双方自愿和合法的基础上达成协议，解决纠纷。如果达不成协议，人民调解组织无权对当事人的争议事项作出处理决定。而仲裁机构在调解无效的情况下，应当及时作出裁决。裁决一经作出，则对双方当事人都有拘束力。

第三，侧重解决的民间纠纷类型不同。人民调解的民间纠纷范围非常广泛，实践中，除法律、行政法规规定应当由专业机关管辖处理的纠纷或者禁止采用调解方式解决的纠纷外,都可以由人民调解解决,尤其是婚姻家庭、相邻关系、损害赔偿等常见的、多发的矛盾纠纷;而仲裁则不解决婚姻、收养、监护、扶养、继承纠纷以及依法应当由行政机关处理的行政争议。

第四,解决争议的程序、规则不同。人民调解一般没有固定的程序,更没有固定的规则,而仲裁一般都有严格而固定的程序和规范的仲裁规则。

第五,解决争议的法律后果不同。人民调解组织对争议调解后,一般应制作《人民调解协议书》,当事人认为无须制作调解协议书的,可以采取口头方式,由人民调解员填写《人民调解口头协议登记表》。如果一方当事人对调解协议反悔,仍可以向人民法院起诉。而在仲裁程序中,仲裁庭在作出裁决前,可以先行调解。当事人自愿调解的,仲裁庭应当调解。调解不成的,应当及时作出裁决。调解达成协议的,仲裁庭应当制作调解书或者根据协议的结果制作裁决书。调解书与裁决书具有同等法律效力。经仲裁调解或裁决以后,当事人不能就同一纠纷再申请仲裁或者向人民法院起诉。

6. 人民调解和人民法院司法活动有什么区别?

人民调解是指纠纷双方当事人就争议事项就近向人民调解委员会提出调解申请,或者人民调解委员会主动介入,由人民调解委员会根据平等自愿等原则进行调解的活动。人民法院司法活动是指人民法院及其工作人员依照法定职权和法定程序,具体运用法律处理案件的专门活动。二者是不同的纠纷解决方式。

第一,人民调解是非诉讼的纠纷解决方式,其不是司法活动。人民调解的启动可以依申请,也可以由人民调解委员会主动介入。人民法院的民事司法程序的启动,实行"不告不理"原则,需要当事人先向有管辖权的人民法院提交诉状,符合立案标准的案件才会受理。

第二，人民法院审理有立案标准，需要提交形式合格的材料，而且要有适格的原告、被告和诉讼请求，而人民调解案件的受理要求则相对较低。

第三，人民法院的审理过程有审查是否立案，立案后通知当事人，提交答辩状，提交证据，然后开庭审理、结案。而人民调解的程序性不是很强，解决纠纷的方式很灵活。

第四，人民调解活动不收取任何费用，人民法院的诉讼活动依法收取诉讼费用。

第二章

人民调解委员会相关知识

1. 人民调解委员会的性质是什么?

我国法律对人民调解委员会的性质有明确的规定。

《宪法》第 111 条规定:"城市和农村按居民居住地区设立的居民委员会或者村民委员会是基层群众性自治组织……居民委员会、村民委员会设人民调解、治安保卫、公共卫生等委员会,办理本居住地区的公共事务和公益事业,调解民间纠纷,协助维护社会治安,并且向人民政府反映群众的意见、要求和提出建议。"

《人民调解委员会组织条例》第 2 条规定:"人民调解委员会是村民委员会和居民委员会下设的调解民间纠纷的群众性组织……"

《人民调解法》第 7 条规定:"人民调解委员会是依法设立的调解民间纠纷的群众性组织。"

各个法律文件虽然表述不同,但都表明了人民调解委员会的性质是群众性组织,而非国家机关。

2. 人民调解委员会的类型有哪些?调解免费吗?

《人民调解法》第 8 条第 1 款规定:"村民委员会、居民委员会设立人民调解委员会。企业事业单位根据需要设立人民调解委员会。"第34条规定:"乡镇、街道以及社会团体或者其他组织根据需要可以参照本法有关规定设立人民调解委员会,调解民间纠纷。"

具体来说,人民调解委员会有四种类型:

一是村民委员会或居民委员会设立的人民调解委员会;

二是企业事业单位设立的人民调解委员会;

三是乡镇、街道人民调解委员会;

四是区域性、行业性的人民调解委员会。

《人民调解法》第4条规定:"人民调解委员会调解民间纠纷,不收取任何费用。"据此,人民调解委员会调解纠纷是免费的。

3. 人民调解委员会的组成是怎样规定的?

根据《人民调解法》第8条的规定,人民调解委员会由委员3至9人组成,设主任1人,必要时,可以设副主任若干人。人民调解委员会应当有妇女成员,多民族居住的地区应当有人数较少民族的成员。

《人民调解法》第9条第1款规定:"村民委员会、居民委员会的人民调解委员会委员由村民会议或者村民代表会议、居民会议推选产生;企业事业单位设立的人民调解委员会委员由职工大会、职工代表大会或者工会组织推选产生。"第2款规定:"人民调解委员会委员每届任期三年,可以连选连任。"

4. 村民委员会、居民委员会的人民调解委员会如何组建?

村民委员会、居民委员会的人民调解委员会是人民调解组织的基本形式,其深入基层、贴近群众,是农村或城镇居民中处理民间纠纷的主力军,在处理民间纠纷上具有其他处理机制所不具备的优势。根据《人民调解法》第9条第1款规定,村民委员会、居民委员会的人民调解委员会委员由村民会议或者村民代表会议、居民会议推选产生。

5. 企业、事业单位的人民调解委员会如何组建?

企业事业单位的人民调解组织可以化解职工在生产、生活中的矛盾纠纷,解决企业事业单位与周边群众的矛盾纠纷,有利于维护企业事业单位职工的合法权益,是人民调解组织的重要组成形式。

根据《人民调解法》第9条第1款的规定,企业事业单位设立的人民调解委员会委员由职工大会、职工代表大会或者工会组织推选产生。即企业事业单位人民调解委员会委员可以有三种产生方式,一是由职工大会推选产生,二是由职工代表大会推选产生,三是由工会组织推选产生。

企业事业单位的人民调解委员会不是必须设立的,而是"根据需要设立"的。一般认为,企业事业单位规模较大、职工较多、纠纷多发的,即需要设立人民调解委员会;企业事业单位规模较小、人数较少、纠纷不多,并能够及时通过其他合法途径有效化解矛盾纠纷的,可以不设立人民调解委员会。

企业设立人民调解委员会的,应当向所在地乡镇、街道司法所(科)备案。

6. 乡镇、街道如何设立人民调解委员会?

乡镇、街道根据需要设立人民调解委员会,调解辖区内跨区域、跨单位的民间纠纷和重大疑难复杂民间纠纷,应当参照《人民调解法》的相关规定,遵守《人民调解法》的相关原则和制度。

同时,《人民调解工作若干规定》第13条明确规定,乡镇、街道人民调解委员会委员由下列人员担任:

(1) 本乡镇、街道辖区内设立的村民委员会、居民委员会、企业事业单位的人民调解委员会主任;

(2) 本乡镇、街道的司法助理员;

(3) 在本乡镇、街道辖区内居住的懂法律、有专长、热心人民调解工作的社会志愿人员。

实践中，有的乡镇、街道人民调解委员会聘请本辖区内热心于人民调解工作的，公道正派、业务能力强、群众威信高的退休法官、检察官、法学学者、律师等担任人民调解委员会委员。

7. 区域性、行业性的人民调解委员会如何组建？

《人民调解法》第 34 条规定："乡镇、街道以及社会团体或者其他组织根据需要可以参照本法有关规定设立人民调解委员会，调解民间纠纷。"社会团体或者其他组织可根据需要设立行业性、专业性和区域性人民调解委员会，调解所在行政区域范围内本行业、专业和特定区域内的民间纠纷。

社会团体或者其他组织依法设立的人民调解委员会，主要是指社会团体或者其他组织为了调解民间纠纷而依法设立的区域性、行业性等类型的人民调解委员会，主要包括：妇联、残联、消协、行业协会等社会团体依法设立的人民调解委员会；为了解决特定类型纠纷，如医疗纠纷、劳动纠纷等设立的专业性人民调解委员会；外来务工人口居住区、集贸市场、经济开发区等特定区域设立的区域性人民调解委员会等。

《人民调解工作若干规定》第 15 条第 3 款规定，区域性、行业性的人民调解委员会委员，由设立该人民调解委员会的组织聘任。实践中，这些人民调解委员会的人民调解员多由具有相关专业知识、熟悉相关纠纷特点的人员担任。社会团体或者其他组织依法设立的人民调解委员会，与其他类型的人民调解委员会没有隶属关系。

8. 人民调解委员会应有哪些工作制度？

《人民调解法》第 11 条规定，人民调解委员会应当建立健全各项调解工作制度，听取群众意见，接受群众监督。《人民调解工作若干规定》第 19 条规定，人民调解委员会应当建立健全岗位责任制、例会、学习、考评、业务登记、统计和档案等各项规章制度，不断加强组织、队伍和业务建设。《关于贯彻实施〈中华人民共和国人民调解法〉的意见》第15条进一步规定，健全人民调解委员会工作制度。人民调解委员会要建立完善学习培训、社情民意分析、重大纠纷集体讨论、重大疑难纠纷报告及档案管理等制度，逐步形成有效预防和化解矛盾纠纷的人民调解工作制度体系。司法部发布的《全国人民调解工作规范》中规定，在管理制度方面，人民调解委员会应建立健全岗位责任、学习、例会、培训、考评和奖惩等各项管理制度。具备条件单独建立党组织的人民调解委员会，应建立健全党建基本制度。在工作制度方面，人民调解委员会应建立健全矛盾纠纷排查、调解、分析研判、重大疑难复杂矛盾纠纷集中讨论、专家咨询、情况通报、衔接联动等工作制度。

为保障人民调解工作的开展，在长期的实践中人民调解工作已经逐步形成了一整套行之有效的制度，主要包括岗位责任制度、纠纷登记制度、统计制度、文书档案管理制度、回访制度、纠纷排查制度、纠纷信息传递与反馈制度等。

此外，人民调解委员会根据工作的实际需要，还可以建立其他工作制度，以保障人民调解工作的顺利开展。

9. 岗位责任制度的作用是什么？

人民调解委员会的岗位责任制度是通过明确人民调解员的责任，确定具体任务，并根据任务完成情况进行考核奖惩。即对人民调解组织中的每个部门、每个岗位在调解过程中的工作内容、职责、程序等，都应当有具体明确的规定，权责明确，落实到人。

岗位责任制是人民调解委员会各项工作制度建设的核心，通过明确人民调解员的责任，确定具体的工作任务，使得权力与责任相结合，防止出现工作死角，提高工作效率和调解人员的责任意识。岗位责任制内容很多，形式也很多样，人民调解委员会可以根据自身的实际情况进行具体的设计。

10. 纠纷登记制度的作用是什么？

纠纷登记制度是指人民调解委员会在受理民间纠纷时，应当对当事人的情况、申请时间、纠纷的种类、纠纷的内容等相关事项登记备案的制度。根据《关于贯彻实施〈中华人民共和国人民调解法〉的意见》第16条的规定，要全面、及时地对人民调解工作情况进行登记和统计。人民调解员调解每一件纠纷，都应当填写《人民调解员调解案件登记单》。人民调解委员会应当按期填写《人民调解委员会调解案件汇总登记表》。纠纷登记是人民调解委员会调解民间纠纷的直接依据，纠纷登记应当载明当事人的姓名、性别、年龄、工作单位、家庭住址、事由、记录人姓名或签章、登记日期。人民调解委员会和调解小组应当设置专门的纠纷登记簿，人民调解委员会每季度汇总后报司法所或司法助理员备案。

纠纷登记后，人民调解员应当对纠纷进行审查，对不属于人民调解委员会调解范围的纠纷，及时告知当事人到有关部门处理。对于属于人民调解委员会调解范围的纠纷，应当通知当事人，启动人民调解程序。

11. 回访工作的内容有哪些？

回访的对象主要是当事人和知情人，必要时也可以走访当事人所在单位或居所地的组织和群众。回访中既要听取当事人的意见，又要收集群众的反映，以便全面了解情况。回访工作的内容主要有：

第一，了解协议的履行情况，排除影响协议履行的隐患。《关于贯彻实施〈中华人民共和国人民调解法〉的意见》第14条规定，人民调解委员会应当对人民调解协议的履行情况，适时进行回访，并填写《人民调解回访记录》。

第二，了解当事人的思想状况、行为有无异常，对调解协议的态度等。

第三，有没有新纠纷产生的苗头。

第四，对调解人员有什么意见、建议等。

回访后，人民调解委员会要对影响正常履行协议的各种隐患、纠纷动向、当事人的思想状况等进行分析研究，提出解决的具体办法。当事人无正当理由不履行人民调解协议的，应当督促其履行。发现人民调解协议内容不当的，在征得各方当事人同意后，可以再次进行调解达成新的调解协议。对有激化苗头的，要果断采取措施，重大险情及时上报，对阻碍调解工作的问题及时纠正。

12. 如何做好人民调解的统计工作？

统计制度是人民调解委员会对调解工作、调解纠纷进行的分析、总结、归类，可以借助其了解和掌握调解工作和民间纠纷的特点和规律，为调解工作的顺利开展提供科学依据。统计制度可以检查人民调解工作计划的落实、任务的完成情况，便于研究民间纠纷发生、发展的新情况、新特点，有利于及时发现人民调解工作中存在的问题。《关于贯彻实施〈中华人民共和国人民调解法〉的意见》第16条规定，加强人民调解统计报送工作。要全面、及时地对人民调解工作情况进行登记和统计。人民调解员调解每一件纠纷，都应当填写《人民调解员调解案件登记单》。人民调解委员会应当按期填写《人民调解委员会调解案件汇总登记表》，及时向司法行政机关报送《人民调解组织队伍经费保障情况统计表》《人民调解案件情况统计表》。具体来说，做好统计工作要做到以下几个方面：

第一，应当由专人负责统计工作，分门别类地建立各种工作统计簿册。

第二，建立统计表，包括人民调解委员会组织建设统计表和人民调解委员会工作统计表等类型。

第三，统一统计标准，避免漏报、重复上报，确保统计数字的准确性和真实性。

第四，及时汇总上报。

第五，建立统计档案，设立统计台账，保管备查。

13. 如何理解文书档案管理制度？

建立健全文书档案管理制度，可以直观地反映出本区域的纠纷情况，有利于人民调解组织针对纠纷发生的特点和规律进行研究，积累纠纷处理经验。人民调解委员会应运用信息化等手段加强档案管理，建立健全制度建设档案、组织队伍档案和调解案件档案等。

《人民调解法》第 27 条规定："人民调解员应当记录调解情况。人民调解委员会应当建立调解工作档案，将调解登记、调解工作记录、调解协议书等材料立卷归档。"《关于贯彻实施〈中华人民共和国人民调解法〉的意见》第 17 条规定："规范人民调解卷宗。人民调解委员会调解纠纷，一般应当制作调解卷宗，做到一案一卷。调解卷宗主要包括《人民调解申请书》或者《人民调解受理登记表》、人民调解调查（调解、回访）记录、《人民调解协议书》或者《人民调解口头协议登记表》等。纠纷调解过程简单或者达成口头调解协议的，也可以多案一卷，定期集中组卷归档。"建立文书档案管理制度要求设立专门的保管人员，规定必要的调阅、保密管理办法，做好文书的装订、保管等工作。

14. 如何处理获得的信息？

人民调解组织应对获得的信息进行加工处理，按照纠纷的性质、种类、轻重缓急程度进行分类，具体来说：

第一，对可以解决的纠纷提出调解意见并反馈给基层组织。

第二，对带有普遍性、规律性、多发性的纠纷，在调解的同时提出预防、疏导的措施和建议。

第三，对容易激化的纠纷、群体性纠纷、群众性械斗等营造稳定事态发展的基础,及时报告基层人民政府或者公安机关等相关部门处理。

15. 怎样做好矛盾纠纷排查工作?

《关于充分发挥人民调解基础性作用 推进诉源治理的意见》中明确指出,要加强矛盾纠纷排查预防。切实把矛盾纠纷排查作为一项基础性、日常性工作,采取普遍排查与重点排查、日常排查与集中排查相结合等方式,不断提高矛盾纠纷排查的针对性、有效性。加强与网格员、平安志愿者等群防群治力量和派出所、综治中心等基层维稳单位的信息共享、联排联动,做到排查全覆盖、无盲区。聚焦矛盾纠纷易发多发的重点地区、重点领域、重点人群、重点时段,开展有针对性的重点排查。围绕服务乡村振兴等国家重大战略,围绕开展重大活动、应对重大事件等,组织开展形式多样的矛盾纠纷专项排查。对排查出的矛盾纠纷风险隐患,建立工作台账,分类梳理,采取相应的防范处置措施,努力做到早发现、早报告、早控制、早解决。

此外,司法部发布的《全国人民调解工作规范》中规定,开展矛盾纠纷排查,及时发现矛盾纠纷风险隐患。要求如下:

(1)普遍排查

在农村以村为单位,在城市以小区或网格为单位,一般应每周开展一次矛盾纠纷排查;乡镇(街道)每月开展一次矛盾纠纷排查,县(市、区)每季度开展一次矛盾纠纷排查。

(2)重点排查

应聚焦矛盾纠纷易发多发的重点地区、重点领域、重点人群和重要时段,有针对性开展矛盾纠纷排查。

(3)对排查出的矛盾纠纷苗头隐患应分类梳理,建立台账,做到底数清、情况明。

16. 怎样落实纠纷信息传递与反馈制度？

纠纷信息传递与反馈制度，是指基层人民政府、相关部门和社会组织通过各种渠道将民间纠纷的征兆或者信息传递到人民调解委员会，由人民调解委员会对纠纷信息进行分析研究和加工处理，并将具体的调解意见反馈给相关单位，为其科学地预防、疏导、化解民间纠纷提供依据。

落实纠纷信息传递与反馈制度的具体要求有：

第一，建立信息传递与反馈组织。一般情况下，由人民调解员兼任纠纷信息员。

第二，做好信息的加工处理，应对收到的信息进行分析，按照纠纷的性质、种类进行分类处理。

第三，及时进行信息反馈，确保信息渠道的畅通，使相关部门及时掌握纠纷情况，便于及时疏导、化解矛盾。

第四，组织好信息的传递，传递的方式有口头传递、书面传递、电话传递、电子数据传递等。

17. 人民调解委员会有哪三项任务？

《人民调解工作若干规定》第 3 条明确规定："人民调解委员会的任务是：（一）调解民间纠纷，防止民间纠纷激化；（二）通过调解工作宣传法律、法规、规章和政策，教育公民遵纪守法，尊重社会公德，预防民间纠纷发生；（三）向村民委员会、居民委员会、所在单位和基层人民政府反映民间纠纷和调解工作的情况。"

简单总结，人民调解委员会主要有以下三项任务：

一是解决民间纠纷，化解社会矛盾；

二是推进法治宣传，普及法治观念；

三是反映社情民意，加强与政府的沟通。

18. 做好反映社情民意工作的作用是什么？

人民调解委员会在处理民间纠纷时，掌握大量的第一手信息，对纠纷发生的频率、种类等有最直接的了解。这种纠纷信息，是社情民意的一种表现形式。

第一，人民调解委员会应及时将辖区内民间纠纷的发生、发展情况和调解工作情况向所在单位或基层人民政府汇报，以便取得基层人民政府的重视和支持。这样可以加强人民与政府之间的沟通能力，及时、彻底地处理社会矛盾。

第二，在调解工作中，人民调解委员会还应及时反映群众对现行法律、法规及纠纷调整制度等方面的意见和建议，以促进我国的社会主义民主与法治建设。

第三，人民调解委员会在反映社情民意的同时，必定会进行纠纷信息的调查、收集、分析、总结工作，这样可以更好地了解纠纷发生的规律、原因等重要信息，有利于有针对性地开展人民调解工作。

19. 如何重视开展法治宣传、普及法治观念工作？

人民调解委员会深入群众组织，能够直接地向群众传达法治观念，并且从日常生活出发，有利于群众理解和接受。人民调解委员会实践中开展法治宣传主要有以下三种方法：

一是人民调解组织可以寓法律与道德的宣传教育工作于纠纷解决之中，将法治宣传与调解工作的开展紧密结合起来。可以按照纠纷的种类，结合有关法律、法规，以案释法，起到调解一件、教育一片的作用。

二是人民调解组织可以根据纠纷发生的时间特点或地域特点，有针对性地进行宣传教育，这样可以起到事半功倍的效果。

三是人民调解组织可以针对群众最为关心和关注的法律政策问题进行解答，进行普法宣传，从源头上预防纠纷的产生。

第三章

人民调解员相关知识

1. 担任人民调解员有什么要求？

《人民调解法》第14条第1款规定："人民调解员应当由公道正派、热心人民调解工作，并具有一定文化水平、政策水平和法律知识的成年公民担任。"具体而言，人民调解员应当具备以下条件：

第一，公道正派。《关于加强人民调解员队伍建设的意见》中指出："人民调解员应由公道正派、廉洁自律、热心人民调解工作，并具有一定文化水平、政策水平和法律知识的成年公民担任。"只有公道正派的人，才能为群众所信任，才能化解矛盾纠纷，加强政府与人民群众的联系。

第二，热心调解工作。民间纠纷的特点是事小、量大、面多、复杂、易反复，因此人民调解员的工作十分繁重，这就要求人民调解员热心调解工作，只有这样，才能完成纷繁复杂的调解工作。

第三，要有一定的文化水平、政策水平和法律知识。具有一定的文化水平，熟悉和掌握一定的政策水平和法律知识既是人民调解员进行调解工作的前提，也是坚持合理合法工作原则的要求。人民调解员的业务水平，直接决定了调解结果的合法性、合理性，也决定了人民调解员的权威。《关于加强人民调解员队伍建设的意见》中指出："乡镇（街道）人民调解委员会的调解员一般应具有高中以上学历,行业性、专业性人民调解委员会的调解员一般应具有大专以上学历,并具有相关行业、专业知识或工作经验。"

第四,必须是成年公民。人民调解员工作能力的发挥,其基础是自身能力的健全。成年公民具有相当的生活经验,具有独立分析与解决问题的能力,这样才可以承担民间纠纷的调解工作。

2. 人民调解员如何产生?

《人民调解法》第13条规定:"人民调解员由人民调解委员会委员和人民调解委员会聘任的人员担任。"《人民调解法》第9条第1款规定:"村民委员会、居民委员会的人民调解委员会委员由村民会议或者村民代表会议、居民会议推选产生;企业事业单位设立的人民调解委员会委员由职工大会、职工代表大会或者工会组织推选产生。"据此规定,人民调解员的产生有推选和聘任两种。

此外,《关于加强人民调解员队伍建设的意见》中也规定,人民调解委员会委员通过推选产生。村民委员会、社区居民委员会的人民调解委员会委员由村民会议或者村民代表会议、居民会议或者居民代表会议推选产生。企业事业单位设立的人民调解委员会委员由职工大会、职工代表大会或者工会组织推选产生。乡镇(街道)人民调解委员会委员由行政区域内村(居)民委员会、有关单位、社会团体、其他组织推选产生。行业性、专业性人民调解委员会委员由有关单位、社会团体或者其他组织推选产生。人民调解委员会委员任期届满,应及时改选,可连选连任。任期届满的原人民调解委员会主任应向推选单位报告工作,听取意见。新当选的人民调解委员会委员应及时向社会公布。

3. 人民调解员要遵守哪些工作纪律?

《人民调解法》第15条规定:"人民调解员在调解工作中有下列行为之一的,由其所在的人民调解委员会给予批评教育、责令改正,情节严重的,由推选或者聘任单位予以罢免或者解聘:(一)偏袒一方当事人的;(二)侮辱当事人的;(三)索取、收受财物或者牟取其他不正当利益的;(四)泄露当事人的个人隐私、商业秘密的。"具体来说,人民调解员应当遵守以下四个方面的基本工作纪律:

第一,不能偏袒一方当事人。人民调解员在开展调解工作时,应当秉公办理,要公平、公正地对待双方当事人,不得偏袒一方。

第二,不能侮辱当事人。人民调解员在处理纠纷时,应当尊重当事人,在任何情况下都不能对当事人进行侮辱、谩骂。

第三,不能索取、收受财物或者牟取其他不正当利益,这是对人民调解员的廉洁要求。人民调解员只有在廉洁的前提下,才能够秉公处理纠纷,公平公正、不偏不倚地解决矛盾。如果人民调解员牟取不正当利益,不仅会损害人民调解委员会的权威和形象,还极易诱发新的矛盾。

第四,不得泄露当事人的个人隐私、商业秘密。公民享有隐私权,即对其个人的、与公共利益无关的个人信息、私人活动和私有领域进行支配的一种人格权。人民调解员在调解民间纠纷的过程中,特别是调解婚姻、家庭、邻里纠纷的时候,无论当事人是否声明相关事实属于个人隐私,人民调解员均不能对外泄露。近年来,人民调解的工作领域不断拓展,调解的纠纷主体也由自然人拓展到法人和其他组织。这就使人民调解员在调解活动中能够接触到一些商业秘密,人民调解员有保守这些秘密的法定义务。

4. 人民调解员的工作任务有哪些?

根据《关于加强人民调解员队伍建设的意见》中的规定,人民调解员的职责任务为:

第一,积极参与矛盾纠纷排查,对排查发现的矛盾纠纷线索,采取有针对性的措施,预防和减少矛盾纠纷的发生。

第二,认真开展矛盾纠纷调解,在充分听取当事人陈述和调查了解有关情况的基础上，通过说服、教育、规劝、疏导等方式方法，促进当事人平等协商、自愿达成调解协议，督促当事人及时履行协议约定的义务，人民调解员对当事人主动申请调解的，无正当理由不得推诿不受理。

第三，做好法治宣传教育工作，注重通过调解工作宣传法律、法规、规章和政策，教育公民遵纪守法，弘扬社会公德、职业道德和家庭美德。

第四，发现违法犯罪以及影响社会稳定和治安秩序的苗头隐患，及时报告辖区公安机关。

第五，主动向所在的人民调解委员会报告矛盾纠纷排查调解情况，认真做好纠纷登记、调解统计、案例选报和文书档案管理等工作。

第六，自觉接受司法行政部门指导和基层人民法院业务指导，严格遵守人民调解委员会制度规定，积极参加各项政治学习和业务培训。

第七，认真完成司法行政部门和人民调解委员会交办的其他工作任务。

5. 人民调解员应树立怎样的学习意识？

作为化解纠纷矛盾的"第一道防线"，人民调解员必须树立牢固的学习意识，不断加强理论学习和业务学习。否则，将跟不上时代和社会发展的需要，以至于不能及时有效地处理民间纠纷，不能实现人民调解的根本任务。注重学习需要做到以下几个方面：

首先，要端正态度，切实增强社会责任感和政治责任感，具有强烈的忧患意识、竞争意识、责任意识。

其次，要统筹安排，具有时间观念。人民调解员要正确处理学习与工作、家庭、生活的关系，静下心，多读书，勤思考。

最后，应该联系实际，学以致用。人民调解员要主动深入基层，深入群众，注重理论的运用，注重现实的研究和理论的探索，用学到的东西指导实践，提高业务水平。

6. 人民调解员怎样提升调解技能？

人民调解员调解民间纠纷应当坚持原则。《人民调解法》第3条对人民调解委员会调解民间纠纷应当遵循的原则作了规定：在当事人自愿、平等的基础上进行调解；不违背法律、法规和国家政策；尊重当事人的权利，不得因调解而阻止当事人依法通过仲裁、行政、司法等途径维护自己的权利。

关于调解的三项原则，我们在开篇人民调解概论中就说到了什么是"平等自愿""合理合法""不限制当事人权利"的调解工作三原则，大家可以回顾，帮助理解，在这里我们说调解员要坚持调解工作原则、提升调解技能应做到的几点：

一是认真学习法律、法规和国家政策，积极参与人民调解员的培训，掌握必要的法律知识和相关的方针政策，认真学习文化知识，特别是学习人民调解的基本理论知识，在基层人民政府和基层人民法院的指导下，围绕党和国家工作大局工作，依法调解。

二是将宏观的原则落实到行动中，从小事着手，从身边做起，在工作中总结经验，要向老人民调解员请教提高业务水平，在实际工作中成长。

三是在坚持原则的同时注意实施的方式方法，在基本原则的指导之下，采取各种灵活方便的措施合情合理地化解民间矛盾。并且要及时总结推广人民调解工作的成功经验和做法，针对新情况、新问题不断研究探索解决方法，要同人民法院密切配合，改进工作。

7. 如何对人民调解员进行等级评定？

根据司法部发布的《全国人民调解工作规范》可知，人民调解员等级评定可分为四个等级，分别是一级人民调解员、二级人民调解员、三级人民调解员和四级人民调解员，其中一级人民调解员为最高等级。

人民调解员等级评定条件应综合考虑：（1）政治素质；（2）工作业绩；（3）调解能力；（4）专业水平；（5）从事人民调解工作年限；（6）参加培训；（7）廉洁自律。每个等级的具体条件可由省（自治区、直辖市）人民调解（员）协会结合实际确定。

人民调解员等级评定工作应由人民调解（员）协会负责组织和实施，没有建立人民调解（员）协会的，可暂由当地司法行政机关负责；省（自治区、直辖市）人民调解（员）协会负责一级人民调解员的评定工作，市（地、州）人民调解（员）协会负责二级人民调解员的评定工作，县（县级市、区）人民调解（员）协会负责三级和四级人民调解员的评定工作。

人民调解员等级评定应按照一定的程序，要求如下：

（1）人民调解员等级评定工作应定期进行，一般应由人民调解员本人向相应的人民调解（员）协会提出书面申请，经人民调解（员）协会组织评定并将评定结果公示；

（2）等级评定申请一般应从低到高逐级进行，具有下一个等级满两年后方可申请高一等级的评定；

（3）政治素质高、业务能力强的退休政法干警、律师等专业人士担任人民调解员或者获得相应表彰的人民调解员可申请越级评定。

8. 在哪些情况下，会罢免或解聘人民调解员？

司法部发布的《全国人民调解工作规范》中规定，具有下列情形之一的人民调解员，司法行政机关应及时督促推选或者聘任单位予以罢免或者解聘：

（1）因违法违纪不适合继续从事调解工作；

（2）严重违反管理制度、怠于履行职责造成恶劣社会影响；

（3）不能胜任调解工作；
（4）因身体原因无法正常履职；
（5）自愿申请辞职。

9. 人民调解员应当参加哪些教育培训？

根据司法部发布的《全国人民调解工作规范》的规定，人民调解员应当参加的教育培训包括岗前培训和年度培训。其中，岗前培训是人民调解员的任职培训，要求：新选聘的人民调解员应经过岗前培训合格；岗前培训一般应≥24学时；培训合格的人民调解员颁发人民调解员证，实行持证上岗。年度培训是对在岗人民调解员进行的知识更新和技能强化培训。年度培训一般累计应≥48学时。

人民调解员培训内容包括：政治理论、社会形势、法律政策、职业道德、专业知识、信息化运用、调解技能。培训形式可采用：集中授课、网络视频、研讨交流、案例评析、实地考察、现场观摩、旁听庭审、实训演练。

10. 人民调解员可以得到怎样的救助抚恤和人身保护？

根据司法部发布的《全国人民调解工作规范》的规定，人民调解员的救助抚恤要求如下：

（1）人民调解员因从事调解工作致伤致残，生活发生困难的，司法行政机关应协助提供材料，反映情况，帮助人民调解员依法向当地人民政府申请必要的医疗、生活救助。

（2）在人民调解工作岗位上因工作原因死亡，符合相应条件的，司法行政机关应予以追授奖励，并协助申报烈士、见义勇为先进个人等荣誉称号，协调民政等部门依法落实其配偶、子女的抚恤和优待待遇。

人民调解员的人身保护要求如下：

（1）人民调解员依法调解民间纠纷，受到非法干涉、打击报复或者本人及其亲属人身财产安全受到威胁的，当地司法行政机关应会同有关部门采取措施予以保护，维护其合法权益。

（2）人民调解委员会设立单位和人民调解员协会等可为人民调解员购买人身意外伤害保险等。

11. 当事人有权选择人民调解员调解纠纷吗？

根据《人民调解法》第23条的规定，纠纷当事人有选择或者接受人民调解员的权利。据此，在调解纠纷时，人民调解委员会可以根据需要指定一名或数名人民调解员调解，也可以由当事人选择一名或数名调解员进行调解。所以，当事人可以自主选择人民调解员调解纠纷。

第四章

人民调解协议相关知识

1. 调解达成的协议有几种形式?

《人民调解法》第28条规定:"经人民调解委员会调解达成调解协议的,可以制作调解协议书。当事人认为无须制作调解协议书的,可以采取口头协议方式,人民调解员应当记录协议内容。"

《关于贯彻实施〈中华人民共和国人民调解法〉的意见》第13条进一步规定规范人民调解协议。经人民调解委员会调解达成调解协议的,可以制作《人民调解协议书》。调解协议有给付内容且非即时履行的,一般应当制作《人民调解协议书》。当事人认为无须制作调解协议书的,可以采取口头协议方式,由人民调解员填写《人民调解口头协议登记表》。

2. 人民调解协议是否具有法律约束力?

《人民调解法》第31条第1款规定:"经人民调解委员会调解达成的调解协议,具有法律约束力,当事人应当按照约定履行。"因此,依法达成的调解协议受到法律的保护,双方当事人应当按照协议来履行自己的义务。

此外,司法部发布的《全国人民调解工作规范》中规定,依法达成的人民调解协议具有法律约束力,当事人应遵照诚实信用的原则,自觉、全面、及时履行调解协议,调解协议的效力要求如下。

具备下列条件的,调解协议有效:
(1) 当事人具有完全民事行为能力;
(2) 意思表示真实;
(3) 不违反法律和行政法规的强制性规定;
(4) 不违背公序良俗。

具有下列情形之一的,调解协议无效:
(1) 损害国家、集体或者社会公共利益;
(2) 双方当事人恶意串通,损害他人合法权益;
(3) 违反法律和行政法规的强制性规定;
(4) 违背公序良俗。

3. 人民调解协议书应载明哪些事项?

根据《人民调解法》第29条第1款的规定可知,人民调解协议书可以载明下列事项:

(1) 当事人的基本情况。包括双方当事人的姓名、性别、民族、年龄、职业、单位或住址等情况。

(2) 纠纷的主要事实、争议事项以及各方当事人的责任。即当事人双方产生纠纷的主要原因、过程,所争议的具体事项及内容,以及在该纠纷中双方当事人各自承担什么样的责任。

(3) 当事人达成调解协议的内容,履行的方式、期限。即通过人民调解委员会的调解,当事人在互谅互让、平等协商的基础上,就如何解决纠纷所达成的一致意见。明确写出调解协议的履行方式、期限,有利于协议的实际履行,保护当事人的权益。

4. 书面和口头调解协议的生效时间是怎样规定的？

人民调解协议包括书面和口头两种形式。

《人民调解法》第 29 条第 2 款规定："调解协议书自各方当事人签名、盖章或者按指印，人民调解员签名并加盖人民调解委员会印章之日起生效。调解协议书由当事人各执一份，人民调解委员会留存一份。"这一款规定了书面调解协议的生效时间。

《人民调解法》第 30 条规定："口头调解协议自各方当事人达成协议之日起生效。"这是口头协议的生效时间。

5. 人民调解协议部分无效，其他部分也同样无效吗？

调解协议部分无效，不影响其他部分效力的，其他部分仍然有效。人民调解协议由若干个部分组成，有效部分和无效部分独立存在，一部分内容无效不影响另一部分的效力。

6. 当事人不履行调解协议怎么办？

司法部发布的《全国人民调解工作规范》中规定，当事人不履行调解协议或者达成协议后反悔的，人民调解委员会按照下列情形分别处理：

（1）当事人无正当理由不履行协议或者履行不适当的，应做好当事人的工作，督促其履行。

（2）当事人提出协议内容不当，或者人民调解委员会发现协议内容不当的，应在征得各方当事人同意后，再次调解变更原协议内容；或者撤销原协议，达成新的调解协议。

（3）对经督促仍不履行人民调解协议的，应告知当事人可以就调解协议的履行、变更或撤销向人民法院起诉。

7. 人民调解协议在什么情况下可强制履行?

根据《人民调解法》第 33 条第 2 款的规定，经人民法院依法确认调解协议有效，一方当事人拒绝履行或者未全部履行的，对方当事人可以向人民法院申请强制执行。

8. 如何就调解协议申请司法确认?

《民事诉讼法》第 205 条规定，经依法设立的调解组织调解达成调解协议，申请司法确认的，由双方当事人自调解协议生效之日起三十日内，共同向下列人民法院提出：

（1）人民法院邀请调解组织开展先行调解的，向作出邀请的人民法院提出。

（2）调解组织自行开展调解的，向当事人住所地、标的物所在地、调解组织所在地的基层人民法院提出；调解协议所涉纠纷应当由中级人民法院管辖的，向相应的中级人民法院提出。

该法第 206 条还规定，人民法院受理申请后，经审查，符合法律规定的，裁定调解协议有效，一方当事人拒绝履行或者未全部履行的，对方当事人可以向人民法院申请执行；不符合法律规定的，裁定驳回申请，当事人可以通过调解方式变更原调解协议或者达成新的调解协议，也可以向人民法院提起诉讼。

《人民调解法》第 33 条也有上述类似规定。

9. 对已达成的调解协议发生争议，可以直接起诉吗?

《人民调解法》第 32 条规定："经人民调解委员会调解达成调解协议后，当事人之间就调解协议的履行或者调解协议的内容发生争议的，一方当事人可以向人民法院提起诉讼。"

10. 对调解协议的履行是否应当进行回访?

《人民调解工作若干规定》第36条第2款规定:"人民调解委员会应当对调解协议的履行情况适时进行回访,并就履行情况做出记录。"《关于贯彻实施〈中华人民共和国人民调解法〉的意见》第14条针对督促当事人履行调解协议规定,人民调解委员会应当对人民调解协议的履行情况,适时进行回访,并填写《人民调解回访记录》。

对已经调解的民间纠纷,人民调解员应当进行回访。实行回访制度,可以及时发现调解工作中的不足之处,总结经验,不断改进工作,也可以督促当事人自觉履行调解协议,防止纠纷反复。

11. 调解不成,没有达成调解协议怎么办?

《人民调解法》第26条规定,人民调解员调解纠纷,调解不成的,应当终止调解,并依据有关法律、法规的规定,告知当事人可以依法通过仲裁、行政、司法等途径维护自己的权利。

实践中,全国各层级的调解组织始终围绕促进社会和谐,进一步完善以人民调解制度为基础,与司法调解、行政调解和行业调解相互衔接、相互配合、相互联动的大调解工作机制,最大限度地把各种矛盾纠纷解决在基层、解决在萌芽状态,实现定分止争、案结事了、息诉罢访。

第五章

民间纠纷的受理、调解与预防相关知识

1. 民间纠纷的主体指哪些？

民间纠纷的主体就是发生民间纠纷的当事人，一般是双方，也可以是多方。这些当事人有的是自然人与自然人，有的是自然人与组织，如村民与农村合作组织、乡镇企业，企业职工与所在企业等。

在民间纠纷中，享受权利的一方当事人，称为权利主体，承担义务的一方当事人，称为义务主体。有些民间纠纷的权利义务主体是明确划分的；有些民间纠纷主体间的权利义务是混合的，即双方当事人既享受权利，也承担义务。

2. 什么是民间纠纷的客体？

民间纠纷的客体是纠纷主体间权利义务争议或者是非争议所指向的对象，是和纠纷的主体相对而言的。

由于实际生活的复杂和纠纷争议的多样，民间纠纷的客体也有所区别。在多数民间纠纷中，当事人之间权利和义务所指向的对象是物。例如，在房屋所有权纠纷中，双方当事人权利和义务所指向的是房屋。在某些民间纠纷中，当事人之间权利和义务所指向的是行为，包括作为和不作为。作为是负有义务的一方当事人，应当积极行动完成某项义务;不作为是相对作为而言的,是指行为人负有实施某种积极行为的特定的法律义务,并且能够实行而不实行的行为。

3. 民间纠纷的内容是什么?

民间纠纷的内容,主要是指民间纠纷主体间争议的实体权利和义务,即谁享有权利,谁承担义务的问题。当事人之间的这些纠纷,国家不强行干预。这种权利和义务只要符合法律、法规、政策,经过人民调解委员会调解,就可能获得实现。

4. 民间纠纷受理程序如何启动?

人民调解的群众自治的性质决定了人民调解从方法到程序,都应有别于处理纠纷案件的行政程序和司法程序,要体现出人民调解不拘形式、灵活便捷、便民利民的特点和优势。《人民调解法》以此作为人民调解程序设计的基本取向,兼顾并处理好人民调解方法的灵活性与规范化之间的关系。根据《人民调解法》第17条规定,当事人可以向人民调解委员会申请调解;人民调解委员会也可以主动调解。可见,人民调解的启动方式不像司法程序那样采用不告不理原则,也没有特别严格的管辖程序,同时也摆脱了烦琐的申请、受理程序——既可以由当事人申请受理,也可以由人民调解委员会主动受理。

此外,司法部发布的《全国人民调解工作规范》中对人民调解案件受理方式归纳总结如下:

(1)依申请受理。人民调解委员会可根据当事人的书面或口头申请,受理调解纠纷。书面申请的,当事人应填写符合格式要求的《人民调解申请书》。

(2)主动受理。对于排查中发现的民间纠纷,群众反映的民间纠纷,人民调解委员会可主动进行调解。

(3)移送委托受理。人民调解委员会可受理党委政府、有关部门移送委托调解的民间纠纷。

5. 当事人申请调解应符合哪些条件？

根据司法部发布的《全国人民调解工作规范》的规定，当事人申请调解，符合以下条件的，人民调解委员会应及时受理调解：

（1）有明确的被申请人；
（2）有具体的调解要求；
（3）有提出调解申请的事实理由；
（4）属于人民调解受理范围。

人民调解委员会受理调解纠纷，应填写符合格式要求的《人民调解受理登记表》。

6. 仅一方当事人申请能直接进行调解吗？

人民调解委员会受理调解申请，必须以双方当事人自愿调解为前提，一方当事人申请，另一方当事人不愿意调解的，人民调解委员会虽可受理，但不能强制其进行调解。

人民调解委员会不论采取何种方式受理纠纷，必须充分尊重当事人的自愿原则。根据《人民调解法》第17条的规定，当事人一方明确拒绝调解的，不得调解。

在调解过程中，一方当事人不愿继续调解的，应当终止调解。当事人申请调解后又撤回的，人民调解委员会应当尊重当事人的选择，不得强制调解。

7. 人民调解委员会不能受理哪些纠纷？

《人民调解工作若干规定》第22条规定："人民调解委员会不得受理调解下列纠纷：（一）法律、法规规定只能由专门机关管辖处理的，或者法律、法规禁止采用民间调解方式解决的；（二）人民法院、公安机关或者其他行政机关已经受理或者解决的。"

具体来说,不属于人民调解委员会调解的纠纷主要有以下几种:第一,法律、法规明确规定由专门机关管辖的纠纷,如已构成犯罪的行为;第二,其他机关已受理的纠纷;第三,其他机关已处理完毕的纠纷;第四,禁止用民间调解方式解决的纠纷;第五,一方当事人不同意调解的纠纷。

总之,人民调解委员会受理和调解矛盾纠纷的范围要符合法律、法规的规定。法律、法规规定只能由专门机关管辖处理的或者法律、法规禁止采用民间调解方式解决的,人民法院、公安机关或者其他行政机关已经受理或者解决的,如治安案件、刑事犯罪案件、人民法院审结的民事案件,人民调解委员会不得调解。

8. 如何处理超出范围的纠纷调解申请?

根据司法部发布的《全国人民调解工作规范》的规定,人民调解委员会对于不符合受理条件的纠纷,应告知当事人通过以下途径处理:

(1) 有仲裁协议的,可向仲裁委员会申请仲裁;

(2) 可向当地人民政府、相关行政主管部门申请行政调解、行政裁决;

(3) 可向人民法院提起民事诉讼;

(4) 对有可能引起治安案件、刑事案件的纠纷,人民调解委员会应及时向当地公安机关和其他有关部门报告。

9. 调解前应作哪些准备工作?

根据司法部发布的《全国人民调解工作规范》的规定,调解前的准备有:

第一,安排人民调解员。

(1) 人民调解委员会根据调解纠纷的需要,可指定一名或者数名人民调解员进行调解，也可由当事人选择一名或者数名人民调解员进行调解；

（2）多名人民调解员进行调解的，应确定一名调解主持人；

（3）当事人对人民调解员提出回避要求的，人民调解委员会应予以调换。

第二，调查核实。

（1）人民调解员应分别向双方当事人询问纠纷的有关情况，了解双方的具体要求和理由，根据需要询问纠纷知情人，向有关方面调查核实；

（2）人民调解员应对调查的情况进行记录，填写符合格式要求的《人民调解调查记录》。

第三，拟定调解方案。

人民调解员可根据掌握的纠纷基本情况，研究确定调解方案；对于重大疑难复杂的民间纠纷，可制定书面调解方案。

第四，调解前告知。

人民调解员应以口头或者书面形式，提前告知当事人调解时间、地点和调解员姓名等信息。

10. 纠纷调查应包含哪些内容？

《人民调解工作若干规定》第 26 条规定："人民调解委员会调解纠纷，应当分别向双方当事人询问纠纷的事实和细节，了解双方的要求及其理由，根据需要向有关方面调查核实，做好调解前的准备工作。"调查的内容包括纠纷的性质、争执焦点、纠纷产生的原因、发展过程以及目前处于什么程度，证据和证据的来源，当事人的个性特征和当事人对纠纷的态度，对纠纷当事人起影响或制约作用的各种因素和社会关系等情况。调查核实要尽量做到全面细致，重点要放在查明有助于弄清纠纷症结和事实真相的关键情节上。

调查的方法和途径主要有：

第一,耐心细致地听取各方当事人的陈述,询问纠纷的有关情况,了解和洞察当事人的真实思想和要求。

第二,向纠纷关系人、知情人及周围群众做调查。

第三,对于争执标的属于房屋、宅基地、水利设施、山林等纠纷,需要到现场进行实地调查,以便准确掌握纠纷的第一手材料。

在调查过程中,调解人员应当对调查的情况做出详细的记录,必要时可以请被调查人写出书面材料。在调查核实的基础上,调解委员会还要对材料进行综合全面的分析判断,去伪存真,得出最为接近事实真相的正确结论。

11. 纠纷调查中要注意什么?

人民调解员进行调查研究的目的是查明纠纷发生、发展的过程,查明双方当事人争执的焦点及对解决纠纷的态度,以明确双方责任的大小。为了使调查研究收到较好的效果,人民调解员在调查研究中应当注意以下几点:

第一,要全面地看问题。人民调解员在调查研究时,要广泛地听取意见,包括听取纠纷当事人的意见、知情群众的意见和当事人所在单位的意见等。这样,可避免认识上的片面性。

第二,要把握客观、公正的原则。调查研究时必须坚持没有调查就没有发言权的原则。人民调解员在调查研究中不应带有任何主观偏见和个人感情。

第三,要深入细致,不可偏听偏信。由于纠纷当事人对纠纷的处理结果有利害关系,可能有意隐瞒事实真相,推卸责任,也可能怕打击报复,存有顾虑,不愿如实陈述。人民调解员要了解纠纷的真实情况,就必须进行深入细致的调查研究,对当事人和证人做耐心细致的思想教育工作,启发他们的觉悟。

第四,要及时取证,拿到第一手材料。纠纷发生后,及时了解情况,收集有关的证据,对于查明纠纷和正确解决纠纷至关重要,否则，时过境迁，就难以查明纠纷的真实情况。

12. 调解方案应包括哪些内容？

在对纠纷事实进行充分分析的基础上，要善于拟定调解方案。方案主要包括以下内容：

（1）确定调解所要达到的目的；
（2）准备好消除双方当事人争执的可行性方案；
（3）预计调解过程中可能出现的问题和对策；
（4）查明调解具体纠纷所涉及的法律、法规、政策条款；
（5）列出具体的调解方法和工作要点等。

13. 实施调解通常包括哪些工作内容？

根据司法部发布的《全国人民调解工作规范》的规定，实施调解一般包括：

（1）调解开始前告知。人民调解员应在调解开始前，以口头或者书面形式，告知当事人人民调解的原则、当事人在调解活动中享有的权利和承担的义务以及调解达成协议的效力等事项。

（2）明法析理。人民调解员应根据纠纷的情况，讲解法律政策，宣传公德情理，摆事实、讲道理，帮助当事人查明事实、分清是非、明确责任。

（3）说服疏导。人民调解员应根据当事人的特点并结合纠纷的具体情况，采取分别谈话、共同协商、亲友参与和专家咨询等灵活多样的方式方法，开展说服疏导工作。

（4）帮助达成协议。人民调解员应在引导当事人平等协商、互谅互让、消除隔阂的基础上，适时提出公道、合理和可行的纠纷解决方案，帮助当事人自愿达成调解协议。

（5）防止纠纷激化。人民调解员调解民间纠纷，发现纠纷可能激化的，应采取控制调解节奏、避免当事人接触、疏导当事人情绪等方法，防止当事人采取过激行为；对有可能引起治安案件或者刑事案件的，应及时向当地公安机关和其他有关部门报告。

（6）专家咨询。人民调解员调解民间纠纷，可根据需要咨询专家，专家咨询意见可作为调解的参考依据。

（7）委托鉴定。人民调解员调解民间纠纷，需要进行相关鉴定以明确责任的，经双方当事人同意，可由人民调解委员会委托有法定资质的专业鉴定机构进行鉴定，也可由双方当事人共同委托鉴定。

（8）保密要求。人民调解委员会及其人民调解员应对当事人的个人隐私或商业秘密等事项予以保密。未经双方当事人同意，人民调解委员会不应公开进行调解，也不应公开调解协议的内容。

（9）终止调解。有下列情形之一的，人民调解委员会应终止调解：

①当事人拒绝继续接受调解的；

②经调解不能达成调解协议，当事人提出通过仲裁、行政或诉讼等途径解决的；

③纠纷情况发生变化，不宜继续采用调解方式解决的；

④其他应终止调解的情形。

（10）调解期限。人民调解员应记录调解情况，填写符合附录格式要求的《人民调解记录》，并一般自受理之日起30日内完成调解。需要专家咨询或者鉴定的，专家咨询或者鉴定时间不计入调解期限。因特殊情况需要延长调解期限的，人民调解员和双方当事人可约定延长调解期限。超过调解期限未达成调解协议的，视为调解不成。

（11）司法确认。当事人申请确认调解协议效力的，可自调解协议生效之日起30日内，共同向主持调解的人民调解委员会所在地基层人民法院或者它派出的法庭申请司法确认。人民法院在立案前委派人民调解委员会调解并达成调解协议，当事人申请司法确认的，向委派的人民法院申请。

14. 预测和控制民间纠纷的方法有哪些?

第一,主动控制和被动控制。在纠纷的潜伏、萌芽阶段,采取积极的控制措施,消除纠纷发生的内在原因,改变纠纷的外部条件,创造和谐的环境,把纠纷消灭在萌芽阶段,这是积极的主动控制措施。被动控制是在纠纷发生后所采取的控制措施,它可以把纠纷控制在始发阶段,防止事态扩大,进而解决纠纷,将被动转化为主动。

第二,计划控制和随机控制。计划控制,是指对那些形成期较长,变化缓慢,征兆明显的纠纷所采取的预先控制。这种纠纷可能向着和解或激化两个方面发展,应有计划地采取措施,促进和解,防止进一步激化。随机控制,是指针对那些事前难以预料的突发性纠纷所采取的应急控制措施。它要求调解人员面临突发事件时做出快速反应,随时应变,从容镇定、机智果断地制止事态发展,避免可能造成的财产损失和人身伤亡。

第三,重点控制和一般控制。对纠纷多发的人、户、事、场所、季节等,可实行重点控制。对纠纷常发户和人,要勤教、勤访和勤查,分工到人;对纠纷易发的场所和季节,要加强控制力量,制定控制措施,做到"祸水没来先垒坝";要抓苗头,注意纠纷迹象,加速信息传递和反馈,力争做到纠纷未发人先知,人民调解员主动上门,及时解决。一般控制是对纠纷的经常性控制。如做好经常性的法治教育和社会主义道德教育,增强公民的法律意识、道德观念,提高群众对纠纷的自我控制能力和约束力。

第四,直接控制和间接控制。人民调解组织及其成员直接对纠纷采取的控制措施,叫直接控制。例如,对纠纷当事人的教育、启发、疏导、劝慰或告诫,排除纠纷激化的物质条件,如殴斗、自杀的工具。间接控制是在调解组织的倡导下,通过动员当事人的亲友、邻居及所在单位的有关人员,为控制纠纷发展所进行的预防性活动。

总之,针对民间纠纷的不同情况,可采用多种形式和不同类别的预防和控制对策。

15. 预防婚姻、家庭纠纷需注意什么？

婚姻、家庭纠纷形成的原因是极其复杂的。在婚姻纠纷方面，因草率结婚、夫妻互不信任、喜新厌旧、第三者插足，以及一方不良嗜好等情况容易引起纠纷。这类纠纷发生范围广，发生率高，危害性大，容易激化。家庭中不仅有夫妻关系，还有父母、子女、兄弟姐妹及其他家庭成员间的关系。家庭是社会的缩影，社会上存在的问题必然反映到家庭中来。在家庭生活中，成员之间互相牵制，互相扶助，接触频繁，难免发生矛盾和纠纷。从调解实践看，婚姻、家庭纠纷占民事纠纷的三分之一，主要有赡养老人纠纷、抚养子女纠纷、继承纠纷等。一些人在家庭中不尽义务，不讲文明，父母虐待子女，子女虐待老人，或者兄弟妯娌不和睦等。

为预防婚姻、家庭纠纷，调解人员要研究当前婚姻、家庭纠纷的新特点、新情况及其发生发展规律，采取预防措施。要深入调查研究，排除纠纷隐患。尤其对"组合家庭"、老弱病残户、大家庭户，调解员要经常和他们串门谈心，了解内情，了解离婚或丧偶后重新组织的家庭人员之间、招郎女婿和其他家庭成员之间的关系如何，老弱病残照顾得怎样，婆媳、妯娌有无矛盾等，做到心中有数，一旦发现纠纷苗头，便可联系前因后果，及时解决。对因抚养、赡养闹纠纷的，可在加强教育的基础上，组织其家庭成员充分协商，签订协议，使被抚养、赡养的当事人的合法权益得到法律保护，避免纠纷的发生。对因家庭经济收入低，在开支花费上发生矛盾引起纠纷的，人民调解委员会要配合有关部门齐抓共管，积极发展多种经营，帮助低收入家庭安居乐业创造物质条件。

16. 预防房屋宅基地纠纷需注意什么？

这类纠纷多因一方当事人自私观念严重，非法侵犯他人或集体的合法权益而引起，双方互不相让，不断升级，常常酿成械斗事件。房屋宅基地纠纷因涉及居民的当前和长远利益，情况复杂，政策性强，调解难度大。预防措施应着眼于道德教育和法治教育，并建立健全必要的规章制度。

加强道德教育，宣传相邻人之间的权利和义务关系，建立起互相谅解、团结互助的社会主义睦邻关系。加强法治教育，宣传《土地管理法》及相关的法律、法规、政策，做到家喻户晓，增强人们的法治观念。村镇建房用地必须实行统一规划，制定用地标准，节约用地，遵守用地的审批制度。以往实践经验证明，对新建和翻建房屋采用四邻签字的方法，对预防建房纠纷的效果较好。施工时，调解人员要配合城建管理干部到场丈量地界，不留后遗症，这样可以预防纠纷，即使发生纠纷也易于调解。

要依照法律和政策，对非法侵占房屋宅基地和违反建房用地管理条例的当事人追究法律责任。这样既教育了当事人，也可预防类似情况发生。调解人员在建房动工之前，要注意发现纠纷苗头，掌握有关信息，有的还应亲临现场，实地观察建房用地是否合理合法，尽量把工作做在前头，以免发生纠纷和冲突。

17. 预防邻里纠纷需注意什么？

邻里纠纷多是因相邻土地通行关系、用水排水关系、公共场地使用关系、环境保护关系、防险关系、采光关系、通风关系、种植关系等矛盾而引起的。这类纠纷一旦发生，必然影响群众的生产、生活，影响邻里之间的和睦团结。

预防邻里纠纷，主要是开展社会主义精神文明活动，用社会主义道德观念教育群众，提高群众自我约束能力，教育相邻人珍惜友好的睦邻关系，"远亲不如近邻"，教育群众要建立平等、团结、友爱、睦邻的社会主义新型关系，从而维护睦邻关系，增强邻里之间的团结。

在实践中，可以引导相邻关系人在堆放腐烂物、有毒物、垃圾时，要与邻人的生活居住的建筑物保持一定距离，以免影响邻人的生活，避免由此发生纠纷。相邻关系人在建造房屋或其他建筑物时，应与邻人建筑物有一定的距离，以免与邻人因通风和采光而发生纠纷。

18. 预防生产经营方面的纠纷需注意什么？

这类纠纷是群众在直接从事生产活动过程中发生的，对生产经营活动的正常进行有着严重的影响。为了维护正常的生产秩序，调解人员应会同其他基层组织，针对纠纷发生的原因，制定相应的预防措施，先行一步，把预防工作做在生产经营活动的前头。如果纠纷是因生产用地界线不清引起的，就应在生产季节到来之前及早划清界线，以防纠纷的发生。如果是在用水、用电、用场、用农机具等公用设施方面发生的，则要制定严格的管理制度，合理安排，保证使用，以免发生纠纷影响生产。

为预防合同纠纷，调解组织和乡镇法律服务机构要积极协助当事人做好合同的签订和审查工作，还可聘请法律顾问，提供必要的法律服务。

人民调解组织还应积极协同有关部门广泛宣传相关法律，使合同签订人懂得什么是具有法律效力的有效合同，什么是违法的无效合同，如何签订合同以及怎样运用法律手段保护自己合法的经济权益。

第六章

人民调解工作的指导、经费保障、奖励相关知识

一、对人民调解工作的指导

1. 司法行政机关如何指导人民调解工作？

根据司法部发布的《全国人民调解工作规范》的规定，司法行政机关指导人民调解要做好以下工作：

一是各级司法行政机关特别是县级司法行政机关应依法全面履行指导职责，不断推进本地区人民调解组织建设、队伍建设、业务建设、制度建设和保障能力建设，规范人民调解工作，提高人民调解工作质量和水平。乡镇（街道）司法所应加强对辖区内人民调解委员会工作的指导和监督，切实履行对人民调解工作的日常指导职责。

二是各级司法行政机关应制定并实施人民调解员培训规划，提供人民调解员培训教材和师资，不断提高人民调解员队伍的素质。

三是县级以上司法行政机关应加大表彰奖励力度，经常性对有突出贡献的人民调解委员会和人民调解员给予表彰或通报表扬等形

式的奖励,并提请同级人民政府依法按照国家规定给予表彰和奖励。

四是县级以上司法行政机关应建立辖区内人民调解组织和人民调解员名册,采取多种形式及时向社会公布,并通报人民调解组织所在地基层人民法院。未纳入司法行政机关制作的人民调解组织和人民调解员名册的,不应以人民调解名义开展调解活动。

五是各级司法行政机关应加强人民调解信息化建设,按照《全国人民调解管理信息系统技术规范》要求建立完善人民调解管理信息系统,推广运用智能移动调解系统,加强与人民法院调解平台等相关信息平台的系统对接,为人民群众提供便捷高效的调解服务,同时积极运用大数据技术进行智能分析,提高矛盾纠纷预测、预警、预防水平。

2. 基层人民法院如何指导人民调解工作?

根据司法部发布的《全国人民调解工作规范》的规定,基层人民法院的指导包括通过审判活动在业务上进行指导和会同司法行政机关进行指导,要求如下:

通过审判活动在业务上进行指导:

一是对适宜通过人民调解方式解决的纠纷,在立案前可积极引导当事人向人民调解组织申请调解,在立案后经双方当事人同意,可委托人民调解组织对案件进行调解;

二是可通过委派调解和委托调解,加强对人民调解委员会调解民间纠纷的业务指导;

三是应依法受理当事人之间就人民调解协议的履行或者人民调解协议的内容发生争议的民事案件;

四是应依法受理并确认人民调解协议的法律效力;

五是当事人持已经生效的人民调解协议向人民法院申请支付令的,人民法院应及时审查,符合法定条件的,应及时发出支付令。

会同司法行政机关进行指导:

一是可吸纳符合条件的人民调解组织和人民调解员进入人民法院的特邀调解组织和特邀调解员名册；

二是可联合举办人民调解员培训班；

三是可组织人民调解员旁听法庭审理。

3. 人民调解（员）协会如何指导人民调解工作？

根据司法部发布的《全国人民调解工作规范》的规定，各省（自治区、直辖市）和具备条件的市（地、州）、县（县级市、区）应建立人民调解（员）协会，履行行业指导职责。要求如下：

一是应组织会员开展政治、法律、法规、政策和人民调解知识等学习；

二是应发动会员调解民间纠纷，促进社会和谐，维护社会稳定；

三是应制定行业规范和奖惩规则，支持会员依法履行职责，维护会员合法权益；

四是应总结人民调解工作经验，宣传人民调解工作，开展人民调解理论研究和对外交流。

二、对人民调解工作的经费保障

1. 人民调解工作经费包括哪些？

《财政部、司法部关于进一步加强人民调解工作经费保障的意见》规定，人民调解工作经费的开支范围包括司法行政机关指导人民调解工作经费、人民调解委员会工作补助经费、人民调解员补贴经费。

第一，司法行政机关指导人民调解工作经费包括：人民调解工作宣传经费、培训经费、表彰奖励费等。

第二，人民调解委员会补助经费是指对人民调解委员会购置办公文具、文书档案和纸张等的补助费。

第三，人民调解员补贴经费是指发放给被司法行政部门正式聘请的人民调解员调解纠纷的生活补贴费。

2. 法律对人民调解工作经费保障有哪些规定？

《人民调解法》第 6 条规定，国家鼓励和支持人民调解工作。县级以上地方人民政府对人民调解工作所需经费应当给予必要的支持和保障，对有突出贡献的人民调解委员会和人民调解员按照国家规定给予表彰奖励。第 12 条规定，村民委员会、居民委员会和企业事业单位应当为人民调解委员会开展工作提供办公条件和必要的工作经费。

同时，第 16 条还规定了对人民调解员的待遇。人民调解员从事调解工作，应当给予适当的误工补贴；因从事调解工作致伤致残，生活发生困难的，当地政府应当提供必要的医疗、生活救助；在人民调解工作岗位上牺牲的人民调解员，其配偶、子女按照国家规定享受抚恤和优待。

3. 人民调解工作经费保障办法有哪些？

《财政部、司法部关于进一步加强人民调解工作经费保障的意见》规定了下列对人民调解工作经费的保障办法：

第一，司法行政机关指导人民调解工作经费列入同级财政预算。

第二，为支持人民调解委员会和人民调解员的工作，地方财政可根据当地经济社会发展水平和财力状况，适当安排人民调解委员会补助经费和人民调解员补贴经费。乡镇（街道）、村（居）委会、企事业单位等设立人民调解委员会和人民调解员的机构应继续在各方面对其提供支持。

第三，人民调解委员会补助经费、人民调解员补贴经费的安排和发放应考虑每个人民调解委员会及调解员调解纠纷的数量、质量、纠纷的难易程度、社会影响大小以及调解的规范化程度。补助和补贴标准可由县级司法行政部门商同级财政部门确定。

4. 人民调解经费怎样管理？怎样落实？

《财政部、司法部关于进一步加强人民调解工作经费保障的意见》中指出：

第一，人民调解工作经费由各级财政部门会同司法行政部门共同管理。司法行政部门要每年编报经费预算，报同级财政部门审批；使用过程中要严格把关，杜绝弄虚作假、瞒报、虚报现象。财政部门要加强对司法行政部门人民调解工作经费管理的监督检查。

第二，财政部门和司法行政部门要加强协调配合，及时研究解决工作中遇到的新情况、新问题，将人民调解工作经费保障落到实处，促进人民调解工作的进一步发展。

这就要求各级司法行政机关要按照《人民调解法》的要求，积极同有关部门沟通协调，把人民调解工作的各项保障措施落到实处：

一要落实经费保障，认真贯彻《财政部、司法部关于进一步加强人民调解工作经费保障的意见》，协调解决好人民调解工作指导经费、人民调解委员会补助经费、人民调解员补贴经费，确保这三项经费落实到位。

二要落实设立单位支持经费，在党委政府的统一领导下，协调、督促村民委员会、居民委员会、企业事业单位以及乡镇、街道、社会团体等，根据法律规定，解决好人民调解委员会必要的工作经费，提供必要的办公用房、办公用品、通信设施、交通工具等办公条件，努力为人民调解委员会有效开展工作创造良好条件。

三要落实人民调解员待遇，加强与有关部门协调配合，全面落实人民调解员的表彰奖励、困难救助、抚恤和优待政策，充分调动广大人民调解员的积极性、主动性和创造性，解决他们的后顾之忧，使他们全身心投入调解工作中，更好地履行职责，发挥作用。

三、对调委会、调解员的奖励

1. 给予人民调解委员会奖励的条件是什么?

按照司法部《人民调解委员会及调解员奖励办法》第 4 条第 1 款规定,符合下列条件的人民调解委员会,给予集体奖励:

一是组织健全,制度完善;

二是调解纠纷和防止民间纠纷激化工作成绩显著,连续三年无因民间纠纷引起的刑事案件、自杀事件和群众性械斗;

三是积极开展法治宣传教育,预防民间纠纷效果显著;

四是积极向村(居)民委员会报告民间纠纷和调解工作情况,为减少纠纷发生和加强基层政权建设作出突出成绩。

2. 给予人民调解员奖励的条件是什么?

按照《人民调解委员会及调解员奖励办法》第 4 条第 2 款规定,符合下列条件之一的人民调解员,给予奖励:

一是长期从事人民调解工作,勤勤恳恳,任劳任怨,全心全意为人民服务,为维护社会安定、增进人民团结作出突出贡献者。

二是在防止民间纠纷激化工作中,积极疏导,力排隐患,临危不惧,挺身而出,舍己救人,对制止恶性案件发生或减轻危害后果作出突出贡献者。

三是在纠纷当事人准备或正在实施自杀行为的紧急时刻,及时疏导调解,采取果断措施,避免当事人死亡的。

四是刻苦钻研人民调解业务,认真总结人民调解工作经验,勇于改革开拓,对发展人民调解工作理论,丰富人民调解工作实践作出突出贡献者。

五是忠实于法律、忠实于事实、忠实于人民利益，秉公办事，不徇私情、不谋私利事迹突出者。

六是及时提供民间纠纷激化信息，为防止或减轻因民间纠纷激化引起的重大刑事案件、群众性械斗案件发生，作出较大贡献者。

七是在维护社会安定、增进人民团结等其他方面作出重大贡献者。

下 篇

人民调解常用法律文件汇编

第一章

各类纠纷调解常用法律文件清单

一、调解婚姻家庭纠纷

《中华人民共和国民法典》
《中华人民共和国妇女权益保障法》
《中华人民共和国未成年人保护法》
《中华人民共和国老年人权益保障法》
《中华人民共和国母婴保健法》
《中华人民共和国反家庭暴力法》
《中华人民共和国家庭教育促进法》
《中华人民共和国人口与计划生育法》
《婚姻登记条例》
《最高人民法院关于适用〈中华人民共和国民法典〉总则编若干问题的解释》
《最高人民法院关于适用〈中华人民共和国民法典〉婚姻家庭编的解释（一）》
《最高人民法院关于适用〈中华人民共和国民法典〉婚姻家庭编的解释（二）》

《最高人民法院关于适用〈中华人民共和国民法典〉继承编的解释（一）》

二、调解损害赔偿纠纷

《中华人民共和国民法典》

《中华人民共和国妇女权益保障法》

《中华人民共和国未成年人保护法》

《中华人民共和国老年人权益保障法》

《中华人民共和国母婴保健法》

《中华人民共和国精神卫生法》

《中华人民共和国个人信息保护法》

《最高人民法院关于审理人身损害赔偿案件适用法律若干问题的解释》

《最高人民法院关于审理侵害信息网络传播权民事纠纷案件适用法律若干问题的规定》

《最高人民法院关于审理利用信息网络侵害人身权益民事纠纷案件适用法律若干问题的规定》

《最高人民法院关于确定民事侵权精神损害赔偿责任若干问题的解释》

三、调解邻里纠纷

《中华人民共和国民法典》

《最高人民法院关于适用〈中华人民共和国民法典〉物权编的解释（一）》

《最高人民法院关于审理建筑物区分所有权纠纷案件适用法律若干问题的解释》

四、调解房屋宅基地纠纷

《中华人民共和国民法典》

《中华人民共和国建筑法》

《中华人民共和国土地管理法》

《中华人民共和国农村土地承包法》

《最高人民法院关于适用〈中华人民共和国民法典〉物权编的解释（一）》

五、调解生产经营纠纷

《中华人民共和国民法典》
《中华人民共和国公司法》
《中华人民共和国合伙企业法》
《中华人民共和国个人独资企业法》
《中华人民共和国反不正当竞争法》
《中华人民共和国产品质量法》
《中华人民共和国食品安全法》
《中华人民共和国商标法》
《中华人民共和国专利法》
《中华人民共和国税收征收管理法》
《中华人民共和国企业所得税法》
《中华人民共和国会计法》
《中华人民共和国票据法》
《中华人民共和国证券法》
《中华人民共和国价格法》
《中华人民共和国广告法》
《中华人民共和国安全生产法》
《中华人民共和国招标投标法》
《中华人民共和国企业破产法》
《中华人民共和国中小企业促进法》
《中华人民共和国农村集体经济组织法》
《中华人民共和国乡镇企业法》
《中华人民共和国农民专业合作社法》
《中华人民共和国增值税法》
《促进个体工商户发展条例》
《最高人民法院关于适用〈中华人民共和国民法典〉合同编通则

若干问题的解释》

《最高人民法院关于适用〈中华人民共和国公司法〉若干问题的规定（一）》

《最高人民法院关于适用〈中华人民共和国公司法〉若干问题的规定（二）》

《最高人民法院关于适用〈中华人民共和国公司法〉若干问题的规定（三）》

《最高人民法院关于适用〈中华人民共和国公司法〉若干问题的规定（四）》

《最高人民法院关于适用〈中华人民共和国公司法〉若干问题的规定（五）》

六、调解合同纠纷

《中华人民共和国民法典》

《最高人民法院关于适用〈中华人民共和国民法典〉合同编通则若干问题的解释》

《最高人民法院关于审理买卖合同纠纷案件适用法律问题的解释》

《最高人民法院关于审理民间借贷案件适用法律若干问题的规定》

《最高人民法院关于审理商品房买卖合同纠纷案件适用法律若干问题的解释》

《最高人民法院关于审理城镇房屋租赁合同纠纷案件具体应用法律若干问题的解释》

《最高人民法院关于审理建设工程施工合同纠纷案件适用法律问题的解释（一）》

《最高人民法院关于审理技术合同纠纷案件适用法律若干问题的解释》

《最高人民法院关于审理融资租赁合同纠纷案件适用法律问题的解释》

七、调解村务管理纠纷

《中华人民共和国民法典》

《中华人民共和国村民委员会组织法》
《中华人民共和国环境保护法》
《中华人民共和国农业法》
《中华人民共和国农村土地承包法》
《中华人民共和国农业技术推广法》
《中华人民共和国农业机械化促进法》
《农村五保供养工作条例》
《最高人民法院关于适用〈中华人民共和国民法典〉物权编的解释（一）》

八、调解山林土地纠纷

《中华人民共和国民法典》
《中华人民共和国农村土地承包法》
《中华人民共和国土地管理法》
《中华人民共和国土地管理法实施条例》
《农村土地承包合同管理办法》
《农村土地经营权流转管理办法》
《最高人民法院关于适用〈中华人民共和国民法典〉物权编的解释（一）》
《最高人民法院关于适用〈中华人民共和国民法典〉合同编通则若干问题的解释》

九、调解征地拆迁纠纷

《中华人民共和国民法典》
《中华人民共和国建筑法》
《中华人民共和国土地管理法》
《中华人民共和国城市房地产管理法》
《国有土地上房屋征收与补偿条例》
《最高人民法院关于适用〈中华人民共和国民法典〉物权编的解释（一）》
《最高人民法院关于办理申请人民法院强制执行国有土地上房屋

征收补偿决定案件若干问题的规定》

十、调解物业纠纷

《中华人民共和国民法典》

《物业管理条例》

《最高人民法院关于适用〈中华人民共和国民法典〉物权编的解释（一）》

《最高人民法院关于适用〈中华人民共和国民法典〉合同编通则若干问题的解释》

《最高人民法院关于审理物业服务纠纷案件适用法律若干问题的解释》

《最高人民法院关于审理建筑物区分所有权纠纷案件适用法律若干问题的解释》

十一、调解劳动纠纷

《中华人民共和国劳动法》

《中华人民共和国劳动合同法》

《中华人民共和国劳动争议调解仲裁法》

《中华人民共和国社会保险法》

《中华人民共和国工会法》

《中华人民共和国职业病防治法》

《中华人民共和国就业促进法》

《中华人民共和国安全生产法》

《中华人民共和国劳动合同法实施条例》

《女职工劳动保护特别规定》

《保障农民工工资支付条例》

《职工带薪年休假条例》

《工伤保险条例》

《失业保险条例》

《工伤认定办法》

《工资支付暂行规定》

《部分行业企业工伤保险费缴纳办法》

《最高人民法院关于审理劳动争议案件适用法律问题的解释（一）》

十二、调解道路交通事故纠纷

《中华人民共和国民法典》

《中华人民共和国道路交通安全法》

《中华人民共和国道路交通安全法实施条例》

《中华人民共和国道路运输条例》

《机动车交通事故责任强制保险条例》

《道路交通事故处理程序规定》

《道路交通安全违法行为处理程序规定》

《最高人民法院关于审理道路交通事故损害赔偿案件适用法律若干问题的解释》

十三、调解医疗纠纷

《中华人民共和国民法典》

《中华人民共和国基本医疗卫生与健康促进法》

《中华人民共和国医师法》

《中华人民共和国药品管理法》

《中华人民共和国中医药法》

《医疗机构管理条例》

《医疗事故处理条例》

《医疗器械监督管理条例》

《医疗纠纷预防和处理条例》

《护士条例》

《医疗广告管理办法》

《最高人民法院关于审理医疗损害责任纠纷案件适用法律若干问题的解释》

十四、调解环境污染纠纷

《中华人民共和国民法典》

《中华人民共和国环境保护法》

《中华人民共和国海洋环境保护法》

《中华人民共和国固体废物污染环境防治法》

《中华人民共和国噪声污染防治法》

《中华人民共和国大气污染防治法》

《中华人民共和国水污染防治法》

《中华人民共和国土壤污染防治法》

《最高人民法院关于审理生态环境侵权责任纠纷案件适用法律若干问题的解释》

《最高人民法院关于审理生态环境侵权纠纷案件适用惩罚性赔偿的解释》

《最高人民法院关于生态环境侵权民事诉讼证据的若干规定》

十五、调解消费纠纷

《中华人民共和国民法典》

《中华人民共和国消费者权益保护法》

《中华人民共和国产品质量法》

《中华人民共和国食品安全法》

《中华人民共和国消费者权益保护法实施条例》

《中华人民共和国食品安全法实施条例》

《中华人民共和国发票管理办法》

《零售商促销行为管理办法》

《侵害消费者权益行为处罚办法》

《部分商品修理更换退货责任规定》

《最高人民法院关于审理网络消费纠纷案件适用法律若干问题的规定（一）》

十六、调解旅游纠纷

《中华人民共和国民法典》

《中华人民共和国旅游法》

《中华人民共和国消费者权益保护法》

《中华人民共和国出境入境管理法》

《中华人民共和国进出境动植物检疫法》
《旅行社条例》
《导游人员管理条例》
《营业性演出管理条例》
《娱乐场所管理条例》
《旅馆业治安管理办法》
《导游管理办法》
《在线旅游经营服务管理暂行规定》
《文化和旅游市场信用管理规定》
《最高人民法院关于审理旅游纠纷案件适用法律若干问题的规定》
《最高人民法院关于适用〈中华人民共和国民法典〉合同编通则若干问题的解释》

十七、调解网络纠纷

《中华人民共和国民法典》
《中华人民共和国电子商务法》
《中华人民共和国网络安全法》
《中华人民共和国反电信网络诈骗法》
《中华人民共和国消费者权益保护法》
《中华人民共和国个人信息保护法》
《中华人民共和国电子签名法》
《中华人民共和国产品质量法》
《中华人民共和国食品安全法》
《全国人民代表大会常务委员会关于加强网络信息保护的决定》
《中华人民共和国消费者权益保护法实施条例》
《中华人民共和国食品安全法实施条例》
《中华人民共和国发票管理办法》
《信息网络传播权保护条例》
《未成年人网络保护条例》
《最高人民法院关于审理侵害信息网络传播权民事纠纷案件适用

法律若干问题的规定》

《最高人民法院关于审理利用信息网络侵害人身权益民事纠纷案件适用法律若干问题的规定》

《最高人民法院关于审理网络消费纠纷案件适用法律若干问题的规定（一）》

《最高人民法院关于适用〈中华人民共和国民法典〉合同编通则若干问题的解释》

十八、调解其他纠纷

《中华人民共和国民法典》

《中华人民共和国中国人民银行法》

《中华人民共和国商业银行法》

《中华人民共和国银行业监督管理法》

《中华人民共和国票据法》

《中华人民共和国证券法》

《中华人民共和国信托法》

《中华人民共和国证券投资基金法》

《中华人民共和国保险法》

《中华人民共和国著作权法》

《中华人民共和国专利法》

《中华人民共和国商标法》

《中华人民共和国著作权法实施条例》

《中华人民共和国专利法实施细则》

《专利代理条例》

《中华人民共和国商标法实施条例》

《最高人民法院关于适用〈中华人民共和国民法典〉合同编通则若干问题的解释》

《最高人民法院关于审理民间借贷案件适用法律若干问题的规定》

《最高人民法院关于适用〈中华人民共和国保险法〉若干问题的解释（一）》

《最高人民法院关于适用〈中华人民共和国保险法〉若干问题的解释（二）》

《最高人民法院关于适用〈中华人民共和国保险法〉若干问题的解释（三）》

《最高人民法院关于适用〈中华人民共和国保险法〉若干问题的解释（四）》

《最高人民法院关于审理著作权民事纠纷案件适用法律若干问题的解释》

《最高人民法院关于审理专利纠纷案件适用法律问题的若干规定》

《最高人民法院关于审理侵犯专利权纠纷案件应用法律若干问题的解释》

《最高人民法院关于审理侵犯专利权纠纷案件应用法律若干问题的解释（二）》

《最高人民法院关于审理商标民事纠纷案件适用法律若干问题的解释》

《最高人民法院关于审理商标案件有关管辖和法律适用范围问题的解释》

《最高人民法院关于审理涉及驰名商标保护的民事纠纷案件应用法律若干问题的解释》

《最高人民法院关于审理注册商标、企业名称与在先权利冲突的民事纠纷案件若干问题的规定》

第二章

人民调解工作常用法律法规及规范性文件

中华人民共和国人民调解法

(2010年8月28日第十一届全国人民代表大会常务委员会第十六次会议通过 2010年8月28日中华人民共和国主席令第34号公布 自2011年1月1日起施行)

第一章 总 则

第一条 为了完善人民调解制度,规范人民调解活动,及时解决民间纠纷,维护社会和谐稳定,根据宪法,制定本法。

第二条 本法所称人民调解,是指人民调解委员会通过说服、疏导等方法,促使当事人在平等协商基础上自愿达成调解协议,解决民间纠纷的活动。

第三条 人民调解委员会调解民间纠纷,应当遵循下列原则:

(一)在当事人自愿、平等的基础上进行调解;

(二)不违背法律、法规和国家政策;

(三)尊重当事人的权利,不得因调解而阻止当事人依法通过仲裁、行政、司法等途径维护自己的权利。

第四条 人民调解委员会调解民间纠纷,不收取任何费用。

第五条 国务院司法行政部门负责指导全国的人民调解工作,县级以上地方人民政府司法行政部门负责指导本行政区域的人民调解工作。

基层人民法院对人民调解委员会调解民间纠纷进行业务指导。

第六条 国家鼓励和支持人民调解工作。县级以上地方人民政府对人民调解工作所需经费应当给予必要的支持和保障,对有突出贡献的人民调解委员会和人民调解员按照国家规定给予表彰奖励。

第二章 人民调解委员会

第七条 人民调解委员会是依法设立的调解民间纠纷的群众性组织。

第八条 村民委员会、居民委员会设立人民调解委员会。企业事业单位根据需要设立人民调解委员会。

人民调解委员会由委员三至九人组成,设主任一人,必要时,可以设副主任若干人。

人民调解委员会应当有妇女成员,多民族居住的地区应当有人数较少民族的成员。

第九条 村民委员会、居民委员会的人民调解委员会委员由村民会议或者村民代表会议、居民会议推选产生;企业事业单位设立的人民调解委员会委员由职工大会、职工代表大会或者工会组织推选产生。

人民调解委员会委员每届任期三年,可以连选连任。

第十条 县级人民政府司法行政部门应当对本行政区域内人民调解委员会的设立情况进行统计,并且将人民调解委员会以及人员组成和调整情况及时通报所在地基层人民法院。

第十一条 人民调解委员会应当建立健全各项调解工作制度,听取群众意见,接受群众监督。

第十二条 村民委员会、居民委员会和企业事业单位应当为人民调解委员会开展工作提供办公条件和必要的工作经费。

第三章 人民调解员

第十三条 人民调解员由人民调解委员会委员和人民调解委员会聘任的人员担任。

第十四条 人民调解员应当由公道正派、热心人民调解工作,并具有一定文化水平、政策水平和法律知识的成年公民担任。

县级人民政府司法行政部门应当定期对人民调解员进行业务培训。

第十五条 人民调解员在调解工作中有下列行为之一的,由其所在的人民调解委员会给予批评教育、责令改正,情节严重的,由推选或者聘任单位予以罢免或者解聘:

(一)偏袒一方当事人的;
(二)侮辱当事人的;
(三)索取、收受财物或者牟取其他不正当利益的;
(四)泄露当事人的个人隐私、商业秘密的。

第十六条 人民调解员从事调解工作,应当给予适当的误工补贴;因从事调解工作致伤致残,生活发生困难的,当地人民政府应当提供必要的医疗、生活救助;在人民调解工作岗位上牺牲的人民调解员,其配偶、子女按照国家规定享受抚恤和优待。

第四章 调解程序

第十七条 当事人可以向人民调解委员会申请调解;人民调解委员会也可以主动调解。当事人一方明确拒绝调解的,不得调解。

第十八条 基层人民法院、公安机关对适宜通过人民调解方式解决的纠纷,可以在受理前告知当事人向人民调解委员会申请调解。

第十九条 人民调解委员会根据调解纠纷的需要,可以指定一名或者数名人民调解员进行调解,也可以由当事人选择一名或者数名人民调解员进行调解。

第二十条　人民调解员根据调解纠纷的需要，在征得当事人的同意后，可以邀请当事人的亲属、邻里、同事等参与调解，也可以邀请具有专门知识、特定经验的人员或者有关社会组织的人员参与调解。

人民调解委员会支持当地公道正派、热心调解、群众认可的社会人士参与调解。

第二十一条　人民调解员调解民间纠纷，应当坚持原则，明法析理，主持公道。

调解民间纠纷，应当及时、就地进行，防止矛盾激化。

第二十二条　人民调解员根据纠纷的不同情况，可以采取多种方式调解民间纠纷，充分听取当事人的陈述，讲解有关法律、法规和国家政策，耐心疏导，在当事人平等协商、互谅互让的基础上提出纠纷解决方案，帮助当事人自愿达成调解协议。

第二十三条　当事人在人民调解活动中享有下列权利：

（一）选择或者接受人民调解员；

（二）接受调解、拒绝调解或者要求终止调解；

（三）要求调解公开进行或者不公开进行；

（四）自主表达意愿、自愿达成调解协议。

第二十四条　当事人在人民调解活动中履行下列义务：

（一）如实陈述纠纷事实；

（二）遵守调解现场秩序，尊重人民调解员；

（三）尊重对方当事人行使权利。

第二十五条　人民调解员在调解纠纷过程中，发现纠纷有可能激化的，应当采取有针对性的预防措施；对有可能引起治安案件、刑事案件的纠纷，应当及时向当地公安机关或者其他有关部门报告。

第二十六条　人民调解员调解纠纷，调解不成的，应当终止调解，并依据有关法律、法规的规定，告知当事人可以依法通过仲裁、行政、司法等途径维护自己的权利。

第二十七条　人民调解员应当记录调解情况。人民调解委员会应当建立调解工作档案,将调解登记、调解工作记录、调解协议书等材料立卷归档。

第五章　调 解 协 议

第二十八条　经人民调解委员会调解达成调解协议的,可以制作调解协议书。当事人认为无需制作调解协议书的,可以采取口头协议方式,人民调解员应当记录协议内容。

第二十九条　调解协议书可以载明下列事项:
(一)当事人的基本情况;
(二)纠纷的主要事实、争议事项以及各方当事人的责任;
(三)当事人达成调解协议的内容,履行的方式、期限。

调解协议书自各方当事人签名、盖章或者按指印,人民调解员签名并加盖人民调解委员会印章之日起生效。调解协议书由当事人各执一份,人民调解委员会留存一份。

第三十条　口头调解协议自各方当事人达成协议之日起生效。

第三十一条　经人民调解委员会调解达成的调解协议,具有法律约束力,当事人应当按照约定履行。

人民调解委员会应当对调解协议的履行情况进行监督,督促当事人履行约定的义务。

第三十二条　经人民调解委员会调解达成调解协议后,当事人之间就调解协议的履行或者调解协议的内容发生争议的,一方当事人可以向人民法院提起诉讼。

第三十三条　经人民调解委员会调解达成调解协议后,双方当事人认为有必要的,可以自调解协议生效之日起三十日内共同向人民法院申请司法确认,人民法院应当及时对调解协议进行审查,依法确认调解协议的效力。

人民法院依法确认调解协议有效,一方当事人拒绝履行或者未全部履行的,对方当事人可以向人民法院申请强制执行。

人民法院依法确认调解协议无效的,当事人可以通过人民调解方式变更原调解协议或者达成新的调解协议,也可以向人民法院提起诉讼。

第六章 附 则

第三十四条 乡镇、街道以及社会团体或者其他组织根据需要可以参照本法有关规定设立人民调解委员会,调解民间纠纷。

第三十五条 本法自 2011 年 1 月 1 日起施行。

人民调解委员会组织条例

(1989 年 5 月 5 日国务院第 40 次常务会议通过 1989 年 6 月 17 日中华人民共和国国务院令第 37 号发布 自发布之日起施行)

第一条 为了加强人民调解委员会的建设,及时调解民间纠纷,增进人民团结,维护社会安定,以利于社会主义现代化建设,制定本条例。

第二条 人民调解委员会是村民委员会和居民委员会下设的调解民间纠纷的群众性组织,在基层人民政府和基层人民法院指导下进行工作。

基层人民政府及其派出机关指导人民调解委员会的日常工作由司法助理员负责。

第三条 人民调解委员会由委员三至九人组成,设主任一人,必要时可以设副主任。

人民调解委员会委员除由村民委员会成员或者居民委员会成员

兼任的以外由群众选举产生，每三年改选一次，可以连选连任。

多民族居住地区的人民调解委员会中，应当有人数较少的民族的成员。

人民调解委员会委员不能任职时，由原选举单位补选。

人民调解委员会委员严重失职或者违法乱纪的，由原选举单位撤换。

第四条 为人公正，联系群众，热心人民调解工作，并有一定法律知识和政策水平的成年公民，可以当选为人民调解委员会委员。

第五条 人民调解委员会的任务为调解民间纠纷，并通过调解工作宣传法律、法规、规章和政策，教育公民遵纪守法，尊重社会公德。

人民调解委员会应当向村民委员会或者居民委员会反映民间纠纷和调解工作的情况。

第六条 人民调解委员会的调解工作应当遵守以下原则：

（一）依据法律、法规、规章和政策进行调解，法律、法规、规章和政策没有明确规定的，依据社会公德进行调解；

（二）在双方当事人自愿平等的基础上进行调解；

（三）尊重当事人的诉讼权利，不得因未经调解或者调解不成而阻止当事人向人民法院起诉。

第七条 人民调解委员会根据当事人的申请及时调解纠纷；当事人没有申请的，也可以主动调解。

人民调解委员会调解纠纷可以由委员一人或数人进行；跨地区、跨单位的纠纷，可以由有关的各方调解组织共同调解。

人民调解委员会调解纠纷，可以邀请有关单位和个人参加，被邀请的单位和个人应当给予支持。

第八条 人民调解委员会调解纠纷，应当在查明事实、分清是非的基础上，充分说理，耐心疏导，消除隔阂，帮助当事人达成协议。

调解纠纷应当进行登记，制作笔录，根据需要或者当事人的请求，可以制作调解协议书。调解协议书应当有双方当事人和调解人员的签名，并加盖人民调解委员会的印章。

第九条 人民调解委员会主持下达成的调解协议，当事人应当履行。

经过调解，当事人未达成协议或者达成协议后又反悔的，任何一方可以请求基层人民政府处理，也可以向人民法院起诉。

第十条 基层人民政府对于人民调解委员会主持下达成的调解协议，符合法律、法规、规章和政策的，应当予以支持；违背法律、法规、规章和政策的，应当予以纠正。

第十一条 人民调解委员会调解民间纠纷不收费。

第十二条 人民调解委员会委员必须遵守以下纪律：

（一）不得徇私舞弊；

（二）不得对当事人压制、打击报复；

（三）不得侮辱、处罚当事人；

（四）不得泄露当事人的隐私；

（五）不得吃请受礼。

第十三条 各级人民政府对成绩显著的人民调解委员会和调解委员应当予以表彰和奖励。

第十四条 对人民调解委员会委员，根据情况可以给予适当补贴。

人民调解委员会的工作经费和调解委员的补贴经费，由村民委员会或者居民委员会解决。

第十五条 企业、事业单位根据需要设立的人民调解委员会，参照本条例执行。

第十六条 本条例由司法部负责解释。

第十七条 本条例自发布之日起施行。1954年3月22日原中央人民政府政务院公布的《人民调解委员会暂行组织通则》同时废止。

人民调解工作若干规定

(2002年9月26日中华人民共和国司法部令第75号公布 自2002年11月1日起施行)

第一章 总 则

第一条 为了规范人民调解工作，完善人民调解组织，提高人民调解质量，根据《中华人民共和国宪法》和《中华人民共和国民事诉讼法》、《人民调解委员会组织条例》等法律、法规的规定，结合人民调解工作实际，制定本规定。

第二条 人民调解委员会是调解民间纠纷的群众性组织。

人民调解员是经群众选举或者接受聘任，在人民调解委员会领导下，从事人民调解工作的人员。

人民调解委员会委员、调解员，统称人民调解员。

第三条 人民调解委员会的任务是：

（一）调解民间纠纷，防止民间纠纷激化；

（二）通过调解工作宣传法律、法规、规章和政策，教育公民遵纪守法，尊重社会公德，预防民间纠纷发生；

（三）向村民委员会、居民委员会、所在单位和基层人民政府反映民间纠纷和调解工作的情况。

第四条 人民调解委员会调解民间纠纷，应当遵守下列原则：

（一）依据法律、法规、规章和政策进行调解，法律、法规、规章和政策没有明确规定的，依据社会主义道德进行调解；

（二）在双方当事人自愿平等的基础上进行调解；

（三）尊重当事人的诉讼权利，不得因未经调解或者调解不成而阻止当事人向人民法院起诉。

第五条 根据《最高人民法院关于审理涉及人民调解协议的民事案件的若干规定》，经人民调解委员会调解达成的、有民事权利义务内容，并由双方当事人签字或者盖章的调解协议，具有民事合同性质。当事人应当按照约定履行自己的义务，不得擅自变更或者解除调解协议。

第六条 在人民调解活动中，纠纷当事人享有下列权利：
（一）自主决定接受、不接受或者终止调解；
（二）要求有关调解人员回避；
（三）不受压制强迫，表达真实意愿，提出合理要求；
（四）自愿达成调解协议。

第七条 在人民调解活动中，纠纷当事人承担下列义务：
（一）如实陈述纠纷事实，不得提供虚假证明材料；
（二）遵守调解规则；
（三）不得加剧纠纷、激化矛盾；
（四）自觉履行人民调解协议。

第八条 人民调解委员会调解民间纠纷不收费。

第九条 司法行政机关依照本办法对人民调解工作进行指导和管理。

指导和管理人民调解委员会的日常工作，由乡镇、街道司法所（科）负责。

第二章 人民调解委员会和人民调解员

第十条 人民调解委员会可以采用下列形式设立：
（一）农村村民委员会、城市（社区）居民委员会设立的人民调解委员会；
（二）乡镇、街道设立的人民调解委员会；
（三）企业事业单位根据需要设立的人民调解委员会；
（四）根据需要设立的区域性、行业性的人民调解委员会。

人民调解委员会的设立及其组成人员,应当向所在地乡镇、街道司法所(科)备案;乡镇、街道人民调解委员会的设立及其组成人员,应当向县级司法行政机关备案。

第十一条 人民调解委员会由委员三人以上组成,设主任一人,必要时可以设副主任。

多民族聚居地区的人民调解委员会中,应当有人数较少的民族的成员。

人民调解委员会中应当有妇女委员。

第十二条 村民委员会、居民委员会和企业事业单位的人民调解委员会根据需要,可以自然村、小区(楼院)、车间等为单位,设立调解小组,聘任调解员。

第十三条 乡镇、街道人民调解委员会委员由下列人员担任:

(一)本乡镇、街道辖区内设立的村民委员会、居民委员会、企业事业单位的人民调解委员会主任;

(二)本乡镇、街道的司法助理员;

(三)在本乡镇、街道辖区内居住的懂法律、有专长、热心人民调解工作的社会志愿人员。

第十四条 担任人民调解员的条件是:为人公正,联系群众,热心人民调解工作,具有一定法律、政策水平和文化水平。

乡镇、街道人民调解委员会委员应当具备高中以上文化程度。

第十五条 人民调解员除由村民委员会成员、居民委员会成员或者企业事业单位有关负责人兼任的以外,一般由本村民区、居民区或者企业事业单位的群众选举产生,也可以由村民委员会、居民委员会或者企业事业单位聘任。

乡镇、街道人民调解委员会委员由乡镇、街道司法所(科)聘任。

区域性、行业性的人民调解委员会委员,由设立该人民调解委员会的组织聘任。

第十六条 人民调解员任期三年,每三年改选或者聘任一次,可以连选连任或者续聘。

人民调解员不能履行职务时，由原选举单位或者聘任单位补选、补聘。

人民调解员严重失职或者违法乱纪的，由原选举单位或者聘任单位撤换。

第十七条 人民调解员调解纠纷，必须遵守下列纪律：

（一）不得徇私舞弊；

（二）不得对当事人压制、打击报复；

（三）不得侮辱、处罚纠纷当事人；

（四）不得泄露当事人隐私；

（五）不得吃请受礼。

第十八条 人民调解员依法履行职务，受到非法干涉、打击报复的，可以请求司法行政机关和有关部门依法予以保护。

人民调解员履行职务，应当坚持原则，爱岗敬业，热情服务，诚实守信，举止文明，廉洁自律，注重学习，不断提高法律、道德素养和调解技能。

第十九条 人民调解委员会应当建立健全岗位责任制、例会、学习、考评、业务登记、统计和档案等各项规章制度，不断加强组织、队伍和业务建设。

第三章 民间纠纷的受理

第二十条 人民调解委员会调解的民间纠纷，包括发生在公民与公民之间、公民与法人和其他社会组织之间涉及民事权利义务争议的各种纠纷。

第二十一条 民间纠纷，由纠纷当事人所在地（所在单位）或者纠纷发生地的人民调解委员会受理调解。

村民委员会、居民委员会或者企业事业单位的人民调解委员会调解不了的疑难、复杂民间纠纷和跨地区、跨单位的民间纠纷，由乡镇、街道人民调解委员会受理调解，或者由相关的人民调解委员会共同调解。

第二十二条 人民调解委员会不得受理调解下列纠纷：

（一）法律、法规规定只能由专门机关管辖处理的，或者法律、法规禁止采用民间调解方式解决的；

（二）人民法院、公安机关或者其他行政机关已经受理或者解决的。

第二十三条 人民调解委员会根据纠纷当事人的申请，受理调解纠纷；当事人没有申请的，也可以主动调解，但当事人表示异议的除外。

当事人申请调解纠纷，可以书面申请，也可以口头申请。

受理调解纠纷，应当进行登记。

第二十四条 当事人申请调解纠纷，符合条件的，人民调解委员会应当及时受理调解。

不符合受理条件的，应当告知当事人按照法律、法规规定提请有关机关处理或者向人民法院起诉；随时有可能激化的，应当在采取必要的缓解疏导措施后，及时提交有关机关处理。

第四章 民间纠纷的调解

第二十五条 人民调解委员会调解纠纷，应当指定一名人民调解员为调解主持人，根据需要可以指定若干人民调解员参加调解。

当事人对调解主持人提出回避要求的，人民调解委员会应当予以调换。

第二十六条 人民调解委员会调解纠纷，应当分别向双方当事人询问纠纷的事实和情节，了解双方的要求及其理由，根据需要向有关方面调查核实，做好调解前的准备工作。

第二十七条 人民调解委员会调解纠纷，根据需要可以邀请有关单位或者个人参加，被邀请的单位或者个人应当给予支持。

调解跨地区、跨单位的纠纷，相关人民调解委员会应当相互配合，共同做好调解工作。

第二十八条　人民调解委员会调解纠纷，一般在专门设置的调解场所进行，根据需要也可以在便利当事人的其他场所进行。

第二十九条　人民调解委员会调解纠纷，根据需要可以公开进行，允许当事人的亲属、邻里和当地（本单位）群众旁听。但是涉及当事人的隐私、商业秘密或者当事人表示反对的除外。

第三十条　人民调解委员会调解纠纷，在调解前应当以口头或者书面形式告知当事人人民调解的性质、原则和效力，以及当事人在调解活动中享有的权利和承担的义务。

第三十一条　人民调解委员会调解纠纷，应当在查明事实、分清责任的基础上，根据当事人的特点和纠纷性质、难易程度、发展变化的情况，采取灵活多样的方式方法，开展耐心、细致的说服疏导工作，促使双方当事人互谅互让，消除隔阂，引导、帮助当事人达成解决纠纷的调解协议。

第三十二条　人民调解委员会调解纠纷，应当密切注意纠纷激化的苗头，通过调解活动防止纠纷激化。

第三十三条　人民调解委员会调解纠纷，一般在一个月内调结。

第五章　人民调解协议及其履行

第三十四条　经人民调解委员会调解解决的纠纷，有民事权利义务内容的，或者当事人要求制作书面调解协议的，应当制作书面调解协议。

第三十五条　调解协议应当载明下列事项：
（一）双方当事人基本情况；
（二）纠纷简要事实、争议事项及双方责任；
（三）双方当事人的权利和义务；
（四）履行协议的方式、地点、期限；
（五）当事人签名，调解主持人签名，人民调解委员会印章。

调解协议由纠纷当事人各执一份，人民调解委员会留存一份。

第三十六条 当事人应当自觉履行调解协议。

人民调解委员会应当对调解协议的履行情况适时进行回访，并就履行情况做出记录。

第三十七条 当事人不履行调解协议或者达成协议后又反悔的，人民调解委员会应当按下列情形分别处理：

（一）当事人无正当理由不履行协议的，应当做好当事人的工作，督促其履行；

（二）如当事人提出协议内容不当，或者人民调解委员会发现协议内容不当的，应当在征得双方当事人同意后，经再次调解变更原协议内容；或者撤销原协议，达成新的调解协议；

（三）对经督促仍不履行人民调解协议的，应当告知当事人可以请求基层人民政府处理，也可以就调解协议的履行、变更、撤销向人民法院起诉。

第三十八条 对当事人因对方不履行调解协议或者达成协议后又后悔，起诉到人民法院的民事案件，原承办该纠纷调解的人民调解委员会应当配合人民法院对该案件的审判工作。

第六章 对人民调解工作的指导

第三十九条 各级司法行政机关应当采取切实措施，加强指导，不断推进本地区人民调解委员会的组织建设、队伍建设、业务建设和制度建设，规范人民调解工作，提高人民调解工作的质量和水平。

各级司法行政机关在指导工作中，应当加强与人民法院的协调和配合。

第四十条 各级司法行政机关应当采取多种形式，加强对人民调解员的培训，不断提高人民调解员队伍的素质。

第四十一条 各级司法行政机关对于成绩显著、贡献突出的人民调解委员会和人民调解员，应当定期或者适时给予表彰和奖励。

第四十二条 各级司法行政机关应当积极争取同级人民政府的支持,保障人民调解工作的指导和表彰经费;协调和督促村民委员会、居民委员会和企业事业单位,落实人民调解委员会的工作经费和人民调解员的补贴经费。

第四十三条 乡镇、街道司法所(科),司法助理员应当加强对人民调解委员会工作的指导和监督,负责解答、处理人民调解委员会或者纠纷当事人就人民调解工作有关问题的请示、咨询和投诉;应人民调解委员会的请求或者根据需要,协助、参与对具体纠纷的调解活动;对人民调解委员会主持达成的调解协议予以检查,发现违背法律、法规、规章和政策的,应当予以纠正;总结交流人民调解工作经验,调查研究民间纠纷的特点和规律,指导人民调解委员会改进工作。

第七章 附 则

第四十四条 人民调解委员会工作所需的各种文书格式,由司法部统一制定。

第四十五条 本规定自二〇〇二年十一月一日起施行。本规定发布前,司法部制定的有关规章、规范性文件与本规定相抵触的,以本规定为准。

人民调解委员会及调解员奖励办法

(1991 年 7 月 12 日中华人民共和国司法部令第 15 号公布 自公布之日起施行)

第一条 为加强人民调解委员会组织建设,鼓励先进,调动调解人员的工作积极性,促进人民调解工作的开展,维护社会安定,根据《人民调解委员会组织条例》的有关规定,制定本办法。

第二条 本办法规定的奖励适用于人民调解委员会、人民调解员。

第三条 奖励必须实事求是,实行精神鼓励和物质奖励相结合,以精神鼓励为主的原则。

第四条 奖励条件

符合下列条件的人民调解委员会,给予集体奖励:

1. 组织健全,制度完善;

2. 调解纠纷和防止民间纠纷激化工作成绩显著,连续三年无因民间纠纷引起的刑事案件、自杀事件和群众性械斗;

3. 积极开展法制宣传教育、预防民间纠纷效果显著;

4. 积极向村(居)民委员会报告民间纠纷和调解工作情况,为减少纠纷发生和加强基层政权建设作出突出成绩。

符合下列条件之一的人民调解员,给予奖励:

1. 长期从事人民调解工作,勤勤恳恳,任劳任怨,全心全意为人民服务,为维护社会安定、增进人民团结作出突出贡献者;

2. 在防止民间纠纷激化工作中,积极疏导,力排隐患,临危不惧,挺身而出,舍己救人,对制止恶性案件发生或减轻危害后果作出突出贡献者;

3. 在纠纷当事人准备或正在实施自杀行为的紧急时刻,及时疏导调解,采取果断措施,避免当事人死亡的;

4. 刻苦钻研人民调解业务,认真总结人民调解工作经验,勇于改革开拓,对发展人民调解工作理论、丰富人民调解工作实践作出突出贡献者;

5. 忠实于法律、忠实于事实、忠实于人民利益,秉公办事,不徇私情、不谋私利事迹突出者;

6. 及时提供民间纠纷激化信息,为防止或减轻因民间纠纷激化引起的重大刑事案件、群众性械斗事件发生,作出较大贡献者;

7. 在维护社会安定、增进人民团结等其它方面作出重大贡献者。

第五条 奖励分为:模范人民调解委员会、模范人民调解员;

优秀人民调解委员会、优秀人民调解员；先进人民调解委员会、先进人民调解员。

事迹特别突出、贡献特别大的集体或个人，给予命名表彰。

第六条 对受集体奖励者发给奖状或锦旗；对受个人奖励者发给奖状、证书和奖金。

第七条 奖励的审批权限

模范人民调解委员会和模范人民调解员以及集体和个人的命名表彰，由司法部批准。

优秀人民调解委员会和优秀人民调解员由省、自治区、直辖市司法厅（局）批准。

地（市）、县级司法局（处）表彰的统称先进人民调解委员会和先进人民调解员，分别由地（市）、县级司法局（处）批准。

第八条 凡报上一级机关批准奖励的集体或个人，呈报机关应当报送拟表彰奖励的请示报告、事迹材料和奖励审批表。

第九条 奖励工作具体事项，由各级司法行政机关基层工作部门商政工（人事）部门办理。

第十条 表彰奖励集体和个人，地（市）、县级司法局（处）每一年或两年一次，省、自治区、直辖市司法厅（局）每两年一次，司法部每四年一次。对有特殊贡献的集体和个人，可随时表彰奖励。

对在人民调解工作岗位上牺牲的调解人员，符合本办法奖励条件的，应追授奖励。

第十一条 凡发现受奖者事迹失实、隐瞒严重错误骗取荣誉的，或授予称号后犯严重错误，丧失模范作用的，由批准机关撤销其称号，并收回奖状、证书或锦旗。

第十二条 奖励经费按司法部、财政部（85）司发计财字384号《关于修订司法业务费开支范围的规定的通知》的有关规定，由批准奖励机关编造预算报同级财政部门列入调解费开支。

第十三条 按本办法受过奖励的人民调解委员会和人民调解员，仍可受各级人民政府依据《人民调解委员会组织条例》第十三条的规定给予的表彰和奖励。

第十四条 各省、自治区、直辖市司法厅（局）根据本办法可以制定实施细则，报司法部备案。

第十五条 本办法自公布之日起施行。

最高人民法院关于人民调解协议司法确认程序的若干规定

（2011年3月21日最高人民法院审判委员会第1515次会议通过 2011年3月23日最高人民法院公告公布 自2011年3月30日起施行 法释〔2011〕5号）

为了规范经人民调解委员会调解达成的民事调解协议的司法确认程序，进一步建立健全诉讼与非诉讼相衔接的矛盾纠纷解决机制，依照《中华人民共和国民事诉讼法》和《中华人民共和国人民调解法》的规定，结合审判实际，制定本规定。

第一条 当事人根据《中华人民共和国人民调解法》第三十三条的规定共同向人民法院申请确认调解协议的，人民法院应当依法受理。

第二条 当事人申请确认调解协议的，由主持调解的人民调解委员会所在地基层人民法院或者它派出的法庭管辖。

人民法院在立案前委派人民调解委员会调解并达成调解协议，当事人申请司法确认的，由委派的人民法院管辖。

第三条 当事人申请确认调解协议，应当向人民法院提交司法确认申请书、调解协议和身份证明、资格证明，以及与调解协议相关的财产权利证明等证明材料，并提供双方当事人的送达地址、电话号码等联系方式。委托他人代为申请的，必须向人民法院提交由委托人签名或者盖章的授权委托书。

第四条 人民法院收到当事人司法确认申请，应当在三日内决定是否受理。人民法院决定受理的，应当编立"调确字"案号，并及时向当事人送达受理通知书。双方当事人同时到法院申请司法确认的，人民法院可以当即受理并作出是否确认的决定。

有下列情形之一的，人民法院不予受理：

（一）不属于人民法院受理民事案件的范围或者不属于接受申请的人民法院管辖的；

（二）确认身份关系的；

（三）确认收养关系的；

（四）确认婚姻关系的。

第五条 人民法院应当自受理司法确认申请之日起十五日内作出是否确认的决定。因特殊情况需要延长的，经本院院长批准，可以延长十日。

在人民法院作出是否确认的决定前，一方或者双方当事人撤回司法确认申请的，人民法院应当准许。

第六条 人民法院受理司法确认申请后，应当指定一名审判人员对调解协议进行审查。人民法院在必要时可以通知双方当事人同时到场，当面询问当事人。当事人应当向人民法院如实陈述申请确认的调解协议的有关情况，保证提交的证明材料真实、合法。人民法院在审查中，认为当事人的陈述或者提供的证明材料不充分、不完备或者有疑义的，可以要求当事人补充陈述或者补充证明材料。当事人无正当理由未按时补充或者拒不接受询问的，可以按撤回司法确认申请处理。

第七条 具有下列情形之一的，人民法院不予确认调解协议效力：

（一）违反法律、行政法规强制性规定的；

（二）侵害国家利益、社会公共利益的；

（三）侵害案外人合法权益的；

（四）损害社会公序良俗的；

(五) 内容不明确, 无法确认的;

(六) 其他不能进行司法确认的情形。

第八条 人民法院经审查认为调解协议符合确认条件的, 应当作出确认决定书; 决定不予确认调解协议效力的, 应当作出不予确认决定书。

第九条 人民法院依法作出确认决定后, 一方当事人拒绝履行或者未全部履行的, 对方当事人可以向作出确认决定的人民法院申请强制执行。

第十条 案外人认为经人民法院确认的调解协议侵害其合法权益的, 可以自知道或者应当知道权益被侵害之日起一年内, 向作出确认决定的人民法院申请撤销确认决定。

第十一条 人民法院办理人民调解协议司法确认案件, 不收取费用。

第十二条 人民法院可以将调解协议不予确认的情况定期或者不定期通报同级司法行政机关和相关人民调解委员会。

第十三条 经人民法院建立的调解员名册中的调解员调解达成协议后, 当事人申请司法确认的, 参照本规定办理。人民法院立案后委托他人调解达成的协议的司法确认, 按照《最高人民法院关于人民法院民事调解工作若干问题的规定》(法释〔2004〕12号) 的有关规定办理。

司法部关于贯彻实施《中华人民共和国人民调解法》的意见

(2010年12月24日 司发通〔2010〕224号)

为贯彻实施《中华人民共和国人民调解法》(以下简称人民调解法), 现就有关问题提出以下意见:

一、深入学习、宣传、贯彻人民调解法

1. 充分认识贯彻实施人民调解法的重要意义。人民调解法是我国第一部专门规范人民调解工作的法律。人民调解法的颁布实施，对于完善人民调解制度、促进人民调解工作发展，对于深入推进三项重点工作、维护社会和谐稳定，对于进一步做好群众工作、密切党群干群关系，都具有十分重要的意义。各级司法行政机关要切实增强贯彻实施人民调解法的责任感、使命感，以贯彻实施人民调解法为契机，努力开创人民调解工作新局面。

2. 广泛深入地学习宣传人民调解法。各级司法行政机关、广大人民调解组织和人民调解员要深入学习人民调解法，掌握人民调解法的立法精神和各项规定，做到准确理解法律、自觉遵守法律、正确执行法律。要按照统一规划、分级负责、分期分批实施的原则，切实组织好人民调解法学习培训工作，为贯彻实施人民调解法奠定牢固基础。要面向社会、面向群众，广泛宣传人民调解法的重要意义和主要内容，宣传人民调解制度的特色和优势，为人民调解法的贯彻实施营造良好社会氛围。

3. 全面贯彻落实人民调解法的各项要求。人民调解法内容完备、要求明确，要在人民调解工作中全面贯彻、严格执行人民调解法，确保各项规定落到实处。要坚持人民调解的本质特征和工作原则，保证人民调解工作的正确方向。要加强人民调解组织和人民调解员队伍建设，为开展人民调解工作提供强有力的组织保障。要规范人民调解程序，不断提高人民调解工作的质量。要把握人民调解的基础性地位，充分发挥人民调解在化解矛盾纠纷中的优势和作用。要切实履行司法行政机关对人民调解工作的指导职责，有力推动人民调解工作的改革发展。

二、积极推进人民调解组织队伍建设

4. 建立健全人民调解委员会。依法全面建立村（居）人民调解委员会，实现村（居）人民调解委员会全覆盖。结合企业事业单位的特点和实际，鼓励和帮助企业事业单位建立人民调解委员会。加

强乡镇（街道）人民调解委员会建设，充分发挥其化解疑难、复杂矛盾纠纷的作用。积极与有关行业主管部门、社会团体和其他组织沟通协调，着重加强专业性、行业性人民调解委员会建设。

5. 健全完善人民调解组织网络。村（居）和企业事业单位人民调解委员会根据需要，可以在自然村、小区、楼院、车间等设立人民调解小组开展调解工作，也可以在机关、单位等场所设立人民调解工作室调解特定的民间纠纷。

6. 规范人民调解委员会名称。村（居）、企业事业单位、乡镇（街道）人民调解委员会名称由"所在村民委员会、居民委员会名称或者所在乡镇、街道行政区划名称或者所在企业事业单位名称"和"人民调解委员会"两部分内容依次组成。区域性、行业性、专业性人民调解委员会名称由"所在市、县或者乡镇、街道行政区划名称"、"特定区域名称或者行业、专业纠纷类型"和"人民调解委员会"三部分内容依次组成。

7. 提高人民调解员队伍素质。严格按照法定条件推选、聘任人民调解员。充分利用社会资源，吸收具有专业技能和专业知识的人员担任专兼职人民调解员。积极开展法律政策、职业道德和调解技巧的培训，不断提高人民调解员的政治素质和工作能力。

三、大力预防和化解社会矛盾纠纷

8. 全面做好人民调解工作。广泛开展经常性的矛盾纠纷排查，及时发现倾向性、苗头性问题，做到底数清、情况明。切实做好矛盾纠纷化解工作，依法及时、就地调解矛盾纠纷，做到案结事了，防止纠纷激化。认真做好矛盾纠纷预防工作，及时发现可能导致矛盾纠纷的潜在因素，尽早采取有针对性的防范措施。

9. 努力拓展人民调解工作领域。主动适应新时期社会矛盾纠纷发展变化的新趋势，在做好婚姻家庭、相邻关系、损害赔偿等常见性、多发性矛盾纠纷调解工作的同时，积极在征地拆迁、教育医疗、道路交通、劳动争议、物业管理、环境保护等领域开展人民调解工作，扩大人民调解覆盖面。

10. 着力化解重大复杂疑难民间纠纷。人民调解组织要着力化解本地区多年积累、长期未得到有效解决的矛盾纠纷，群众反映强烈、社会影响大的矛盾纠纷以及党委、政府交办的矛盾纠纷。要集中时间、集中力量，深入开展形式多样、主题鲜明的人民调解专项活动，推进人民调解工作不断深入。对于重大、复杂、疑难的矛盾纠纷，司法行政机关领导干部要加强督促指导，亲自参与调解，确保矛盾纠纷得到有效化解。

四、规范开展人民调解活动

11. 完善人民调解受理方式。当事人书面申请调解的，应当填写《人民调解申请书》；口头申请的，人民调解委员会应当填写《人民调解受理登记表》。对于排查中主动发现的、群众反映的或者有关部门移送的民间纠纷，人民调解委员会应当主动进行调解。对于不属于受理范围的纠纷，人民调解委员会应当告知当事人按照法律、法规的规定，可以请求有关部门处理或者向人民法院提起诉讼。

12. 依法开展调解活动。人民调解员调解纠纷，应当严格遵循人民调解工作的原则，主动告知当事人在调解活动中的权利义务，耐心听取当事人对纠纷事实的讲述，深入讲解法律政策和社会公德，帮助当事人认识其在纠纷中应当承担的责任和享有的权利，采取有针对性的措施防止纠纷激化。

13. 规范人民调解协议。经人民调解委员会调解达成调解协议的，可以制作《人民调解协议书》。调解协议有给付内容且非即时履行的，一般应当制作《人民调解协议书》。当事人认为无需制作调解协议书的，可以采取口头协议方式，由人民调解员填写《人民调解口头协议登记表》。

14. 督促当事人履行人民调解协议。人民调解委员会应当对人民调解协议的履行情况，适时进行回访，并填写《人民调解回访记录》。当事人无正当理由不履行人民调解协议的，应当督促其履行。发现人民调解协议内容不当的，在征得各方当事人同意后，可以再次进行调解达成新的调解协议。

五、建立健全人民调解委员会工作制度

15. 健全人民调解委员会工作制度。人民调解委员会要建立完善学习培训、社情民意分析、重大纠纷集体讨论、重大疑难纠纷报告及档案管理等制度，逐步形成有效预防和化解矛盾纠纷的人民调解工作制度体系。

16. 加强人民调解统计报送工作。要全面、及时地对人民调解工作情况进行登记和统计。人民调解员调解每一件纠纷，都应当填写《人民调解员调解案件登记单》。人民调解委员会应当按期填写《人民调解委员会调解案件汇总登记表》，及时向司法行政机关报送《人民调解组织队伍经费保障情况统计表》、《人民调解案件情况统计表》。

17. 规范人民调解卷宗。人民调解委员会调解纠纷，一般应当制作调解卷宗，做到一案一卷。调解卷宗主要包括《人民调解申请书》或者《人民调解受理登记表》、人民调解调查（调解、回访）记录、《人民调解协议书》或者《人民调解口头协议登记表》等。纠纷调解过程简单或者达成口头调解协议的，也可以多案一卷，定期集中组卷归档。

六、切实加强对人民调解工作的指导

18. 依法全面履行指导人民调解工作职责。各级司法行政机关特别是县级司法行政机关，要采取有力措施，推进人民调解组织建设、队伍建设、制度建设和保障能力建设，不断提高人民调解工作质量和水平，充分发挥人民调解在化解社会矛盾、维护社会稳定中的作用。

19. 大力开展人民调解队伍培训工作。省级、市级司法行政机关负责培训县级司法行政机关指导人民调解工作干部和司法所工作人员。县级司法行政机关组织开展本行政区域内的人民调解员培训工作，每年至少开展一次人民调解员任职培训，每三年完成一次人民调解员轮训。

20. 推动落实人民调解工作各项保障政策。各级司法行政机关应当加强与有关部门的沟通协调，解决好人民调解工作指导经费、人

民调解委员会补助经费、人民调解员补贴经费；协调人民调解委员会设立单位为其提供必要的工作经费和办公条件；推动落实人民调解员的表彰奖励、困难救助、优待抚恤政策，充分调动广大人民调解员的积极性、主动性和创造性。

21. 进一步强化司法所指导人民调解工作的职能。司法所要切实履行对人民调解工作的日常指导职责，帮助有关单位和组织建立健全人民调解委员会，配齐配强人民调解员，健全完善人民调解工作制度；总结交流人民调解工作经验，指导人民调解委员会调解民间纠纷，纠正违法和不当的调解活动；维护人民调解员合法权益，协调解决人民调解委员会和人民调解员工作中的困难和问题，保障人民调解工作的顺利发展。

22. 充分发挥人民调解员协会的作用。司法行政机关要依法指导人民调解员协会开展工作，支持人民调解员协会充分履行组织会员学习、总结交流经验、开展理论研究、维护会员权益等职责，团结和带领广大人民调解员努力做好人民调解工作。

最高人民法院、司法部关于建立健全诉讼与非诉讼相衔接的矛盾纠纷解决机制的若干意见

（2009年7月24日　法发〔2009〕45号）

为发挥人民法院在建立健全诉讼与非诉讼相衔接的矛盾纠纷解决机制方面的积极作用，促进各种纠纷解决机制的发展，现制定以下意见。

一、明确主要目标和任务要求

1. 建立健全诉讼与非诉讼相衔接的矛盾纠纷解决机制的主要目标是：充分发挥人民法院、行政机关、社会组织、企事业单位以及其他各方面的力量，促进各种纠纷解决方式相互配合、相互协调和

全面发展，做好诉讼与非诉讼渠道的相互衔接，为人民群众提供更多可供选择的纠纷解决方式，维护社会和谐稳定，促进经济社会又好又快发展。

2. 建立健全诉讼与非诉讼相衔接的矛盾纠纷解决机制的主要任务是：充分发挥审判权的规范、引导和监督作用，完善诉讼与仲裁、行政调处、人民调解、商事调解、行业调解以及其他非诉讼纠纷解决方式之间的衔接机制，推动各种纠纷解决机制的组织和程序制度建设，促使非诉讼纠纷解决方式更加便捷、灵活、高效，为矛盾纠纷解决机制的繁荣发展提供司法保障。

3. 在建立健全诉讼与非诉讼相衔接的矛盾纠纷解决机制的过程中，必须紧紧依靠党委领导，积极争取政府支持，鼓励社会各界参与，充分发挥司法的推动作用；必须充分保障当事人依法处分自己的民事权利和诉讼权利。

二、促进非诉讼纠纷解决机制的发展

4. 认真贯彻执行《中华人民共和国仲裁法》和相关司法解释，在仲裁协议效力、证据规则、仲裁程序、裁决依据、撤销裁决审查标准、不予执行裁决审查标准等方面，尊重和体现仲裁制度的特有规律，最大程度地发挥仲裁制度在纠纷解决方面的作用。对于仲裁过程中申请证据保全、财产保全的，人民法院应当依法及时办理。

5. 认真贯彻执行《中华人民共和国劳动争议调解仲裁法》和相关司法解释的规定，加强与劳动、人事争议等仲裁机构的沟通和协调，根据劳动、人事争议案件的特点采取适当的审理方式，支持和鼓励仲裁机制发挥作用。对劳动、人事争议仲裁机构不予受理或者逾期未作出决定的劳动、人事争议事项，申请人向人民法院提起诉讼的，人民法院应当依法受理。

6. 要进一步加强与农村土地承包仲裁机构的沟通和协调，妥善处理农村土地承包纠纷，努力为农村改革发展提供强有力的司法保障和法律服务。当事人对农村土地承包仲裁机构裁决不服而提起诉讼的，人民法院应当及时审理。当事人申请法院强制执行已经发生法律效力的裁决书和调解书的,人民法院应当依法及时执行。

7. 人民法院要大力支持、依法监督人民调解组织的调解工作,在审理涉及人民调解协议的民事案件时,应当适用有关法律规定。

8. 为有效化解行政管理活动中发生的各类矛盾纠纷,人民法院鼓励和支持行政机关依当事人申请或者依职权进行调解、裁决或者依法作出其他处理。调解、裁决或者依法作出的其他处理具有法律效力。当事人不服行政机关对平等主体之间民事争议所作的调解、裁决或者其他处理,以对方当事人为被告就原争议向人民法院起诉的,由人民法院作为民事案件受理。法律或司法解释明确规定作为行政案件受理的,人民法院在对行政行为进行审查时,可对其中的民事争议一并审理,并在作出行政判决的同时,依法对当事人之间的民事争议一并作出民事判决。

行政机关依法对民事纠纷进行调处后达成的有民事权利义务内容的调解协议或者作出的其他不属于可诉具体行政行为的处理,经双方当事人签字或者盖章后,具有民事合同性质,法律另有规定的除外。

9. 没有仲裁协议的当事人申请仲裁委员会对民事纠纷进行调解的,由该仲裁委员会专门设立的调解组织按照公平中立的调解规则进行调解后达成的有民事权利义务内容的调解协议,经双方当事人签字或者盖章后,具有民事合同性质。

10. 人民法院鼓励和支持行业协会、社会组织、企事业单位等建立健全调解相关纠纷的职能和机制。经商事调解组织、行业调解组织或者其他具有调解职能的组织调解后达成的具有民事权利义务内容的调解协议,经双方当事人签字或者盖章后,具有民事合同性质。

11. 经《中华人民共和国劳动争议调解仲裁法》规定的调解组织调解达成的劳动争议调解协议,由双方当事人签名或者盖章,经调解员签名并加盖调解组织印章后生效,对双方当事人具有合同约束力,当事人应当履行。双方当事人可以不经仲裁程序,根据本意见关于司法确认的规定直接向人民法院申请确认调解协议效力。人民法院不予确认的，当事人可以向劳动争议仲裁委员会申请仲裁。

12. 经行政机关、人民调解组织、商事调解组织、行业调解组织或者其他具有调解职能的组织对民事纠纷调解后达成的具有给付内容的协议，当事人可以按照《中华人民共和国公证法》的规定申请公证机关依法赋予强制执行效力。债务人不履行或者不适当履行具有强制执行效力的公证文书的，债权人可以依法向有管辖权的人民法院申请执行。

13. 对于具有合同效力和给付内容的调解协议，债权人可以根据《中华人民共和国民事诉讼法》和相关司法解释的规定向有管辖权的基层人民法院申请支付令。申请书应当写明请求给付金钱或者有价证券的数量和所根据的事实、证据，并附调解协议原件。

因支付拖欠劳动报酬、工伤医疗费、经济补偿或者赔偿金事项达成调解协议，用人单位在协议约定期限内不履行的，劳动者可以持调解协议书依法向人民法院申请支付令。

三、完善诉讼活动中多方参与的调解机制

14. 对属于人民法院受理民事诉讼的范围和受诉人民法院管辖的案件，人民法院在收到起诉状或者口头起诉之后、正式立案之前，可以依职权或者经当事人申请后，委派行政机关、人民调解组织、商事调解组织、行业调解组织或者其他具有调解职能的组织进行调解。当事人不同意调解或者在商定、指定时间内不能达成调解协议的，人民法院应当依法及时立案。

15. 经双方当事人同意，或者人民法院认为确有必要的，人民法院可以在立案后将民事案件委托行政机关、人民调解组织、商事调解组织、行业调解组织或者其他具有调解职能的组织协助进行调解。当事人可以协商选定有关机关或者组织，也可商请人民法院确定。

调解结束后，有关机关或者组织应当将调解结果告知人民法院。达成调解协议的，当事人可以申请撤诉、申请司法确认，或者由人民法院经过审查后制作调解书。调解不成的，人民法院应当及时审判。

16. 对于已经立案的民事案件，人民法院可以按照有关规定邀请符合条件的组织或者人员与审判组织共同进行调解。调解应当在人民法院的法庭或者其他办公场所进行，经当事人同意也可以在法院以外的场所进行。达成调解协议的，可以允许当事人撤诉，或者由人民法院经过审查后制作调解书。调解不成的，人民法院应当及时审判。

开庭前从事调解的法官原则上不参与同一案件的开庭审理，当事人同意的除外。

17. 有关组织调解案件时，在不违反法律、行政法规强制性规定的前提下，可以参考行业惯例、村规民约、社区公约和当地善良风俗等行为规范，引导当事人达成调解协议。

18. 在调解过程中当事人有隐瞒重要事实、提供虚假情况或者故意拖延时间等行为的，调解员可以给予警告或者终止调解，并将有关情况报告委派或委托人民法院。当事人的行为给其他当事人或者案外人造成损失的，应当承担相应的法律责任。

19. 调解过程不公开，但双方当事人要求或者同意公开调解的除外。

从事调解的机关、组织、调解员，以及负责调解事务管理的法院工作人员，不得披露调解过程的有关情况，不得在就相关案件进行的诉讼中作证。当事人不得在审判程序中将调解过程中制作的笔录、当事人为达成调解协议而作出的让步或者承诺、调解员或者当事人发表的任何意见或者建议等作为证据提出，但下列情形除外：

（一）双方当事人均同意的；

（二）法律有明确规定的；

（三）为保护国家利益、社会公共利益、案外人合法权益，人民法院认为确有必要的。

四、规范和完善司法确认程序

20. 经行政机关、人民调解组织、商事调解组织、行业调解组织或者其他具有调解职能的组织调解达成的具有民事合同性质的协议，经调解组织和调解员签字盖章后，当事人可以申请有管辖权的人民法院确认其效力。当事人请求履行调解协议、请求变更、撤销调解协议或者请求确认调解协议无效的，可以向人民法院提起诉讼。

21. 当事人可以在书面调解协议中选择当事人住所地、调解协议履行地、调解协议签订地、标的物所在地基层人民法院管辖，但不得违反法律对专属管辖的规定。当事人没有约定的，除《中华人民共和国民事诉讼法》第三十四条规定的情形外，由当事人住所地或者调解协议履行地的基层人民法院管辖。经人民法院委派或委托有关机关或者组织调解达成的调解协议的申请确认案件，由委派或委托人民法院管辖。

22. 当事人应当共同向有管辖权的人民法院以书面形式或者口头形式提出确认申请。一方当事人提出申请，另一方表示同意的，视为共同提出申请。当事人提出申请时，应当向人民法院提交调解协议书、承诺书。人民法院在收到申请后应当及时审查，材料齐备的，及时向当事人送达受理通知书。双方当事人签署的承诺书应当明确载明以下内容：

（一）双方当事人出于解决纠纷的目的自愿达成协议，没有恶意串通、规避法律的行为；

（二）如果因为该协议内容而给他人造成损害的，愿意承担相应的民事责任和其他法律责任。

23. 人民法院审理申请确认调解协议案件，参照适用《中华人民共和国民事诉讼法》有关简易程序的规定。案件由审判员一人独任审理，双方当事人应当同时到庭。人民法院应当面询问双方当事人是否理解所达成协议的内容，是否接受因此而产生的后果，是否愿意由人民法院通过司法确认程序赋予该协议强制执行的效力。

24. 有下列情形之一的，人民法院不予确认调解协议效力：

（一）违反法律、行政法规强制性规定的；

（二）侵害国家利益、社会公共利益的；

（三）侵害案外人合法权益的；

（四）涉及是否追究当事人刑事责任的；

（五）内容不明确，无法确认和执行的；

（六）调解组织、调解员强迫调解或者有其他严重违反职业道德准则的行为的；

（七）其他情形不应当确认的。

当事人在违背真实意思的情况下签订调解协议，或者调解组织、调解员与案件有利害关系、调解显失公正的，人民法院对调解协议效力不予确认，但当事人明知存在上述情形，仍坚持申请确认的除外。

25. 人民法院依法审查后，决定是否确认调解协议的效力。确认调解协议效力的决定送达双方当事人后发生法律效力，一方当事人拒绝履行的，另一方当事人可以依法申请人民法院强制执行。

五、建立健全工作机制

26. 有条件的地方人民法院可以按照一定标准建立调解组织名册和调解员名册，以便于引导当事人选择合适的调解组织或者调解员调解纠纷。人民法院可以根据具体情况及时调整调解组织名册和调解员名册。

27. 调解员应当遵守调解员职业道德准则。人民法院在办理相关案件过程中发现调解员与参与调解的案件有利害关系，可能影响其保持中立、公平调解的，或者调解员有其他违反职业道德准则的行为的，应当告知调解员回避、更换调解员、终止调解或者采取其他适当措施。除非当事人另有约定，人民法院不允许调解员在参与调解后又在就同一纠纷或者相关纠纷进行的诉讼程序中作为一方当事人的代理人。

28. 根据工作需要，人民法院指定院内有关单位或者人员负责管理协调与调解组织、调解员的沟通联络、培训指导等工作。

29. 各级人民法院应当加强与其他国家机关、社会组织、企事业单位和相关组织的联系，鼓励各种非诉讼纠纷解决机制的创新，通过适当方式参与各种非诉讼纠纷解决机制的建设,理顺诉讼与非诉讼相衔接过程中出现的各种关系,积极推动各种非诉讼纠纷解决机制的建立和完善。

30. 地方各级人民法院应当根据实际情况,制定关于调解员条件、职业道德、调解费用、诉讼费用负担、调解管理、调解指导、衔接方式等规范。高级人民法院制定的相关工作规范应当报最高人民法院备案。基层人民法院和中级人民法院制定的相关工作规范应当报高级人民法院备案。

司法部、卫生部、保监会关于加强医疗纠纷人民调解工作的意见

(2010年1月8日 司发通〔2010〕5号)

各省、自治区、直辖市司法厅(局)、卫生厅(局),新疆生产建设兵团司法局、卫生局,各保监局:

为进一步发挥新时期人民调解工作在化解医疗纠纷、和谐医患关系、促进平安医院建设、构建社会主义和谐社会中的重要作用,现就加强医疗纠纷人民调解工作提出如下意见:

一、高度重视人民调解工作的重要作用,积极构建和谐医患关系

构建和谐的医患关系,维护医患双方的合法权益,维持正常的医疗秩序,实现病有所医,是以改善民生为重点的社会建设的重要内容,是构建社会主义和谐社会的需要。近年来,随着我国经济、社会、文化等各项事业的快速发展,人民群众不断增长的医疗服务需求与医疗服务能力、医疗保障水平的矛盾日益突出,人民群众对疾病的诊治期望与医学技术的客观局限性之间的矛盾日益突出,因医疗产生的医患纠纷呈频发态势,严重影响医疗秩序,一些地方甚

至出现了因医疗纠纷引发的群体性事件,成为影响社会稳定的突出问题。贯彻"调解优先"原则,引入人民调解工作机制,充分发挥人民调解工作预防和化解矛盾纠纷的功能,积极参与医疗纠纷的化解工作,对于建立和谐的医患关系,最大限度地消除不和谐因素,最大限度地增加和谐因素,更好地维护社会稳定具有十分重要的意义。

加强医疗纠纷人民调解工作要以邓小平理论和"三个代表"重要思想为指导,深入贯彻落实科学发展观,坚持围绕中心、服务大局,发挥人民调解扎根基层、贴近群众、熟悉民情的特点和优势,坚持合理合法、平等自愿、不妨碍当事人诉讼权利的原则,及时妥善、公平公正地化解医疗纠纷,构建和谐医患关系,维护社会和谐稳定。

二、加强医疗纠纷人民调解组织建设

医疗纠纷人民调解委员会是专业性人民调解组织。各级司法行政部门、卫生行政部门要积极与公安、保监、财政、民政等相关部门沟通,指导各地建立医疗纠纷人民调解委员会,为化解医疗纠纷提供组织保障。

要积极争取党委、政府支持,建立由党委、政府领导的,司法行政部门和卫生行政部门牵头,公安、保监、财政、民政等相关部门参加的医疗纠纷人民调解工作领导小组,明确相关部门在化解医疗纠纷、维护医疗机构秩序、保障医患双方合法权益等方面的职责和任务,指导医疗纠纷人民调解委员会的工作。

医疗纠纷人民调解委员会原则上在县(市、区)设立。各地应结合本地实际,循序渐进,有计划、有步骤开展,不搞"一刀切"。

三、加强医疗纠纷人民调解员队伍建设

医疗纠纷人民调解委员会人员组成,要注重吸纳具有较强专业知识和较高调解技能、热心调解事业的离退休医学专家、法官、检察官、警官,以及律师、公证员、法律工作者和人民调解员。原则上每个医疗纠纷人民调解委员会至少配备3名以上专职人民调解员;涉及保险工作的,应有相关专业经验和能力的保险人员;要积极发挥人大代表、政协委员、社会工作者等各方面的作用,逐步建立起专兼职相结合的医疗纠纷人民调解员队伍。

要重视和加强对医疗纠纷人民调解员的培训,把医疗纠纷人民调解员培训纳入司法行政队伍培训计划,坚持统一规划、分级负责、分期分批实施,不断提高医疗纠纷人民调解员的法律知识、医学专业知识、业务技能和调解工作水平。

四、建立健全医疗纠纷人民调解委员会的保障机制

医疗纠纷人民调解委员会调解医疗纠纷不收费。其办公场所、工作经费应当由设立单位解决。经费不足的,各级司法行政部门按照财政部、司法部《关于进一步加强人民调解工作经费保障的意见》(财行〔2007〕179号)的要求,争取补贴。鼓励医疗纠纷人民调解委员会通过吸纳社会捐赠、公益赞助等符合国家法律法规规定的渠道筹措工作经费。

各地要按照规范化人民调解委员会建设的标准,建设医疗纠纷人民调解委员会。医疗纠纷人民调解委员会的办公场所,应设置办公室、接待室、调解室、档案室等,悬挂人民调解工作标识和"医疗纠纷人民调解委员会"标牌,配备必要的办公设施。要建立健全各项规章制度,规范工作流程,并将工作制度、工作流程和人民调解委员会组成人员加以公示。

五、规范医疗纠纷人民调解委员会的业务工作

医疗纠纷人民调解委员会受理本辖区内医疗机构与患者之间的医疗纠纷。受理范围包括患者与医疗机构及其医务人员就检查、诊疗、护理等过程中发生的行为、造成的后果及原因、责任、赔偿等问题,在认识上产生分歧而引起的纠纷。

医疗纠纷人民调解委员会调解医疗纠纷应当按照国务院《人民调解委员会组织条例》、司法部《人民调解工作若干规定》的要求,采取说服、教育、疏导等方法,促使医患双方当事人消除隔阂,在平等协商、互谅互让的基础上达成调解协议。要善于根据矛盾纠纷的性质、难易程度和当事人的具体情况,充分利用便民利民的方式,因地制宜地开展调解工作,切实提高人民调解工作质量。需要进行相关鉴定以明确责任的,经双方同意,医疗纠纷人民调解委员会可以委托有法定资质的专业鉴定机构进行鉴定。调解成功的一般应当制作人民调解协议书,人民调解委员会应当督促当事人履行协议。

六、加强医疗纠纷人民调解工作的指导管理

各级司法行政部门和卫生行政部门应当加强沟通与协作,通过医疗纠纷人民调解工作领导小组加强对医疗纠纷人民调解工作的指导。要建立健全联席会议制度,定期召开会议,通报工作情况,共同研究和解决工作中遇到的困难和问题。

司法行政部门要会同卫生、保监、财政、民政等部门加强对医疗纠纷人民调解委员会的监督指导,建立医学、法学专家库,提供专业咨询指导,帮助医疗纠纷人民调解委员会做到依法、规范调解。要对医疗纠纷人民调解员的工作进行定期评估,帮助他们不断改进工作。

卫生行政部门要指导各级各类医疗机构坚持"以病人为中心",提高医疗质量,注重人文关怀,加强医患沟通,正确处理事前防范与事后调处的关系,通过分析典型医疗纠纷及其特点进行针对性改进,预防和减少医疗纠纷的发生。各省、自治区、直辖市卫生行政部门可根据本地实际情况,对公立医疗机构就医疗纠纷与患者自行和解的经济补偿、赔偿最高限额等予以规定。

七、进一步健全和完善医疗责任保险制度

各地要积极推进医疗责任保险工作。司法行政部门要指导医疗纠纷人民调解组织加强与卫生行政部门、保险部门的沟通,建立信息共享、互动合作的长效工作机制。各级卫生行政部门要组织公立医疗机构参加医疗责任保险,鼓励和支持其他各级各类医疗机构参加医疗责任保险。保监部门要鼓励、支持和引导保险公司积极依托医疗纠纷人民调解机制,处理涉及医疗责任保险的有关保险赔案,在医疗纠纷调解委员会主持下达成的调解协议,是医疗责任保险理赔的依据。形成医疗纠纷人民调解和保险理赔互为补充、互相促进的良好局面。

八、加大医疗纠纷人民调解工作宣传表彰力度

要引导新闻单位坚持正面宣传报道为主,大力宣传医疗卫生工作者为维护人民群众的身体健康和生命安全所作出的不懈努力和无私奉献;宣传医德高尚、医术精湛的正面典型,弘扬正气,增强医患之间的信任感;客观宣传生命科学和临床医学的特殊性、高科技性和高风险性,引导群众理性对待可能发生的医疗风险和医疗损害纠纷,优化医疗执业环境,增进社会各界对医学和医疗卫生工作的尊重、理解和支持。要加强对医疗纠纷人民调解工作的宣传,通过多种形式,借助有关媒体大力宣传医疗纠纷人民调解工作的特点、优势、方法、程序以及调解协议的效力,引导纠纷当事人尽可能地通过调解的方式解决纠纷。对于在医疗纠纷人民调解工作中表现突出的先进集体和先进个人应当予以大力表彰和宣传。

中央政法委、最高人民法院、司法部、民政部、财政部、人力资源和社会保障部关于加强人民调解员队伍建设的意见

(2018年4月27日 司发〔2018〕2号)

为认真落实党的十九大精神,深入贯彻党的十八届四中全会关于发展人民调解员队伍的决策部署,全面贯彻实施人民调解法,现就加强人民调解员队伍建设提出如下意见。

一、充分认识加强人民调解员队伍建设的重要意义

人民调解是在继承和发扬我国民间调解优良传统基础上发展起来的一项具有中国特色的法律制度,是公共法律服务体系的重要组成部分,在矛盾纠纷多元化解机制中发挥着基础性作用。人民调解员是人民调解工作的具体承担者,肩负着化解矛盾、宣传法治、维护稳定、促进和谐的职责使命。加强人民调解员队伍建设,对于提

高人民调解工作质量，充分发挥人民调解维护社会和谐稳定"第一道防线"作用，推进平安中国、法治中国建设，实现国家治理体系与治理能力现代化具有重要意义。党中央、国务院历来高度重视人民调解工作。党的十八大以来，习近平总书记多次对人民调解工作作出重要指示批示，为做好人民调解工作和加强人民调解员队伍建设指明了方向。广大人民调解员牢记使命、扎根基层、无私奉献，积极开展矛盾纠纷排查调解工作，切实把矛盾纠纷化解在基层，消除在萌芽状态，为维护社会和谐稳定、服务保障和改善民生作出了积极贡献。当前，中国特色社会主义进入新时代。社会主要矛盾已经转化为人民日益增长的美好生活需要和不平衡不充分的发展之间的矛盾。人民不仅对物质文化生活提出了更高要求，而且在民主、法治、公平、正义、安全、环境等方面的要求日益增长。党的十九大强调，要加强预防和化解社会矛盾机制建设，正确处理人民内部矛盾。这些都对人民调解、行业专业调解和调解员队伍建设提出了新的更高要求。各地各有关部门一定要充分认识加强人民调解员队伍建设的重要性、紧迫性，切实增强责任感和使命感，采取有效措施，大力推进人民调解员队伍建设，不断提高人民调解工作水平，全力维护社会和谐稳定。

二、加强人民调解员队伍建设的指导思想和基本原则

（一）指导思想

深入贯彻落实党的十九大精神，坚持以习近平新时代中国特色社会主义思想为指导，按照"五位一体"总体布局和"四个全面"战略布局，全面贯彻实施人民调解法，优化队伍结构，着力提高素质，完善管理制度，强化工作保障，努力建设一支政治合格、熟悉业务、热心公益、公道正派、秉持中立的人民调解员队伍，为平安中国、法治中国建设作出积极贡献。

（二）基本原则

——坚持党的领导。认真贯彻落实中央关于人民调解工作的决策部署，确保人民调解员队伍建设的正确方向。

——坚持依法推动。贯彻落实人民调解法、民事诉讼法等法律规定，不断提高人民调解员队伍建设的规范化、法治化水平。

——坚持择优选聘。按照法定条件和公开公平公正的原则，吸收更多符合条件的社会人士和专业人员参与人民调解工作。

——坚持专兼结合。在积极发展兼职人民调解员队伍的同时，大力加强专职人民调解员队伍建设，不断优化人民调解员队伍结构。

——坚持分类指导。根据各地实际情况和专兼职人民调解员队伍的不同特点，完善管理制度，创新管理方式，不断提高人民调解工作质量。

三、加强人民调解员队伍建设的主要任务

（一）认真做好人民调解员选任工作

1. 严格人民调解员选任条件。人民调解员由人民调解委员会委员和人民调解委员会聘任的人员担任，既可以兼职，也可以专职。人民调解员应由公道正派、廉洁自律、热心人民调解工作，并具有一定文化水平、政策水平和法律知识的成年公民担任。乡镇（街道）人民调解委员会的调解员一般应具有高中以上学历，行业性、专业性人民调解委员会的调解员一般应具有大专以上学历，并具有相关行业、专业知识或工作经验。

2. 依法推选人民调解委员会委员。人民调解委员会委员通过推选产生。村民委员会、社区居民委员会的人民调解委员会委员由村民会议或者村民代表会议、居民会议或者居民代表会议推选产生。企业事业单位设立的人民调解委员会委员由职工大会、职工代表大会或者工会组织推选产生。乡镇（街道）人民调解委员会委员由行政区域内村（居）民委员会、有关单位、社会团体、其他组织推选产生。行业性、专业性人民调解委员会委员由有关单位、社会团体或者其他组织推选产生。人民调解委员会委员任期届满，应及时改选，可连选连任。任期届满的原人民调解委员会主任应向推选单位报告工作，听取意见。新当选的人民调解委员会委员应及时向社会公布。

3. 切实做好人民调解员聘任工作。人民调解委员会根据需要可以聘任一定数量的专兼职人民调解员,并颁发聘书。要注重从德高望重的人士中选聘基层人民调解员。要注重选聘律师、公证员、仲裁员、基层法律服务工作者、医生、教师、专家学者等社会专业人士和退休法官、检察官、民警、司法行政干警以及相关行业主管部门退休人员担任人民调解员,不断提高人民调解员的专业化水平。要积极发展专职人民调解员队伍,行业性、专业性人民调解委员会应有3名以上专职人民调解员,乡镇(街道)人民调解委员会应有2名以上专职人民调解员,有条件的村(居)和企事业单位人民调解委员会应有1名以上专职人民调解员,派驻有关单位和部门的人民调解工作室应有2名以上专职人民调解员。

(二)明确人民调解员职责任务

4. 人民调解员的职责任务。积极参与矛盾纠纷排查,对排查发现的矛盾纠纷线索,采取有针对性的措施,预防和减少矛盾纠纷的发生;认真开展矛盾纠纷调解,在充分听取当事人陈述和调查了解有关情况的基础上,通过说服、教育、规劝、疏导等方式方法,促进当事人平等协商、自愿达成调解协议,督促当事人及时履行协议约定的义务,人民调解员对当事人主动申请调解的,无正当理由不得推诿不受理;做好法治宣传教育工作,注重通过调解工作宣传法律、法规、规章和政策,教育公民遵纪守法,弘扬社会公德、职业道德和家庭美德;发现违法犯罪以及影响社会稳定和治安秩序的苗头隐患,及时报告辖区公安机关;主动向所在的人民调解委员会报告矛盾纠纷排查调解情况,认真做好纠纷登记、调解统计、案例选报和文书档案管理等工作;自觉接受司法行政部门指导和基层人民法院业务指导,严格遵守人民调解委员会制度规定,积极参加各项政治学习和业务培训;认真完成司法行政部门和人民调解委员会交办的其他工作任务。

(三)加强人民调解员思想作风建设

5. 加强思想政治建设。组织广大人民调解员认真学习宣传贯彻党的十九大精神,坚持以习近平新时代中国特色社会主义思想武装头脑、指导工作。教育引导人民调解员牢固树立政治意识、大局意识、核心意识、看齐意识,自觉在思想上政治上行动上同以习近平同志为核心的党中央保持高度一致。加强人民调解员职业道德教育,深入开展社会主义核心价值观和社会主义法治理念教育,弘扬调解文化,增强人民调解员的社会责任感和职业荣誉感。

6. 加强纪律作风建设。完善人民调解员行为规范,教育人民调解员严格遵守和执行职业道德和工作纪律,树立廉洁自律良好形象,培养优良作风。建立投诉处理机制,及时查处人民调解员违法违纪行为,不断提高群众满意度。

7. 加强党建工作。党员人民调解员应积极参加所属党支部的组织生活,加强党性修养,严守党员标准,自觉接受党内外群众的监督,发挥党员在人民调解工作中的先锋模范作用。支持具备条件的人民调解委员会单独建立党组织,落实基层党建基本制度,严格党内政治生活,突出政治功能,发挥战斗堡垒作用。

(四)加强人民调解员业务培训

8. 落实培训责任。开展人民调解员培训是司法行政部门的重要职责。要坚持分级负责、以县(市、区)为主,加大对人民调解员的培训力度。县(市、区)司法行政部门主要负责辖区内人民调解委员会主任、骨干调解员的岗前培训和年度培训,指导和组织司法所培训辖区内人民调解员;市(地、州)司法行政部门主要负责辖区内大中型企业、乡镇(街道)和行业性、专业性人民调解委员会主任、骨干调解员的岗前培训和年度培训;省(区、市)司法行政部门负责制定本地区人民调解员培训规划,组织人民调解员骨干示范培训,建立培训师资库;司法部负责组织编写培训教材,规范培训内容,开展人民调解员师资培训。司法行政部门要积极吸纳律师、公证员、司法鉴定人、专职人民调解员等作为培训师资力量,提高培训质量和水平。基层人民法院要结合审判工作实际和人民调解员队伍状况,积极吸纳人民调解委员会进入人民法院特邀调解组织名册,通过委派调解、委托调解,选任符合条件的人民调解员担任民陪审员,加强司法确认工作等灵活多样的形式,加大对人民调解员进行业务培训的力度。

9. 丰富培训内容和形式。司法行政部门和人民调解员协会要根据本地和行业、专业领域矛盾纠纷特点设置培训课程,重点开展社会形势、法律政策、职业道德、专业知识和调解技能等方面的培训。创新培训方式和载体,采取集中授课、研讨交流、案例评析、实地考察、现场观摩、旁听庭审、实训演练等形式,提高培训的针对性、有效性。顺应"互联网+"发展趋势,建立完善人民调解员网络培训平台,推动信息技术与人民调解员培训深度融合。依托有条件的高校、培训机构开展培训工作,开发人民调解员培训课程和教材,建立完善人民调解员培训质量评估体系。

(五)加强对人民调解员的管理

10. 健全管理制度。人民调解委员会应当建立健全人民调解员聘用、学习、培训、考评、奖惩等各项管理制度,加强对人民调解员的日常管理。建立人民调解员名册制度,县(市、区)司法行政部门定期汇总人民调解员基本信息,及时向社会公开并通报人民法院,方便当事人选择和监督。建立岗位责任和绩效评价制度,完善评价指标体系。

11. 完善退出机制。人民调解员调解民间纠纷,应当坚持原则、明法析理、主持公道。对偏袒一方当事人,侮辱当事人,索取、收受财物或者牟取其他不正当利益,或泄露当事人的个人隐私、商业秘密的人民调解员,由其所在的人民调解委员会给予批评教育、责令改正;情节严重的,由推选或者聘任单位予以罢免或者解聘。对因违法违纪不适合继续从事调解工作;严重违反管理制度、怠于履行职责造成恶劣社会影响;不能胜任调解工作;因身体原因无法正常履职;自愿申请辞职的人民调解员,司法行政部门应及时督促推选或者聘任单位予以罢免或者解聘。

(六)积极动员社会力量参与人民调解工作

12. 发动社会力量广泛参与。切实发挥村(居)民小组长、楼栋长、网格员的积极作用，推动在村（居）民小组、楼栋（院落）等建立纠纷信息员队伍，帮助了解社情民意，排查发现矛盾纠纷线索隐患。发展调解志愿者队伍，积极邀请"两代表一委员"（党代表、人大代表、政协委员）、"五老人员"（老党员、老干部、老教师、老知识分子、老政法干警）、专家学者、专业技术人员、城乡社区工作者、大学生村官等参与矛盾纠纷化解。充分发挥律师、公证员、司法鉴定人、基层法律服务工作者、法律援助工作者等司法行政系统资源优势，形成化解矛盾纠纷工作合力。

13. 建立人民调解咨询专家库。县级以上司法行政部门可以根据调解纠纷需要，会同相关行业主管部门设立人民调解咨询专家库，由法学、心理学、社会工作和相关行业、专业领域的专业人员组成，相关专家负责向人民调解委员会提供专家咨询意见和调解建议。人民调解咨询专家库可以是包含多领域专业人才的区域性综合型专家库，也可以是某一特定行业、专业领域的专家库。

（七）强化对人民调解员的工作保障

14. 落实人民调解员待遇。地方财政根据当地经济社会发展水平和财力状况，适当安排人民调解员补贴经费。人民调解员补贴经费的安排和发放应考虑调解员调解纠纷的数量、质量、难易程度、社会影响大小以及调解的规范化程度。补贴标准由县级以上司法行政部门商同级财政部门确定，明令禁止兼职取酬的人员，不得领取人民调解员补贴。对财政困难地区，省级要统筹现有资金渠道，加强人民调解工作经费保障。人民调解委员会设立单位和相关行业主管部门应依法为人民调解员开展工作提供场所、设施等办公条件和必要的工作经费。省（区、市）司法行政部门或人民调解员协会应通过报纸、网络等形式，每半年或一年向社会公开人民调解经费使用情况和工作开展情况，接受社会监督。

15. 通过政府购买服务推进人民调解工作。司法行政部门应当会同有关部门做好政府购买人民调解服务工作，完善购买方式和程序，积极培育人民调解员协会、相关行业协会等社会组织，鼓励其聘请专职人民调解员，积极参与承接政府购买人民调解服务。

16. 落实人民调解员抚恤政策。司法行政部门应及时了解掌握人民调解员需要救助的情况，协调落实相关政策待遇。符合条件的人民调解员因从事调解工作致伤致残，生活发生困难的，当地人民政府应当按照有关规定提供必要的医疗、生活救助；在人民调解工作岗位上因工作原因死亡的，其配偶、子女按照国家规定享受相应的抚恤等相关待遇。探索多种资金渠道为在调解工作中因工作原因死亡、伤残的人民调解员或其亲属提供帮扶。

17. 加强对人民调解员的人身保护。人民调解员依法调解民间纠纷，受到非法干涉、打击报复或者本人及其亲属人身财产安全受到威胁的，当地司法行政部门和人民调解员协会应当会同有关部门采取措施予以保护，维护其合法权益。探索建立人民调解员人身保障机制，鼓励人民调解委员会设立单位和人民调解员协会等为人民调解员购买人身意外伤害保险等。

四、加强对人民调解员队伍建设的组织领导

（一）加强组织领导

司法行政机关负责指导人民调解工作，要把人民调解员队伍建设摆上重要位置，列入重要议事日程，切实加强指导。要主动向党委和政府汇报人民调解工作，积极争取有关部门重视和支持，着力解决人民调解员开展工作遇到的困难和问题。要完善相关制度，提高人民调解员队伍管理水平。人民调解员协会要发挥行业指导作用，积极做好对人民调解员的教育培训、典型宣传、权益维护等工作，加强对人民调解员队伍的服务和管理。

（二）落实部门职责

各有关部门要明确自身职责，加强协调配合，共同做好人民调解工作。各级政法委要将人民调解员队伍建设纳入综治工作（平安建设）考核评价体系。人民法院要通过各种形式，加强对人民调解员调解纠纷的业务指导，提高人民调解工作水平。财政部门要落实财政保障责任，会同司法行政部门确定经费保障标准，建立动态调整机制。民政部门要对符合条件的人民调解员落实相关社会救助和抚恤政策，会同人力资源社会保障部门把符合条件的人民调解员纳入社会工作专业人才培养和职业水平评价体系。各相关行业主管部门要从各方面对人民调解员开展工作提供支持和保障。

（三）加强表彰宣传

认真贯彻落实人民调解法，加大对人民调解员的表彰力度，对有突出贡献的人民调解员按照国家有关规定给予表彰奖励。要充分运用传统媒体和网络、微信、微博等新媒体，积极宣传人民调解工作典型人物和先进事迹，扩大人民调解工作社会影响力，增强广大人民调解员的职业荣誉感和自豪感，为人民调解员开展工作创造良好社会氛围。

各地要结合实际，按照本意见精神制定具体实施意见。

司法部、中央综治办、最高人民法院、民政部关于推进行业性专业性人民调解工作的指导意见

（2016年1月5日　司发通〔2016〕1号）

各省、自治区、直辖市司法厅（局）、综治办、高级人民法院、民政厅（局），新疆维吾尔自治区高级人民法院生产建设兵团分院，新疆生产建设兵团司法局、综治办、民政局：

为深入贯彻落实党的十八大和十八届三中、四中、五中全会精神，及时有效预防化解行业、专业领域矛盾纠纷，充分发挥人民调解在矛盾纠纷多元化解机制中的基础性作用，维护社会和谐稳定，现就推进行业性、专业性人民调解工作提出如下意见。

一、充分认识推进行业性、专业性人民调解工作的重要意义

推进行业性、专业性人民调解工作，是适应经济社会发展、化解新型矛盾纠纷的迫切需要，是维护群众合法权益、促进社会公平

正义的必然要求，是创新社会治理、完善矛盾纠纷多元化解机制的重要内容。近年来，在党中央、国务院的正确领导和各级党委、政府的大力支持下，各地围绕中心、服务大局，积极推进行业性、专业性人民调解工作，化解了大量矛盾纠纷，取得了明显成效。实践证明，开展行业性、专业性人民调解工作，是新时期人民调解工作的创新发展，是人民调解制度的丰富完善。当前，我国经济发展进入新常态，改革进入攻坚期和深水区，社会结构深刻变动，利益关系深刻调整，各种矛盾凸显叠加，特别是一些行业、专业领域矛盾纠纷易发多发，这类矛盾纠纷行业特征明显，专业性强，涉及主体多，影响面大，必须及时有效化解。党的十八届四中全会从全面推进依法治国的高度，对完善矛盾纠纷多元化解机制，加强行业性、专业性人民调解工作作出部署，对新时期人民调解工作提出了新的更高要求。贯彻落实党的十八届四中全会精神，大力加强行业性、专业性人民调解工作，依法及时化解行业、专业领域矛盾纠纷，对于维护相关行业、专业领域正常工作秩序，维护社会和谐稳定，保障公平正义，促进经济社会发展具有重要意义。

二、推进行业性、专业性人民调解工作的总体要求

加强行业性、专业性人民调解工作要认真贯彻落实党的十八大和十八届三中、四中、五中全会精神，以邓小平理论、"三个代表"重要思想和科学发展观为指导，深入贯彻落实习近平总书记系列重要讲话精神，按照协调推进"四个全面"战略布局的要求，全面贯彻落实人民调解法，进一步加强行业性、专业性人民调解组织队伍建设，健全部门间协调配合机制，完善工作制度，提升保障能力，有效预防化解矛盾纠纷，切实维护社会和谐稳定。

推进行业性、专业性人民调解工作必须遵循以下原则：

——坚持党委领导，政府主导，司法行政机关指导，相关部门密切配合，共同推进行业性、专业性人民调解工作。

——坚持以人为本，始终把维护双方当事人合法权益作为人民调解工作的出发点和落脚点，根据当事人需求，提供便捷服务，维护双方合法权益。

——坚持实事求是，因地制宜，不搞一刀切，从化解矛盾纠纷的实际需要出发，积极推动设立行业性、专业性人民调解组织。

——坚持尊重科学，根据矛盾纠纷的行业、专业特点和规律，运用专业知识，借助专业力量，提高调解的权威性和公信力。

——坚持工作创新，充分发挥人民调解工作优势，大力推进工作理念、制度机制和方式方法创新，努力实现人民调解工作创新发展。

三、进一步加强行业性、专业性人民调解组织建设

行业性、专业性人民调解组织是在司法行政机关指导下，依法设立的调解特定行业、专业领域矛盾纠纷的群众性组织。加强行业性、专业性人民调解组织建设，必须遵守人民调解法的各项规定，坚持人民调解的基本属性，发挥人民调解的特点和优势。司法行政机关要加强与有关行业主管部门协调配合，根据相关行业、专业领域矛盾纠纷情况和特点，指导人民调解协会、相关行业协会等社会团体和其他组织，设立行业性、专业性人民调解委员会或依托现有的人民调解委员会设立人民调解工作室。要围绕党委、政府中心工作和广大群众关注的热点、难点问题，总结借鉴医疗卫生、道路交通、劳动关系、家事关系等领域人民调解工作的经验，积极推动相关行业、专业领域人民调解组织建设。对于本地相关行业、专业领域需要设立人民调解组织的，要主动向党委、政府汇报，与有关部门沟通协调，及时推动设立。已设立行业性、专业性人民调解组织的，要进一步巩固提高，依法规范人民调解委员会的组成、人民调解员选聘等，健全各项工作制度，强化学习培训，提高工作能力，有效化解矛盾纠纷。对尚未设立行业性、专业性人民调解组织的，现有人民调解委员会应将辖区内行业性、专业性矛盾纠纷纳入调解范围。行业性、专业性人民调解组织要以方便群众调解为目的选择办公地点和办公场所，办公场所应悬挂统一的人民调解组织标牌和标识，公开人民调解制度及调委会组成人员、方便群众调解纠纷。行业性、专业性人民调解组织应当自设立或变更之日起三十日内,将组织名称、人员组成、工作地址、联系方式等情况报所在地县级司法行政机关,县级司法行政机关应及时通报所在地综治组织和基层人民法院。

四、大力加强行业性、专业性人民调解员队伍建设

司法行政机关要积极协调相关行业主管部门,指导设立单位做好人民调解员的选聘、培训和考核管理等工作。行业性、专业性人民调解委员会的调解员由设立单位或人民调解委员会聘任。要充分利用社会资源,根据矛盾纠纷的行业、专业特点,选聘具有相关行业、专业背景和法学、心理学、社会工作等专业知识的人员担任专职人民调解员,聘请教学科研单位专家学者、行政事业单位专业技术人员作为兼职人民调解员参与调解,建设一支适应化解行业性、专业性矛盾纠纷需要,专兼结合、优势互补、结构合理的人民调解员队伍。每个行业性、专业性人民调解委员会一般应配备3名以上专职人民调解员,人民调解工作室应配备1名以上专职人民调解员。行业性、专业性人民调解委员会主任一般由专职人民调解员担任。要加强专家库建设,根据化解矛盾纠纷需要,聘请法学、心理学、社会工作和相关行业、专业领域专家学者组建人民调解专家库,为人民调解组织化解矛盾纠纷提供专业咨询,专家咨询意见可以作为调解的参考依据。要加大培训力度,通过举办培训班、现场观摩、案例研讨等形式,加强政策法规、业务知识、调解技能培训,切实提高人民调解员队伍的素质和能力。新任人民调解员须经司法行政机关培训合格后上岗。要加强考核工作,及时了解掌握人民调解员的工作情况,对不称职的人民调解员应及时调整或解聘。要按照《关于加强社会工作专业人才队伍建设的意见》(中组发〔2011〕25号)要求,把人民调解员纳入社会工作专业人才培养、职业水平评价体系,积极探索人民调解员专业化、职业化发展的途径。

五、大力加强行业性、专业性人民调解工作制度化、规范化建设

司法行政机关要会同相关部门指导行业性、专业性人民调解委员会建立健全纠纷受理、调解、履行、回访等工作制度,使调解工作各个环节都有章可循;建立健全矛盾纠纷分析研判制度,定期对矛盾纠纷进行分析研判,把握趋势、掌握规律;建立健全信息反馈制度,根据矛盾纠纷调解情况,分析行业、专业领域矛盾纠纷发生原因,提出对策建议,并及时向有关行业主管部门和单位反馈。相关部门和单位要建立健全告知引导制度,对适宜通过人民调解方式化解的矛盾纠纷,应当告知人民调解的特点和优势,引导当事人优先选择人民调解;建立健全矛盾纠纷移交委托等衔接工作制度,明确移交委托范围,规范移交委托程序,健全完善人民调解与行政调解、司法调解联动工作机制。要加强规范化建设,依法规范行业性、专业性人民调解委员会设立及人员组成,规范人民调解员选聘、培训、考核,规范人民调解委员会名称、标牌、标识,规范文书和卷宗制作,规范人民调解统计报送等,不断提高行业性、专业性人民调解工作制度化、规范化水平。

六、进一步提高工作保障能力和水平

按照人民调解法的规定,设立行业性、专业性人民调解委员会的单位应为人民调解委员会开展工作提供办公场所、办公设施和必要的工作经费。要按照《财政部、司法部关于进一步加强人民调解工作经费保障的意见》(财行〔2007〕179号)要求,切实落实行业性、专业性人民调解工作指导经费、人民调解委员会补助经费、人民调解员补贴经费,并建立动态增长机制。要按照《财政部、民政部、工商总局关于印发政府购买服务管理办法(暂行)的通知》(财综〔2014〕96号)要求,把人民调解作为社会管理性服务内容纳入政府购买服务指导性目录,并按照规定的购买方式和程序积极组织实施,提高行业性、专业性人民调解工作经费保障水平。鼓励社会各界通过社会捐赠、公益赞助等方式,为行业性、专业性人民

调解工作提供经费支持。

七、全力化解行业、专业领域矛盾纠纷

要及时受理矛盾纠纷，人民调解委员会对排查出来的矛盾纠纷，应及时引导双方当事人通过人民调解方式解决；对当事人申请调解的矛盾纠纷，应认真听取当事人诉求，根据矛盾纠纷的不同情况，采取相应的措施予以解决；对有关单位移交委托调解的矛盾纠纷，属于人民调解范围的，人民调解委员会应当及时受理；不属于人民调解范围的，应向当事人说明情况，并向委托单位反馈。要善于运用法治思维和法治方式化解纠纷，对合法诉求，应依法予以支持；对不合法、不合理的诉求，要做好疏导工作，引导当事人放弃于法无据、于理不符的要求，说服当事人在平等协商、互谅互让的基础上自愿达成调解协议，做到案结事了。对调解不成的，要告知当事人通过仲裁、行政裁决、诉讼等合法渠道解决。对涉及人员多、影响面广，可能引发治安案件或刑事案件的纠纷，要及时向当地公安机关、行业主管部门报告，并配合做好疏导化解工作。要善于运用专业知识调解，注重发挥相关行业、专业领域专家学者的专业优势，根据调解纠纷的需要邀请相关专家参与调解工作；对复杂疑难案件应充分听取专家咨询意见，必要时可委托具有资质的鉴定机构进行鉴定，确保矛盾纠纷得到科学公正处理。要善于运用法、理、情相结合的方式开展调解工作，既讲法律政策、也重情理疏导，既解法结、又解心结，不断提高调解成功率、协议履行率和人民群众满意度。

八、切实加强组织领导

各级司法行政机关、综治组织、人民法院、民政和相关行业主管部门要高度重视行业性、专业性人民调解工作，积极争取将其纳入党委政府提升社会治理能力、深入推进平安建设、法治建设的总体部署，为行业性、专业性人民调解工作顺利开展提供政策保障。要坚持问题导向，加强调查研究，定期沟通行业性、专业性人民调解工作情况，认真总结行业性、专业性人民调解工作的经验做法，及时解决工作中存在的困难和问题。要广泛宣传行业性、专业性人民调解工作典型经验做法、人民调解特点优势、工作成效等，大力表彰工作中涌现出的先进集体和先进个人，进一步扩大人民调解工作的社会影响，引导更多的纠纷当事人选择人民调解方式解决矛盾纠纷。司法行政机关要切实履行指导人民调解组织设立、人民调解员选任培训等法定职责，认真研究新形势下加强和改进行业性、专业性人民调解工作的方法和措施，大力加强行业性、专业性人民调解工作制度化、规范化建设，及时了解掌握人民调解员需要救助和抚恤的情况，对符合相关条件的，协调落实生活救助或抚恤优待政策。综治组织要将行业性、专业性人民调解纳入综治工作（平安建设）考核评价体系。民政部门要鼓励引导行业协会商会等社会团体和其他社会组织设立行业性、专业性人民调解组织，支持把行业性、专业性人民调解纳入政府购买服务规划。人民法院要通过选任人民调解员担任人民陪审员、邀请人民调解员旁听民事案件审理等形式，对人民调解工作进行业务指导；要及时开展人民调解协议司法确认工作，并将司法确认情况告知人民调解委员会和同级司法行政机关。

司法部关于进一步加强行业性、专业性人民调解工作的意见

（2014年9月30日　司发通〔2014〕109号）

各省、自治区、直辖市司法厅（局），新疆生产建设兵团司法局：

　　为全面贯彻落实党的十八大、十八届三中全会精神，深入贯彻落实习近平总书记系列重要讲话精神和对司法行政工作重要指示精神，进一步发挥人民调解在化解行业、专业领域矛盾纠纷中的重要作用，维护社会和谐稳定，深入推进平安中国建设，现就进一步加强行业性、专业性人民调解工作提出如下意见。

一、充分认识进一步加强行业性、专业性人民调解工作的重要性和必要性

近年来,各级司法行政机关认真贯彻落实人民调解法和司法部《关于加强行业性、专业性人民调解委员会建设的意见》(司发通〔2011〕93号),大力推进行业性、专业性人民调解工作,取得了明显成效。三年多来,建立了行业性、专业性人民调解组织3万多个,人民调解员近13万人,共化解行业、专业领域矛盾纠纷300多万件,为维护社会和谐稳定作出了积极贡献。实践证明,开展行业性、专业性人民调解工作,是围绕中心、服务大局,充分发挥人民调解职能作用的重要举措,是新时期人民调解工作的创新、发展,是人民调解制度的丰富、完善。但由于行业性、专业性人民调解工作开展时间不长,还存在组织不健全、制度机制不完善、工作不规范、经费保障没有落实到位等问题,各地对此要高度重视,采取有效措施切实加以解决。

随着我国改革进入攻坚期和深水区,社会稳定进入风险期,各种矛盾纠纷多发易发,影响社会和谐稳定。特别是在医疗卫生、劳动争议、环境保护等行业、专业领域的矛盾纠纷,如果不及时化解,将会影响社会稳定。有效预防和化解行业性、专业性矛盾纠纷,事关人民群众切身利益,事关社会和谐稳定大局。进一步加强行业性、专业性人民调解工作,积极推动人民调解向这些领域延伸,依法及时化解矛盾纠纷,充分发挥人民调解在社会矛盾纠纷调解体系中的基础性作用,对于创新社会治理体系、提高社会治理能力,维护相关行业领域正常秩序、维护人民群众合法权益、维护社会和谐稳定具有重要意义。

二、进一步加强行业性、专业性人民调解工作的指导思想和基本原则

(一)指导思想。全面贯彻落实党的十八大、十八届三中全会精神,深入贯彻落实习近平总书记系列重要讲话精神和对司法行政工作重要指示精神,深入贯彻落实人民调解法,大力加强行业性、专业性人民调解组织和队伍建设,进一步加强制度化、规范化建设,积极化解行业、专业领域矛盾纠纷,切实加强对行业性、专业性人民调解工作的指导,推动人民调解工作创新发展,为维护社会和谐稳定,深化平安中国建设作出新的贡献。

(二)基本原则。行业性、专业性人民调解工作要在坚持人民调解基本原则基础上,坚持党委、政府领导,司法行政机关指导,相关部门密切配合,共同推进行业性、专业性人民调解工作深入开展。要坚持以人为本,始终把维护双方当事人合法权益作为人民调解工作的出发点和落脚点,根据双方当事人需求,提供便捷服务,维护双方合法权益;坚持实事求是、因地制宜,从化解矛盾纠纷的实际需要出发,积极推动设立行业性、专业性人民调解组织,不搞一刀切;坚持尊重科学,着眼于矛盾纠纷的行业、专业特点和规律,运用专业知识,借助专业力量,提高调解的权威性和公信力;坚持改革创新,从我国基本国情出发,大力推进工作理念、制度机制和方式方法创新,努力实现行业性、专业性人民调解工作创新发展。

三、进一步加强行业性、专业性人民调解组织和队伍建设

(一)加强组织建设。行业性、专业性人民调解委员会是在司法行政机关指导下,依法设立的调解特定行业、专业领域矛盾纠纷的群众性组织。司法行政机关要加强与有关行业主管部门协调配合,根据相关行业、专业领域矛盾纠纷情况和特点,指导人民调解协会、相关行业协会等社会团体和其他组织,设立行业性、专业性人民调解委员会或依托现有的人民调解委员会设立人民调解工作室。当前,要重点加强医疗卫生、道路交通、劳动争议、物业管理、环境保护等行业性、专业性人民调解组织建设,进一步扩大人民调解工作覆盖面。对于本地相关行业、专业领域需要设立人民调解组织的,要主动向党委、政府汇报,与有关部门沟通协调,及时推动设立。已设立的行业性、专业性人民调解组织,要进一步巩固提高,规范组织名称和标牌、标识使用,健全各项制度,有效开展工作。对未设立行业性、专业性人民调解组织的,现有人民调解委员会应将辖区内行业性、专业性矛盾纠纷纳入调解范围。

（二）加强队伍建设。行业性、专业性人民调解委员会的调解员由设立单位或人民调解委员会聘任。根据矛盾纠纷的行业、专业特点，选聘具有相关专业背景和法学、心理学等专业知识的人员以及专家学者、法律服务工作者等为人民调解员，建立专兼结合、优势互补、结构合理的人民调解员队伍。通过政府购买服务等方式，配备专职人民调解员。行业性、专业性人民调解委员会主任一般由专职人民调解员担任。加强考核管理，及时了解掌握人民调解员的工作情况，对不胜任、不称职的人民调解员应及时指导聘任单位调整或解聘。加强人民调解员培训，把行业性、专业性人民调解委员会调解员培训纳入司法行政队伍培训规划。新任人民调解员须经司法行政机关培训合格后上岗。

（三）建立健全专家库。要根据化解矛盾纠纷需要，聘请相关行业或专业领域的专家学者组建人民调解专家库、成立专家咨询委员会等，为人民调解组织化解矛盾纠纷提供专业咨询和指导。

四、进一步加强行业性、专业性人民调解工作制度化、规范化建设

（一）建立健全工作制度。建立健全行业性、专业性人民调解纠纷受理、调解、履行、回访等内部工作制度，使调解工作各个环节都有章可循；建立健全纠纷移交、委托等衔接工作制度，及时受理、调解有关行业部门和单位移交、委托的矛盾纠纷；建立健全行业性、专业性人民调解组织与纠纷当事人所在地人民调解组织或单位之间联合调解制度，有效化解矛盾纠纷；建立健全信息反馈制度，及时向有关部门或单位反馈有关信息和意见建议。

（二）加强规范化建设。要依法规范行业性、专业性人民调解委员会设立和人员组成，确保人民调解群众性、自治性、民间性基本属性；规范人民调解员选聘、培训、岗位职责、工作纪律和研讨学习、年度考核等管理工作，提高人民调解员的政策业务水平和工作责任感；规范文书和卷宗制作，按照统一的文书格式和立卷归档要求,制作调解文书和调解卷宗,做到一案一卷;规范人民调解统计报送工作,确保统计数据真实、准确,报送及时,不断提高行业性、专业性人民调解工作规范化水平。

五、大力化解行业、专业领域矛盾纠纷

(一)依法及时调解。要坚持抓早抓小,及时了解掌握可能引发矛盾纠纷的不稳定因素,努力把矛盾纠纷化解在基层、消除在萌芽状态。对排查出的、当事人申请的和有关部门移送的矛盾纠纷,要及时受理,依法调解,通过教育疏导等方式,帮助当事人在平等协商、互谅互让的基础上自愿达成调解协议;对调解不成的,要引导当事人通过合法渠道解决。对涉及人员多、影响面广、容易激化的重大矛盾纠纷,应及时报告有关部门,并配合做好矛盾纠纷疏导化解工作,防止矛盾激化。

(二)注重运用专业知识调解。针对行业性、专业性矛盾纠纷行业特征明显、专业性强等特点,善于运用专业知识化解矛盾纠纷。对疑难复杂的矛盾纠纷,应充分听取专家咨询意见,必要时可委托具有资质的鉴定机构进行鉴定,确保矛盾纠纷得到科学公正处理。善于运用法、理、情相结合的方式开展调解工作,既讲法律政策、也重情理疏导,既解法结、又解心结,不断提高调解成功率、协议履行率和人民群众满意度。

(三)推进工作创新。创新工作理念,善于运用法治思维和法治方式化解矛盾纠纷,对合法诉求,应依法予以支持;对不合法、不合理的诉求,要做好疏导工作,引导当事人放弃于法无据、于理不符的要求,实现定纷止争、案结事了。创新工作方式方法,善于运用专业知识,借助专业力量和社会力量开展调解,充分运用现代科技手段开展工作,提高调解工作实效。创新工作机制,健全完善司法行政机关、人民调解委员会与相关部门、单位协调配合机制,形成工作合力;健全完善人民调解与行政调解、司法调解衔接配合机制,充分发挥人民调解在社会矛盾纠纷调解工作体系中的基础性作用。

六、切实加强对行业性、专业性人民调解工作指导

（一）加强组织领导。切实把加强行业性、专业性人民调解作为新形势下人民调解工作的重要任务，摆上重要议事日程，主动向党委、政府汇报工作，积极争取把行业性、专业性人民调解纳入当地深化平安建设的总体部署，制定出台加强行业性、专业性人民调解工作的配套政策，为行业性、专业性人民调解工作创造良好条件。加强与财政部门的协调，落实行业性、专业性人民调解委员会补助经费、调解员补贴经费等，并建立动态增长机制。加强与相关行业主管部门、设立单位沟通协调，定期通报情况，及时研究解决工作中存在的问题。加强与基层人民法院的协调配合，通过个案指导、依法确认和执行人民调解协议等措施，提高调解质量。

（二）加强工作指导。认真分析本地区行业、专业领域矛盾纠纷发生、发展的特点和趋势，研究制定加强行业性、专业性人民调解工作的计划和安排，落实工作责任，积极推进人民调解组织队伍、业务工作和保障能力建设。坚持分类指导，加强调查研究，及时研究解决不同行业、专业领域人民调解工作的新情况、新问题，有针对性地提出指导意见，推进工作创新发展。落实人民调解员困难救助和优待抚恤政策，解决人民调解员生活困难，维护人民调解员权益，充分调动广大人民调解员的工作积极性。

（三）加强宣传表彰。通过各种形式，大力宣传行业性、专业性人民调解工作的特点优势、取得的成效和发挥的作用，大力宣传人民调解员的先进事迹和典型案例，增强社会各界和人民群众对行业性、专业性人民调解工作的了解和支持。大力表彰行业性、专业性人民调解先进集体和先进个人，增强人民调解员的荣誉感，激励他们更加积极地做好矛盾纠纷化解工作，为维护社会和谐稳定，推进平安中国建设做出新的贡献。

司法部关于加强行业性、专业性
人民调解委员会建设的意见

(2011年5月12日 司发通〔2011〕93号)

各省、自治区、直辖市司法厅(局),新疆生产建设兵团司法局、监狱局:

根据《中华人民共和国人民调解法》(以下简称人民调解法)第三十四条的规定,社会团体或者其他组织根据需要可以设立人民调解委员会,调解民间纠纷。为进一步加强行业性、专业性人民调解委员会建设,充分发挥人民调解化解矛盾纠纷、维护社会稳定的职能作用,提出如下意见。

一、充分认识加强行业性、专业性人民调解委员会建设的重要性

近年来,随着我国经济体制深刻变革、社会结构深刻变动、利益格局深刻调整、思想观念深刻变化,各种矛盾纠纷不断增加,呈现出复杂性、多样性、专业性和面广量大的特点,特别是行业性、专业性矛盾纠纷大量上升,已经成为影响社会和谐稳定的难点、热点问题。大力加强行业性、专业性人民调解委员会建设,及时有效地化解特定行业和专业领域出现的难点、热点矛盾纠纷,对于加强和创新社会管理,维护社会和谐稳定,具有重要意义。各级司法行政机关要切实增强责任感、使命感,以贯彻实施人民调解法为契机,大力加强行业性、专业性人民调解委员会建设,完善人民调解制度,为深化三项重点工作,加强和创新社会管理,维护社会和谐稳定,促进经济平稳较快发展作出积极贡献。

二、社会团体或者其他组织设立行业性、专业性人民调解委员会的基本要求

加强行业性、专业性人民调解委员会建设,必须严格遵守人民

调解法的各项规定，坚持人民调解的特点和基本属性；必须坚持在当事人自愿、平等的基础上进行调解，不违背法律、法规和国家政策，尊重当事人的权利；必须坚持围绕中心、服务大局，围绕党委、政府和广大群众关注的难点、热点问题开展工作；必须体现行业性、专业性人民调解委员会的特点，针对特定行业和专业领域的矛盾纠纷，运用专业知识，有针对性地开展矛盾纠纷预防化解工作，实现提前预防、及时化解、定分止争、案结事了；必须坚持司法行政机关的指导，确保行业性、专业性人民调解委员会的各项工作健康、规范、有序开展。行业性、专业性人民调解委员会由社会团体或者其他组织设立，由所在地的县级司法行政机关负责履行统计、培训等指导职责。

三、积极推动行业性、专业性人民调解委员会建设

司法行政机关要切实加强与有关行业管理部门、社会团体和组织联系和沟通，相互支持、相互配合，共同指导和推动行业性、专业性人民调解委员会的建立。社会团体或者其他组织可以结合相关行业和专业特点，在县级司法行政机关的指导下，设立行业性、专业性人民调解委员会，并将人民调解委员会以及人员组成及时报送所在地县级司法行政机关。行业性、专业性人民调解委员会要以方便调解为目的设立办公地点，名称由"所在市、县或者乡镇、街道行政区划名称"、"行业、专业纠纷类型"和"人民调解委员会"三部分内容依次组成。人民调解委员会在特定场所设立人民调解工作室调解特定民间纠纷的，名称由"人民调解委员会名称"、"派驻单位名称"和"人民调解工作室"三部分内容依次组成。要在固定的调解场所内悬挂统一的人民调解工作标识，公开人民调解制度及调委会组成人员，便于当事人选择调解员调解纠纷。

四、加强专业化、社会化人民调解员队伍建设

司法行政机关要加强对人民调解员推选、聘任的指导，吸收具有较强专业知识、较高政策水平、热心调解事业的人员，从事行业性、专业性矛盾纠纷调解工作，每个行业性、专业性人民调解委员会专门从事人民调解工作的人民调解员原则上不应少于三名。要充分发挥退休法官、检察官、警官、律师、公证员等法律工作者以及相关领域专家、学者的专业优势，参与调解行业性、专业性矛盾纠纷，形成年龄知识结构合理、优势互补、专兼职相结合人民调解员队伍，实现人民调解员队伍专业化、社会化。要加强对人民调解员专业知识、法律政策知识和调解技能等培训，会同相关部门制定培训计划，坚持统一规划、分级负责、分期分批实施，共同组织好培训，不断提高人民调解员队伍整体素质，努力培养和造就一支适应化解行业性、专业性矛盾纠纷需要的高素质人民调解员队伍。

五、健全完善行业性、专业性人民调解委员会保障机制

各级司法行政机关应当会同相关部门按照人民调解法的规定和财政部、司法部《关于进一步加强人民调解工作经费保障的意见》（财行〔2007〕179号）的要求，积极争取党委、政府和有关部门的重视和支持，把行业性、专业性人民调解委员会工作经费纳入政府保障，全面落实人民调解工作指导经费、人民调解委员会补助经费、人民调解员补贴经费。设立行业性、专业性人民调解委员会的社会团体或者其他组织，应当为其开展工作提供办公条件和必要的工作经费。要积极争取各级党委、政府和有关部门出台地方性法规、规章和政策，为行业性、专业性人民调解委员会开展工作提供法律或者政策保障。

六、加强行业性、专业性人民调解委员会业务建设

要根据矛盾纠纷的性质、难易程度和当事人的具体情况，充分发挥行业性、专业性人民调解委员会的职能优势，有针对性地开展调解工作。要采取说服、教育、疏导等多种方式调解纠纷，促使纠纷当事人消除隔阂，在平等协商、互谅互让的基础上达成调解协议。达成调解协议的，可以制作人民调解协议书，也可以采取口头协议方式，由人民调解委员会督促当事人履行协议；调解不成的，人民调解委员会应当及时终止调解，并引导当事人通过合法渠道解决。要建立健全学习、例会、疑难复杂纠纷讨论、考评、统计、档案管理和信息报送等制度。要按照统一的文书格式，规范卷宗档案格式，制作调解卷宗，做到一案一卷。要按照统一的统计口径，对人民调解工作情况进行登记和统计，及时向司法行政机关报送《人民调解组织队伍经费保障情况统计表》、《人民调解案件情况统计表》。

七、加强对行业性、专业性人民调解委员会建设的指导

各级司法行政机关要依法履行职责，切实加强对行业性、专业性人民调解委员会的指导。要积极争取党委、政府的重视和领导，将这项工作纳入党委、政府的工作大局。要切实加强与相关行业管理部门的协调配合，形成分工合理、相互配合、协调有序的工作机制，共同推动行业性、专业性人民调解委员会建设工作的开展。要把行业性、专业性人民调解委员会和人民调解员纳入司法行政机关的统计范围和培训计划，大力加强组织建设、队伍建设、业务建设和法制化规范化建设，努力提高人民调解工作的质量和水平。要加强调查研究，认真总结分析行业性、专业性人民调解委员会的组织特点、人员构成、工作模式和运行机制，分析不足，及时改进。要广泛宣传人民调解化解行业性、专业性矛盾纠纷的经验、做法和成效，大力表彰工作中有突出贡献的先进集体和先进个人，提高人民调解公信力，形成推进人民调解工作深入发展的良好社会环境。

财政部、司法部关于进一步加强人民调解工作经费保障的意见

（2007年7月9日　财行〔2007〕179号）

各省、自治区、直辖市财政厅（局）、司法厅（局），新疆生产建设兵团财务局、司法局：

人民调解制度是在党的领导下，继承发扬我国民间调解的传统并不断发展完善起来的一项重要法律制度。党的十六届六中全会提

出了构建社会主义和谐社会的战略任务,对人民调解工作提出了新的更高的要求。为确保人民调解工作正常开展,调动广大调解员积极性,充分发挥人民调解在化解矛盾纠纷、维护社会稳定中的独特作用,现就进一步加强人民调解工作经费保障的问题提出如下意见:

一、人民调解工作经费的开支范围

根据司法部、财政部修订的《司法业务费开支范围的规定》[(85)司发计字第384号]和人民调解工作发展的需要,人民调解工作经费的开支范围包括司法行政机关指导人民调解工作经费、人民调解委员会工作补助经费、人民调解员补贴经费。

1. 司法行政机关指导人民调解工作经费包括:人民调解工作宣传经费、培训经费、表彰奖励费等;

2. 人民调解委员会补助经费是指对人民调解委员会购置办公文具、文书档案和纸张等的补助费;

3. 人民调解员补贴经费是指发放给被司法行政部门正式聘请的人民调解员调解纠纷的生活补贴费。

二、人民调解工作经费的保障办法

1. 司法行政机关指导人民调解工作经费列入同级财政预算。

2. 为支持人民调解委员会和人民调解员的工作,地方财政根据当地经济社会发展水平和财力状况,适当安排人民调解委员会补助经费和人民调解员补贴经费。乡镇(街道)、村(居)委会、企事业单位等设立人民调解委员会和人民调解员的机构应继续在各方面对其提供支持。

3. 人民调解委员会补助经费、人民调解员补贴经费的安排和发放应考虑每个人民调解委员会及调解员调解纠纷的数量、质量、纠纷的难易程度、社会影响大小以及调解的规范化程度。补助和补贴标准可由县级司法行政部门商同级财政部门确定。

三、人民调解工作经费的管理

1. 人民调解工作经费由各级财政部门会同司法行政部门共同管理。司法行政部门要每年编报经费预算,报同级财政部门审批;使用过程中要严格把关,杜绝弄虚作假、瞒报、虚报现象。财政部门要加强对司法行政部门人民调解工作经费管理的监督检查。

2. 财政部门和司法行政部门要加强协调配合,及时研究解决工作中遇到的新情况、新问题,将人民调解工作经费保障落到实处,促进人民调解工作的进一步发展。

图书在版编目（CIP）数据

不同纠纷类型的调解案例与法律应用 /《人民调解工作法律实务丛书》编写组编. -- 3版. -- 北京 ：中国法治出版社，2025. 4. --（人民调解工作法律实务丛书）. -- ISBN 978-7-5216-5184-3

Ⅰ. D925.114.5

中国国家版本馆 CIP 数据核字第 2025U9Y147 号

责任编辑：周琼妮　　　　　　　　　　　　　封面设计：杨泽江

不同纠纷类型的调解案例与法律应用
BUTONG JIUFEN LEIXING DE TIAOJIE ANLI YU FALÜ YINGYONG

编者/《人民调解工作法律实务丛书》编写组
经销/新华书店
印刷/三河市国英印务有限公司
开本/880 毫米×1230 毫米　32 开　　　　印张/10.375　字数/223 千
版次/2025 年 4 月第 3 版　　　　　　　　　2025 年 4 月第 1 次印刷

中国法治出版社出版
书号 ISBN 978-7-5216-5184-3　　　　　　　定价：45.00 元

北京市西城区西便门西里甲 16 号西便门办公区
邮政编码：100053　　　　　　　　　　　　传真：010-63141600
网址：http://www.zgfzs.com　　　　　　　编辑部电话：010-63141807
市场营销部电话：010-63141612　　　　　　印务部电话：010-63141606

（如有印装质量问题，请与本社印务部联系。）